儿科临床诊治与妇产科护理

张阳阳　尹祥红　陈智慧　吴侠　陈剑　陈飞飞◎主编

吉林科学技术出版社

图书在版编目（CIP）数据

儿科临床诊治与妇产科护理/张阳阳等主编.--长春:吉林科学技术出版社，2024.5
ISBN 978-7-5744-1334-4

Ⅰ.①儿…Ⅱ.①张…Ⅲ.①小儿疾病-诊疗②妇产科病-护理 Ⅳ.①R72②R473.71

中国国家版本馆CIP数据核字(2024)第097912号

儿科临床诊治与妇产科护理

主　　编　张阳阳　等
出 版 人　宛　霞
责任编辑　隋云平
封面设计　刘梦杏
制　　版　刘梦杏
幅面尺寸　185mm×260mm
开　　本　16
字　　数　315千字
印　　张　13
印　　数　1~1500册
版　　次　2024年5月第1版
印　　次　2024年12月第1次印刷

出　　版　吉林科学技术出版社
发　　行　吉林科学技术出版社
地　　址　长春市福祉大路5788号出版大厦A座
邮　　编　130118
发行部电话/传真　0431-81629529 81629530 81629531
　　　　　　　　　81629532 81629533 81629534
储运部电话　0431-86059116
编辑部电话　0431-81629510
印　　刷　三河市嵩川印刷有限公司

书　　号　ISBN 978-7-5744-1334-4
定　　价　80.00元

编 委 会

主　编　张阳阳（泰安市妇幼保健院）

尹祥红（邹城市妇幼保健计划生育服务中心）

陈智慧（菏泽市鄄城县阎什中心卫生院）

吴　侠（乐陵市人民医院）

陈　剑（山东大学附属儿童医院）

陈飞飞（临沭县人民医院）

目　　录

第一章　新生儿疾病

第一节　早产儿的营养需求

尽管早产儿获取最合适营养供应非常关键,但目前针对其明确的营养需求标准尚未建立。目前的肠外和肠内营养指南旨在为相同孕龄的健康婴儿提供营养素来保证生长速率和体重增长,并维持正常的血液和组织营养素浓度。几乎所有在新生儿重症监护(NICU)接受治疗的超低出生体重儿(出生体重<1000g)都会经历生长受限。从出生后到达足月胎龄之前,早产儿往往无法获得正常胎儿在宫内应有的生长速率。严重的新生儿疾病,不恰当的肠外和肠内营养支持导致能量、蛋白质和矿物质的缺乏加重,造成了早产儿的生长受限。不过,出生后几小时内启动肠外营养支持、几天内启动肠内营养支持的临床实践方案已经开始在降低宫外生长受限中发挥作用。

一、肠外营养

对于早产儿,特别是那些出生体重<1500g 的婴儿,肠外摄入葡萄糖、脂肪和氨基酸是营养支持的重要组成部分。在低体重早产儿中,喂养不耐受是一个常见的问题,其主要原因是胃容量有限、小肠运动减弱以及其他复杂疾病,而这些因素会导致肠内喂养量增长缓慢,延长达到完全肠道喂养的时间。

因此,肠外营养是对肠内营养的必要补充,通过这两种营养途径使得每日摄入量能够满足婴儿的营养需求。必要时,也可以单独通过静脉营养通路长时间维持基本的营养需求。

对于出生体重>1500g 的早产儿和近足月儿(胎龄>34 周),与足月儿相比,这些婴儿需要更多的营养支持,但目前肠外营养方案的相关研究仍然不足。这些早产儿的肠外营养支持应该依据个体情况进行具体分析。另外,任何胎龄的 IUGR 婴儿均需要特殊的营养支持方案。

液体疗法的目的是避免脱水和液体潴留,提供稳定的电解质和葡萄糖浓度,维持正常的酸碱平衡。由于经皮肤不显性失水在不同胎龄和体重的婴儿上变化很大,所以个体化的液体疗法十分重要。对于出生体重>1000g 的早产儿,第 1 天的液体需求量接近 60~80mL/kg,接下来每天增加 20mL/kg,直至出生后第 4 天总量达到每天 120~140mL/kg。在生理性的出生后细胞外液丢失前应当限制静脉补钠。当血清钠浓度低于 140mg/dL 时,应该补充钠[3~4mg/(kg·d)]与氯化物、醋酸盐的混合物,以纠正钠丢失和代谢性酸中毒。

对于出生体重<1000g 的新生儿,出生后前 5 天必须给予较高的液体摄入量,液体量的多

少取决于尿量和不显性失水量,严重情况下甚至可以达到 $5\sim7mL/(kg \cdot h)$。最后,如果以全静脉营养作为唯一的营养来源,补液速率需要达到 $140\sim160mL/kg$ 来确保婴儿每天 $15\sim20g/kg$ 的体重增长。同时,这个时期还需要添加 $2\sim4mEq/(kg \cdot d)$ 的钠和氯化物以及 $1.5\sim2mEq/(kg \cdot d)$ 的钾来保证积极生长。对于极早产儿,由于其保钠能力的减弱以及尿液中电解质的高排泄量,需要摄入更多的钠和氯化物。

(一)蛋白质

早产儿需要摄入最低 $1.2g/(kg \cdot d)$ 的氨基酸来补充蛋白质的分解和尿液中的丢失,因此仅给予葡萄糖而不含氨基酸将会导致早产儿蛋白质丢失增多。极低出生体重儿(VLBW)出生后几小时内必须给予最低 $2\sim3g/(kg \cdot d)$ 的氨基酸,以保证体内蛋白质储存和最大血浆蛋白浓度,可以在全静脉营养建立前通过静脉给予 $2\%\sim4\%$ 的氨基酸储备溶液来实现。研究表明,早期的氨基酸干预不会显著增加代谢性酸中毒的发生率,也不会提高血尿素氮及血氨浓度。

当肠外脂质和葡萄糖能量摄入为 $60kcal/(kg \cdot d)$,氨基酸摄入 $2.5\sim3.0g/(kg \cdot d)$ 时,机体可达到正氮平衡,处于合成代谢阶段。当非蛋白能量摄入为 $80\sim85kcal/(kg \cdot d)$,氨基酸摄入量 $2.7\sim4g/(kg \cdot d)$ 时会引起氮潴留。为了维持生长,必须给予最少 $70kCal/(kg \cdot d)$ 的肠外非蛋白能量摄入。

(二)葡萄糖

使用葡萄糖作为唯一的非蛋白能量来源会产生各种问题,葡萄糖浓度高于 $12.5g/dL$ 时会对外周静脉造成局部刺激。此外,当 VLBW 早产儿葡萄糖输注速率$>6mg/(kg \cdot min)$时,持续的糖异生与葡萄糖摄入会造成高血糖(血糖浓度$>150mg/dL$)。为了避免由于血清渗透压变化过大引起的潜在不良反应及尿糖增加导致的渗透性利尿,葡萄糖输注的速率应当从$<8.6g/(kg \cdot d)$开始。通常情况下,平稳增加的葡萄糖输注速率会刺激内源性胰岛素的分泌,在给予 $5\sim7$ 天的肠外营养后,机体能够耐受 $11\sim12mg/(kg \cdot min)$ 溶液,$130\sim140mL/(kg \cdot d)$ 的输注速率。此外,早期供给蛋白质会使高血糖和高钾血症的发生减少。过去通常使用静脉注射胰岛素来增加糖耐量和提高能量摄取,然而,由于静脉输液管会黏附胰岛素和血糖,导致其浓度波动增大,带来更多的并发症和更高的病死率,所以应该尽量避免这种做法。

(三)静脉脂质输注

静脉脂质制剂的运用,使得通过外周静脉就能提供生长所需的高密度能量来源,这些脂质不仅具有高热量(20%磷脂浓度的脂肪乳的能量密度为 $2kcal/mL$),并且与血浆有着同样的渗透压,由此避免了对静脉的刺激。新生儿对于 20%磷脂的脂肪乳具有最佳的脂质耐受性。最低 $0.5g/(kg \cdot d)$脂肪乳的输注可以防止必须脂肪酸的缺乏。新生儿对于静脉脂质输注的耐受性较年长儿差,极早产儿则更差。此外,宫内生长受限的婴儿对脂肪乳输注的耐受性小于相同胎龄的婴儿。与氨基酸供给不同,生后早期脂质给予并未显示出更多优势,但是 24 小时持续静脉输注脂肪乳仍是必需的,剂量可从 $1.0\sim2.0g/(kg \cdot d)$增加至 $3.0g/(kg \cdot d)$。脂肪耐量可以通过检测血清三酰甘油的浓度来间接判断,一般须$<200mg/dL$。全静脉营养的患者摄入

的脂肪应当提供非蛋白热量的 25%～40%。

肉碱是参与脂肪代谢的一种重要的氨基酸,早产儿血液和组织中的肉碱浓度较足月儿低。尽管临床研究并未表明向静脉营养溶液中添加肉碱能带来代谢或生理上的益处,但普遍认为静脉给予肉碱能提高早产儿利用外源性脂肪产能的能力。若需要向肠外营养液中添加肉碱,其浓度最好达到 $10mg/(kg \cdot d)$。

静脉输注脂肪乳能提高血清游离脂肪酸浓度,后者能将胆红素从清蛋白结合位点上游离出来。然而,研究表明即使 24 小时持续静脉给予脂肪的速率达到 $3～3.5g/(kg \cdot d)$ 时,血清中游离胆红素的含量也不受影响,并且黄疸患儿也无须停用。

目前已被美国批准的主要来源于大豆的静脉脂肪乳剂(MO 或 IL),因其存在加速胆汁淤积和肝功能损伤的可能性而被认为不适用于长期(>2 周)的肠外营养支持方案。然而北美地区还不存在可供选择的其他脂肪乳制剂。尽管对于已存在胆汁淤积的患儿,降低脂肪输注速率至 $1mg/(kg \cdot d)$ 能够减缓胆汁淤积的进程,但是单独的脂质循环并不见得可以降低肠外营养相关的肝疾病。另外还有看法认为,脂肪作为氧化剂的来源,会刺激炎症反应的发生。但脂质或多种维生素受到光照生成氧化产物的临床意义仍不明确。包含所有营养成分的全肠外营养液作为单一液体来源时,维生素及微量元素在光照下可能会加强氧化作用。因此,铁元素尤其不应当被添加进去。目前并没有正式推荐肠外营养液避光保护,但一些研究者已经开始推广。

(四)钙、磷及微量元素

虽然肠外营养通常不能满足胎儿钙和磷的需求,但对于患有严重的代谢性骨病的早产儿,通过每天摄入 120～150mL/kg 的添加了钙和磷的肠外氨基酸溶液(氨基酸浓度至少 2.5g/dL),能够使疾病的损伤降到最低。每一个机构都必须为其肠外营养液建立钙磷溶解曲线。向氨基酸溶液中添加半胱氨酸能够降低溶液的 pH,使得钙磷的溶解达到最大化,其他增加矿物质运输的方法还包括使用甘油磷酸钙,但这种方法在北美地区尚不可用。钙的目标摄入量为 60～$80mg/(kg \cdot d)$,磷为 $39～67mg/(kg \cdot d)$。

当肠外营养作为肠内营养的补充或者仅维持 1～2 周时,锌是唯一需要额外添加的微量元素。倘若需要进行长期的全肠外营养,其他的微量元素也需要被添加,然而,对胆汁淤积性黄疸的患儿不需要补充锰,肾功能不全的患儿不可添加硒和铬。铜对于抗氧化物的合成是必需的,继发于长期肠外营养支持的胆汁淤积会导致铜的积累,因此,是否需要添加铜应根据血铜的浓度来确定。

(五)多种维生素

美国地区有多种早产儿可用的肠外维生素制剂。早产儿肠外维生素每日推荐量为市面上复合维生素包装(5mL)的 40%(2mL)。这种剂量的维生素混合物能够提供推荐剂量的维生素 E 与维生素 K,而维生素 A 与维生素 D 水平偏低,大部分 B 族维生素水平偏高。但是,目前还是没有更适合的维生素混合制剂可替代,个体化的肠外维生素治疗也尚不可用。对于静脉给予脂溶性维生素存在的困难是,它们容易黏附在静脉输液管上,尤其是维生素 A。这个问题可以通过将多种维生素加入到静脉脂肪乳中加以解决。然而,此种方法特别是在环境光线下可能会引起脂质过氧化反应。

二、肠外营养向肠内营养的过渡

从肠外营养向完全肠内营养的过渡是一个关键时期,此时肠外营养的减弱及肠内摄入的不足会导致总营养需求量波动过大。此时需要通过计算各营养素在肠外营养中的浓度,来将这个时期可避免的营养损失量减少到最低。这对蛋白质而言尤为重要。对于大部分婴儿,当肠内喂养量达到至少 120mL/(kg·d),肠内营养已经可以满足基本的液体需要量时,就可以停止肠外营养。

三、肠内营养

出生后生长的质量取决于所喂养食物的种类、数量和质量。喂养标准婴儿配方奶的早产儿比同期的成熟胎儿脂肪/体重百分比更高。与喂养标准配方奶或非强化母乳相比,独特的早产儿配方奶和早产儿母乳强化剂的使用可使早产儿体重构成比增加以及骨盐沉积接近于正常胎儿。

一项关于特殊配方的早产儿配方奶的前瞻性随机试验显示,与足月儿标准配方奶相比,早产儿配方奶能显著改善生长和认知发育。这些发现强调健康保健专家需要精心计划与监控早产儿住院期间和出院后的营养护理,尤其是出院后由非强化母乳喂养的早产儿。针对早产儿特定的营养需求,营养专家达成共识后总结了相关可用的数据和指南,但仍需要进一步参考更详细的信息。

(一)总能量需求

能量是维持身体功能和生长所必需的。由于 VLBW 婴儿极高的生长要求,他们对能量波动尤为敏感。早产儿静息代谢率(最少身体活动情况下)在出生后第 1 周内较低。在中性温度环境下,全肠外营养时的静息代谢率约为 40kcal/(kg·d),2~3 周经口喂养的婴儿的静息代谢率为 50kcal/(kg·d)。到 6 周时,大多早产儿可有 80kcal/(kg·d)的基础能量消耗。每增加 1g 体重需要消耗 3~4.5kcal 能量(包括储存和合成所需)。因此,若要达到每天 15g/kg 的体重增加则需要比静息代谢率 50kcal/kg 再额外增加 45~67kcal/kg 的热量。必须注意的是,这些能量需求量主要由健康生长的早产儿在 3~4 周的生长数据所得出。

活动消耗、中性温度下的基础代谢、营养吸收以及组织合成(生长)所需能量在婴儿之间是不同的。这些差异可能在生长受限或者小于胎龄儿中更加显著。实际上,105~130kcal/(kg·d)的肠内喂养量能使大多数早产儿达到良好的生长速率。如果在这个摄入量时,特别是伴有能量需求增加的慢性肺疾病时,生长状况不令人满意,那么就需要给予更多的热量。

(二)蛋白质

3.0~4.0g/(kg·d)的肠内蛋白质摄入量是合适无害的。根据胎儿蛋白积累速率预计的

蛋白需要量为 $3.5\sim4g/(kg\cdot d)$，并且孕周越小需要量越高。一项研究显示在极低出生体重儿中，更高的蛋白质含量（$3.6g/100kcal$）的配方奶相比标准配方奶（蛋白含量为 $3.0g/100kcal$）会增强蛋白质合成和体重增长，并且没有证据表明会引起代谢性应激。这一发现由 COchrane 循证医学数据库的相关综述支持。

关于最适用于早产儿的婴儿配方奶中蛋白质的种类和数量已经进行了多项研究。一般而言，喂养以乳清为主的配方奶的足月儿代谢指标和血浆氨基酸浓度接近于那些喂养混合母乳的婴儿。部分水解配方奶已被证实比足月儿全牛乳配方奶更能降低特应性皮炎的发病率。不过尚无早产儿的相关数据。由于目前缺乏大豆来源的配方奶最佳的糖类、蛋白质及矿物质的吸收和利用的详细记录，所以目前不推荐用于早产儿。

(三)脂肪

脂肪为正在生长的早产儿提供了主要的能源。在母乳中，约 50% 的能量来源于脂肪；在商品化的配方奶中，脂肪提供了 40%～50% 的能量。两者均提供 $5\sim7g/(kg\cdot d)$ 的脂肪。母乳中的饱和脂肪能很好地被早产儿吸收。部分原因是因为脂肪酸分布在三酰甘油上的位点不同。母乳脂肪中的棕榈酸位于 B 位，牛乳、其他大部分动物脂肪以及植物油中的棕榈酸位于 α 位，前者更容易被吸收。胃脂肪酶、胰脂肪酶相关蛋白和胆盐刺激脂酶能促进三酰甘油分解为脂肪酸和甘油在胃肠道中的消化。这些脂肪酶活性补偿了早产儿的胰脂肪酶和管腔内胆汁盐浓度偏低的现象。在配方奶喂养的早产儿中，当配方奶混合母乳喂养时，脂肪的吸收增加，很可能是母乳中脂肪酶的作用。因此，母乳在脂肪的消化吸收上有明显优势。

早产儿配方奶含有中链三酰甘油(MCTs)和富含长链多不饱和三酰甘油的植物油的混合物，两者都能被早产儿良好吸收。这种脂肪混合物满足了必须脂肪酸的预计需要量。其中至少 3% 的能量来自亚油酸及额外少量 α-亚麻酸。专为早产儿设计的配方奶含有比母乳更多的MCTs，但对体重增长或脂肪堆积的作用并无明显差别。

母乳中含有少量的二十二碳六烯酸(DHA)和花生四烯酸(ARA)。尽管在稳定同位素研究中发现，足月儿和早产儿都可以通过内源性途径合成这些脂肪酸，说明他们都具有合成DHA 和 ARA 的能力，但在早产儿中这种能力是不足的。喂养不含 DHA 或 ARA 配方奶的早产儿与那些母乳补充或喂养者相比组织中的脂质浓度有所下降。在配方奶中添加 DHA 和ARA 至与母乳相似浓度，可以观察到相对短期内的视力和认知改善。由于母亲饮食结构不同，母乳中的 DHA 浓度差异非常大，通过鱼油补充额外的 DHA 可能为母乳喂养的早产儿带来进一步神经发育的长期益处。但是由于缺乏长期的随访研究，这种方法目前尚不被推荐。

(四)糖类

糖类可随时供能并能防止组织分解代谢。在婴儿情况稳定后，预计其需要量为能量的40%～50%或 $10\sim14g/(kg\cdot d)$，孕 34 周的早产儿的小肠乳糖酶活性只有足月儿的30%。然而，在临床上，乳糖不耐受很少是配方奶和母乳的问题。这可能是因为早产儿在早期发育阶段小肠水解乳糖的能力相对较高。葡萄糖聚合物的糖苷酶在小早产儿中是活化的，并且早产儿对这些聚合物耐受性良好。与乳糖相比，单位重量的葡萄糖聚合物仅略微升高配方奶的渗透压,所以使用葡萄糖聚合物可以将高糖配方奶的渗透压控制在 300mmol/L 以下。乳糖能够促进钙的吸收,专为早产儿设计的配方奶含有 40%～50% 的乳糖和 50%～60% 葡萄糖聚合物,这一比例并不会减少矿物质的吸收。

(五)低聚糖(益生元)

母乳低聚糖通过刺激结肠内有益的微生物菌群生长(如双歧杆菌和乳酸菌)来保护婴儿。低聚糖是一种由 3～10 个单糖组成的糖类。母乳中低聚糖的浓度从初乳时的 20g/L 逐渐减少到成熟乳中的 5～14g/L。低聚糖是母乳中第三丰富的成分,仅次于乳糖和脂质。低聚糖只有部分会在小肠中消化,未消化部分到达结肠后,可在结肠选择性地促进益生菌菌群的生长与发育。约 90% 的低聚糖作为膳食纤维在婴儿的排泄物中被发现。低聚糖由遗传因素影响,对其生化过程仍知之甚少。已经证实母乳中含有超过 200 种不同的低聚糖,而成熟牛乳中仅含有微量,母乳中低聚糖结构的多样性和丰富性使其能区别于以牛乳为主的婴儿配方奶。虽然还没有发现母乳低聚糖的天然替代品,但也没有足够的证据支持在早产儿配方奶中添加低聚糖。研究者为人工合成母乳中的低聚糖作出的努力给将来这个领域的后续研究奠定了基础。一些足月儿配方奶添加了母乳中不常见的低聚糖,包括低聚半乳糖和低聚果糖。

(六)矿物质

1.钠、钾和氯

早产儿,尤其是 VLBW 婴儿,钠的高排泄率至少持续到出生后的第 10～14 天。母乳、足月儿配方奶或专为早产儿设计的母乳强化剂中钠的浓度较低,可能都会导致低钠血症。特殊早产儿配方奶在完全喂养水平能提供每天 1.7～2.2mEq/kg 的钠。在稳定增长时期,通常每天 2～3mEq/kg 的日摄入量能满足早产儿钠的需要量。早产儿的钾需要量与足月儿的相同,每天为 2～3mEq/kg。

2.钙、磷和镁

在怀孕的最后 3 个月,足月胎儿会积累约 80% 的钙、磷和镁。小早产儿为达到与足月儿相似的生长和骨盐沉积速率,其每千克体重需要摄入的矿物质也要比足月儿高。目前的推荐量反映了这些矿物质的较高的每日摄入需要量。然而,并不总能在生命最初几周内给 VLBW 婴儿提供足量的营养素,特别是钙和磷。因此,骨质缺乏在这些婴儿中很常见,其中部分还会发生骨折。美国儿科学会(AAP)近期建议肠道喂养的早产儿应当最大限度地增加钙、磷和维生素 D 摄入量以防止骨质缺乏。

牛乳来源的足月儿配方奶含有 53～76mg/100kcal 的钙和 42～57mg/100kcal 的磷,使用这些配方奶的早产儿,其骨矿物质含量(BMC)由光子吸收测定法测定后发现低于正常胎儿值。然而,专为早产儿设计的配方奶含有 165～180mg/100kcal 的钙和 82～100mg/100kcal 的磷,这能改善矿物质均衡和提高 BMC 至原宫内水平。早产儿母乳含有约 40mg/100kcal 的钙和 20mg/100kcal 的磷。现已经发现骨盐沉积的减少与佝偻病的发生有关,粉状或液状的母乳强化剂能改善矿物质均衡,增加骨盐沉积。

3.铁

大部分人类胎儿的铁积累发生在怀孕的最后 3 个月内。按每千克体重来算,出生时早产儿的铁含量低于足月儿的铁含量(75mg/kg)。由于大部分的铁存在于循环血红蛋白中,一些早产儿中频繁的静脉采血进一步消耗了可用于红细胞生成的铁。但 VLBW 婴儿可能会频繁输注浓缩红细胞,其中又可提供 1mg/mL 的元素铁。

在生命最初 2 周,无铁补充的明显指标存在,因为早期的铁剂治疗无法改善早产儿生理性贫血。但是在 2 周龄后,应该提供每日 2~4mg/kg 的铁剂给生长中的早产儿。铁强化的早产儿配方奶喂养的早产儿不需要额外添加铁。然而,所有的早产儿(甚至是那些母乳喂养的)都应该补充至少 2mg/(kg·d)的铁直到 12 个月龄。铁强化的配方奶可以从配方奶喂养的早产儿第一次喂养就开始。

在治疗早产儿贫血方面,新生儿红细胞输注和使用重组人红细胞生成素这两种方法仍然存在很大争议。大量的临床试验和基于这些试验的 meta 分析发现,目前还不能明确推荐用其中一种治疗方法来替代另一种。重组人红细胞生成素有刺激早产儿红细胞生成的功能,但还没有明确证实重组人红细胞生成素可以成功替代或显著减少红细胞输血需求,尤其是在静脉抽血化验的次数尽量减少的情况下。因此,在大多数早产儿身上,包括极小的早产儿(出生体重<1000g),使用重组人红细胞生成素预防或者治疗早产儿贫血的效果可能无法体现。如果使用红细胞生成素,铁剂补充量需要增加到 6mg/(kg·d),因为活跃的红细胞生成需要额外的铁作为底物。

(七)微量元素

1.锌(Zn)

在怀孕的最后 3 个月内,胎儿对锌的预计代谢速率为 $850\mu g/d$。虽然初乳中锌的浓度很高,但母乳中的锌浓度会在产后 1 个月迅速下降到 2.5mg/L,在产后 3 个月下降到 1.1mg/L。此时锌浓度已足以满足早产儿稳定增长的需求,已有临床报道证实母乳喂养的早产儿会出现锌缺乏。目前锌的肠内营养推荐量为 1~3mg/(kg·d)。当前市售的早产儿和足月儿配方奶及母乳强化剂均提供了足够的锌来满足这些推荐量。

2.铜(Cu)

据估计胎儿每天的铜消耗量为 $56\mu g/kg$。早产儿母亲的母乳在出生后第 1 个月内的铜含量为 $58\sim72\mu g/dL$。早产儿最多可从强化母乳中吸收 57% 的铜,最少从牛乳为主的标准配方奶中吸收 27% 的铜。铜的吸收受饮食中锌浓度的影响。主要喂养牛乳或长期给予不含铜的肠外营养的婴儿常发生铜缺乏。通过喂养母乳或早产儿配方奶能满足推荐的每日摄入量。

3.碘(I)

母乳中的碘含量随母体摄入量而变化,这与其食物来源的地理位置有关。尽管推荐的碘摄取量是 $10\sim60\mu g/(kg·d)$,但还是有报道发现早产儿碘摄入量为 $10\sim30\mu g/(kg·d)$ 出现了暂时性甲状腺功能减退的现象。所有的早产儿配方奶均能满足这个需求量。市售的粉状母乳强化剂不含有额外的碘。

4.其他的微量元素

硒、铬、钼或锰的缺乏在母乳喂养的健康早产儿中还没有报道。当前这些微量元素的最小推荐量以母乳中的浓度为准。

(八)水溶性维生素

水溶性维生素的推荐摄入量基于母乳和当前喂养方案所提供的估计量,包括对其生理功能及排泄的认识,储存期间的稳定性,以及早产儿对水溶性维生素需求的极少量研究数据来确定的。总体来讲,体内水溶性维生素的储存量是很有限的,持续补充这些营养素对正常代谢十分必要。由于早产儿较高的蛋白质需求和随孕期缩短而降低的维生素储存量,早产儿的推荐摄入量比足月儿要高。母乳喂养的早产儿肠内水溶性维生素的推荐摄入量可以通过用含有维生素的母乳强化剂获得。标准口服复合维生素补充剂提供的水溶性维生素就相对较少。配方奶喂养早产儿的维生素推荐量可以通过喂养专为早产儿设计的含有更多水溶性维生素的配方奶来获取。至今仍没有早产儿出院后补充水溶性维生素的指南,也没有已发表的研究可参考。

1.维生素 C

母乳中的维生素 C 含量约为 8mg/100kcal,早产儿配方奶中维生素 C 在 20~40mg/100kcal 范围内变化。尽管通过喂养早产儿配方奶的早产儿中没有出现维生素 C 缺乏的报道,也没有已发表的研究对肠内喂养的早产儿维生素 C 状态进行评估。因为维生素 C 在一些氨基酸代谢中是必需的,其需要量会因早产儿高水平的蛋白质代谢而增加。肠道补充维生素 C 对任何新生儿疾病发病率都没有显示出净效益,其中也包括了支气管肺发育不良。在母乳的处理和储存期间会丢失抗维生素 C,可通过补充母乳强化剂或复合维生素来补偿。现行指南中维生素 C 摄入量为 18~24mg/(kg·d)。

2.维生素 B_1

它是糖代谢和支链氨基酸脱羧作用必须酶的一种辅因子。母乳中维生素 B_1 的含量为 20μg/100kcal,早产儿配方奶中维生素 B_1 的含量为 200~250μg/100kcal。用市售的母乳强化剂强化母乳至 24kcal/Oz 时能提供等量的维生素 B_1。维生素 B_1 的推荐摄入量范围为 180~240μg/(kg·d)。

3.维生素 B_2

它是黄素蛋白的主要成分,也是很多氧化还原反应的递氢体。处于负氮平衡的婴儿尿维生素的丢失可能增加,光疗的婴儿体内胆红素会遇光分解,也可能会消耗储存的维生素 B_2。维生素 B_2 在母乳中的含量为 49μg/100kcal,在早产儿配方奶中为 150~620μg/100kcal。市售的母乳强化剂强化母乳至 24kcal/Oz 时能提供 250~500μg/100kcal 的维生素 B_2。由于维生素 B_2 的光敏性,在储存和处理期间,它在母乳中的含量会下降。指南上维生素 B_2 摄入量范围在 250~360μg/(kg·d)。当早产儿因疾病导致维生素 B_2 丢失增加时,允许使用更高的摄入量。

4.维生素 B_6

它是一种参与许多涉及氨基酸合成和代谢反应的辅因子。维生素 B_6 的需要量与蛋白质的摄入量直接相关。母乳中的维生素 B_6 含量为 $28\mu g/100kcal$,而早产儿配方奶中为 $150\sim250pg/100kcal$。母乳强化剂在指导下使用时含有等量值。通用的维生素 B_6 推荐摄入量为 $150\sim210\mu g/(kg \cdot d)$。

5.烟酸(维生素 B_3)

它是一种在许多氧化还原反应(包括糖酵解、电子传递以及脂肪酸合成)中起作用的辅因子的主要成分。母乳中烟酸的含量为 $210\mu g/100kcal$,早产儿配方奶中为 $3900\sim5000\mu g$ 烟酸/$100kcal$。母乳强化剂在指导下使用时可提供相同量。在使用目前的喂养方案的健康早产儿中无烟酸缺乏的病例报道;然而,也无肠道喂养的婴儿烟酸状态的相关研究。推荐摄入量为 $3.6\sim4.8pg/(kg \cdot d)$。

6.生物素

它是一种羧化反应的辅因子,参与叶酸代谢。生物素缺乏的唯一一篇报道发生在几周仅靠不含生物素的肠外营养支持的婴儿中。母乳中的生物素含量为 $0.56\mu g/100kcal$,早产儿配方奶中的含量为 $3.9\sim37\mu g/100kcal$。粉状的母乳强化剂在指导下使用时含有等量值。推荐摄入量为 $3.6\sim6\mu g/(kg \cdot d)$。

7.泛酸(维生素 B_5)

它是两种脂肪、糖类以及蛋白质代谢所必需的酰基转移酶 A 的组成成分。母乳含量为 $250\mu g/100kcal$,早产儿配方奶为 $1200\sim1900\mu g/100kcal$,均易满足推荐的 $1.2\sim1.7mg/(kg \cdot d)$ 的每日摄入量。粉状的母乳强化剂在指导下使用也包含相等量的泛酸。

8.叶酸(维生素 B_9)

它是氨基酸和核酸代谢中一碳单位的受体和供体。其缺乏会影响细胞分裂,特别在肠和骨髓等细胞更新迅速的组织中。由于有限的肝储备及迅速的出生后生长,早产儿叶酸缺乏的风险增高。研究显示,补充叶酸的早产儿,经对红细胞叶酸浓度进行评估后发现叶酸浓度升高。根据这些研究得出叶酸推荐摄入量范围为 $25\sim50\mu g/kg$。母乳可提供约 $7\mu g/100kcal$ 的叶酸,早产儿配方奶则含有 $20\sim37\mu g/100kcal$。粉状的母乳强化剂在指导下使用时提供高达 $30\mu g$ 叶酸/$100kcal$。

9.维生素 B_{12}(钴胺素)

它是一种参与 DNA 合成和甲基转移的辅因子。其缺乏的临床症状已在素食母亲、单一母乳喂养的婴儿中有所报道。尚无母亲营养良好而婴儿(包括足月儿和早产儿)缺乏维生素 B_{12} 的报道。母乳和婴儿配方奶中的维生素 B_{12} 能被婴儿很好地吸收。母乳能够提供 $0.7\mu g/100kcal$ 维生素 B_{12},而早产儿配方奶为 $0.25\sim0.55\mu g/100kcal$。粉状的母乳强化剂在指导下使用时将提供 $0.22\sim0.79\mu g/100kcal$ 维生素 B_{12}。维生素 B_{12} 推荐摄入量为 $0.3\mu g/(kg \cdot d)$。

(九)脂溶性维生素

早产儿的肠外和肠内营养均需要提供脂溶性维生素。关于出院后脂溶性维生素如何补充的相关信息还很少。对于母乳喂养的婴儿,可通过口服溶液补充维生素 A 及维生素 D 和维生素 E,但其中并不包含维生素对于配方奶喂养的婴儿,维生素的补充则复杂许多。如上所述,如果早产儿以足月儿的标准喂养配方奶,他们的维生素的摄入量在体重达到 3kg 前都将达不到推荐量。因此,对于"健康"的早产儿,在他们体重达到 3kg 后可能不需要额外补充除维生素 D 以外的脂溶性维生素。另外,为曾在 NICU 治疗的早产儿所设计的配方中应包含足够量的脂溶性维生素。

1.维生素 A

它是一种能够促进上皮组织正常生长和分化的脂溶性维生素,主要储存在肝。早产儿出生时肝中维生素 A 的含量很低,浓度检测表明其储存量少,甚至处于消耗状态。除此之外,早产儿血浆视黄醇和视黄醇结合蛋白(RBP)的含量、视黄醇与 RBP 的比例均低于足月儿一维生素 A 的低储备量常伴有吸收障碍,后者主要与脂质水解和小肠视黄醇运载蛋白的减少有关。这使得早产儿处在维生素 A 缺乏的风险中,从而影响肺上皮组织的维持和发育。推荐的维生素 A 摄入量为 $700\sim1500U/(kg \cdot d)$。早产儿每日补充 1500U/kg 就能维持正常的血清视黄醇和 RBP 浓度。特殊的早产儿配方奶中维生素 A 的含量很高[10150U/L(1250U/100kcal)],足以满足早产儿的需求,而母乳中维生素 A 的含量仅为 2230U/L(338U/100kcal),达不到推荐摄入量。直接使用的母乳强化剂能够提供额外 $6200\sim9500U/L$ 的维生素 A。有研究结果表明,正常水平的维生素 A 能够降低早产儿肺疾病的发生率和严重程度。大规模研究证实,维生素 A 降低了 36 周时的支气管肺发育不良患儿氧疗比例。尽管额外补充维生素 A 有利于降低早产儿患肺疾病的风险,但是临床医生必须考虑到这种益处与反复肌内注射之间的利弊。出院后早产儿的血液维生素 A 含量很难达到足月儿的水平,使用已有的维生素补充制剂可能也无法满足婴儿的需求。

2.维生素 E

它是一种抗氧化剂,能够阻止细胞膜上脂质的过氧化反应,机体对维生素 E 的需求量随着饮食中多不饱和脂肪酸(PUFAs)含量的增加而增加。有报道发现早产儿维生素 E 缺乏会引起溶血性贫血,这种疾病与喂养 PUFAs 含量高、维生素 E 不足的强化铁奶粉密切相关,其中铁作为反应的氧化剂。现有的配方奶调整了维生素 E 与 PUFAs 的比例,以避免上述问题的发生。肠内喂养必须提供最低 0.7U/100kcal 的维生素 E 和最少 1U/g 的亚油酸。对早产儿视网膜病变、支气管肺发育不良和脑室内出血等疾病的预防和治疗上并无推荐的维生素 E 治疗剂量。但在美国,VLBW 婴儿接受 $6\sim12U/(kg \cdot d)$ 的肠内维生素 E 已成为各方共识。每 100kcal 热量的早产儿配方奶粉能提供 $4\sim6U/kg$ 的维生素 E,母乳中维生素 E 的含量变化大且通常较低,使用粉末状的母乳强化剂能提供与配方奶粉相同量的维生素 E。

3.维生素 D

它是一种多能类固醇激素,除了在维持骨质健康方面起着关键的作用外,在其他许多方面也发挥重要功效,人体的许多组织和细胞都有维生素 D 受体。维生素 D 与提高心血管健康、刺激免疫系统、预防癌症以及其他慢性疾病等相关。维生素 D 缺乏会导致生长受限、骨骼发育不良,增加后期患髋骨骨折的风险。母体的维生素 D 水平波动较大,其中一些母亲可能存在维生素 D 储备不足或缺乏,并因此导致胎儿处在低维生素 D 水平的风险中。

早产儿的骨质减少主要由钙、磷摄入不足引起,但维生素 D 缺乏也在其中起一定作用。锻炼对于提升早产儿骨矿物密度的作用仍然存在争议。推荐的维生素 D 肠内摄入量为 $150\sim400U/(kg\cdot d)$。对于出生体重 $<1250g$ 和胎龄 <32 周的早产儿,用高矿物含量的牛奶来源的配方奶粉喂养。每日的维生素 D 摄入约 400U 就能够维持正常的血清 25-羟化维生素 D 浓度,同时可以提升数月内 1,25-二羟维生素 D 的浓度,每天 200U 也是可行的。没有证据表明需要给予早产儿 $>400U/d$ 的维生素 D,美国儿科学会的推荐量为每日 $200\sim400U$。美国儿科学会和美国医学研究所均认为每天 400U 的维生素 D 可以满足 $0\sim6$ 个月的健康足月儿的需求摄入量,当给予正常喂养量时,现有的液体和粉末状母乳强化剂以及早产儿特殊配方奶粉能够提供 $200\sim400L/d$ 维生素 D,因此,有必要对早产儿进行额外的维生素 D 补充。

4.维生素 K

几乎不在体内储存,因此,它的每日摄入十分重要。新生儿出血性疾病常见于单一母乳喂养的婴儿,这正是由于维生素 K 缺乏而导致的。生后肌内注射维生素 K 是一项常规的预防措施,对于出生体重 $>1kg$ 的早产儿,可以给予 1mg 的维生素 K,而对于出生体重 $<1kg$ 的婴儿,推荐剂量为 0.3mg/kg。早产儿配方奶粉提供了充足的维生素 K,能够满足早产儿的每日需要量。母乳中维生素 K 的含量较低,使用含有维生素的母乳强化剂可以提供额外的维生素 K,由此达到 $8\sim10\mu g/kg$ 的每日推荐摄入量。

(十)能量密度和需水量

早产儿母乳和足月儿母乳在第 21 天哺乳期的能量密度接近 67kcal/dL(20kcal/Oz)。不同母亲乳汁的能量密度差别较大,不同时间、不同阶段的乳汁均不相同(前乳与后乳相比,后者脂肪含量更高)。能量密度为 67kcal/dL 的配方奶粉可以用来喂养早产儿,但高浓缩的配方奶如 81kcal/dL 是更好的选择,它能以更小的喂养量提供更多的热量,这样在胃容量有限或需要限制液体量时更有优势,高浓缩的配方奶提供的水分足够让大部分早产儿排出蛋白代谢产物和电解质。

四、母乳

早产儿母亲的母乳是肠内营养的一大选择。母乳通常能很好地被早产儿耐受,并有研究报道母乳比婴儿配方奶能更早达到完全肠内喂养。除了其营养价值外,母乳还提供了婴儿健康和发育相关的免疫抗菌成分、激素和酶。母乳中的酶如胆盐刺激酯酶和脂蛋白脂肪酶可以提高营养素的生物利用度。然而,在开始生长以后,早产儿的营养需求诸如蛋白、钙、磷、镁、钠、铜、锌、叶酸、维生素(B_2、B_6、C、D、E、K)都会超过母乳所能提供的量。

跟配方奶不同,在每一次喂养(或挤奶)、每天及整个哺乳过程中,母乳的成分都有所不同。早产儿母亲的母乳,特别是生后前 2 周,含有比足月母乳更高的能量,更高浓度的脂肪、蛋白、钠盐和少量减少的乳糖、钙、磷。因为早产乳的脂肪含量较高,所以其能量密度也较高。在哺乳期的前 $2\sim3$ 周喂养量很高 $[180\sim200mL/(kg\cdot d)]$,早产乳中丰富的蛋白含量可以满足婴儿生长的氮需求量。但是,在哺乳期第 1 个月末,早产乳中蛋白含量已经不能满足大多数早产儿的需求。由早产儿长期应用无补充剂的母乳引发的相关代谢并发症包括：低钠血症（第 4～5 周）、低蛋白血症（第 8～12 周）、骨质减少（第 4～5 个月）和锌缺乏（第 2～6 个月）。

为了纠正早产乳中的营养素缺乏，应用母乳强化剂可以提供额外的蛋白、矿物质和维生素。当这些补充剂在产后第一个月加入到母乳后，最终的营养素、矿物质和维生素浓度与早产儿配方奶相似。相关临床研究显示，添加了商业化粉状强化剂的母乳，对婴儿代谢和生长的作用接近于适用低出生体重儿的配方奶。

母乳摄入与降低坏死性小肠结肠炎（NEC）发生相关，这似乎与母乳中含有免疫和抗菌成分有关。一项国际新生儿数据库的回顾性分析显示了母乳与降低 NEC 病死率呈剂量相关效应。独有的母乳喂养方案（包括母乳和母乳来源的强化剂）的应用降低了出生体重＜1250g 婴儿 NEC 和术后 NEC 的发病率，其中对照组喂养添加牛来源的母乳强化剂的母乳或早产儿配方奶（母亲无法母乳喂养情况）。VLBW 婴儿在 NEC 最常发病时段（34 周孕龄之前）应鼓励尽可能多地进食母乳（母亲自身或捐赠母乳）。另外，在母亲无法母乳喂养的情况下，巴氏消毒的含母乳强化剂的捐赠母乳似乎对预防 NEC 也起到一定作用。

早产儿母亲自身的母乳喂养可能促进神经系统的发育。一个非随机的研究表明，喂养其母亲母乳的早产儿比喂养足月儿配方奶的早产儿在 18 个月和 7.5～8 岁时具有更高的发育相关指数。但上述研究包含很多混淆因素。30 个月时的神经发育结局与自身母亲母乳摄入量呈现剂量相关效应，具体为每 10mL/(kg·d) 的母乳摄入量可以增长 0.59 的智力发育指数（MDI）。

五、促进泌乳及母乳的处理

早产儿的母亲应尽可能鼓励其进行母乳喂养，甚至那些在出院时打算配方奶喂养的母亲也常常愿意在出生后最初几周挤出她们的母乳进行喂养。在婴儿身体状况没有那么平稳的最初关键性几周，这些母乳可以用来建立肠内喂养。

母亲应该在出生后 24 小时内立即开始挤奶，并且有相关的口头及书面指导帮助她们使用正确的方法收集、存储和处理母乳并协助放置吸奶泵以建立和维持母乳供应。哺乳期咨询的相关问题如挤奶频率、促进母乳流出的方法以及乳房和乳头的护理也应给予告知。

新鲜母乳可以立即喂养或储存于 4℃冰箱。冷藏母乳可以在挤奶后 96 小时内安全使用。48～96 小时不使用的母乳应在挤出后迅速冻存于 -20℃冰箱。母乳冰冻和加热处理会使一些不稳定的因子发生改变，如细胞组分、IgA 及 IgM 和乳铁蛋白、溶菌酶、C3 补体。但通常情况下冰冻比加热更有利于保存这些因子。经过冻存的母乳在挤出后 3 个月内基本保留了大多免疫成分（除了细胞组分）和维生素。这些母乳在用来喂养母亲自己的婴儿时并不一定需要进行常规细菌检查和巴氏消毒。

冻存的母乳应该在冰箱里或温水中（水龙头的流水）逐渐解冻。商用的母乳加热器同样可以用来解冻母乳并且平稳加热至体温。在加热或与水接触之前应该将母乳容器的盖子收于塑料袋中避免污染。不建议使用微波炉解冻，因为这样会减少免疫球蛋白 A 和溶菌酶的活性，并可能生成热点。解冻的母乳应该存放在冰箱并且在 24 小时内使用。

（一）捐赠母乳

在过去一个世纪，捐赠母乳已经在北美正式实行。捐赠的母乳常用于喂养足月儿和早产儿，直到 20 世纪 80 年代，出于对 HIV 传播的担忧，用于医疗的母乳库的数量开始下降。近十年来，有了合适的筛查和准备标准后，捐赠母乳的使用又出现了明显的上升，而这些母乳特别适用于早产儿。北美母乳库协会（HMBANA）拥有很多北美的非营利母乳库，并制订了操作和安全指南。每一个母乳库都要严格遵守由 HMBANA 制订的流程来筛查，对捐赠者可能影响母乳质量的传染性疾病、病史和生活习惯进行筛查。在美国同样也有商业性的母乳库。集中起来的捐赠母乳可以在医院通过处方获取。尽管仍没有母乳库相关的联邦法规或指南，FDA 也支持建立正规的母乳库并认为那些非正规途径的母乳共享是不安全的。捐赠的母乳集中起来后进行巴氏消毒，检查细菌和 HIV，最后冻存。捐赠母乳主要由足月儿母亲的母乳和少量来自早产儿母亲的母乳组成。与母亲的母乳一样，捐赠母乳在喂养早产儿时也需要加入强化剂（美国和加拿大关于捐赠母乳库的相关信息可在 HMBANA 官网查询）。

（二）母乳强化剂

适用于早产儿的粉状和液状母乳强化剂参阅附录 D。这些强化剂配方均包含了合适比例的蛋白质、矿物质和维生素，它们可用来补充早产儿母乳，最高可达 24kcal/Oz。液状的母乳强化剂需要补充维生素，特别是维生素 D，哺乳前将它们与母乳混合后使用。

六、早产儿商业配方奶

早产儿商业配方奶可用来满足早产儿生长的特殊营养需求。这一类配方的特征有：比足月儿标准配方含有更多的蛋白质和矿物质；包含乳糖和葡萄糖聚合物的糖类；混合一部分中链三酰甘油（MCTs）的脂肪。这些配方的维生素含量充足，通常不需要再额外添加。早产儿的配方奶主要来源于牛奶，主要成分为乳清蛋白，其中部分水解的乳清蛋白是它主要的蛋白来源。早产儿配方奶提供 2.7～3.5g/100kcal 的蛋白质，使早产儿的体重增长速率和身体组分更接近正常出生婴儿。

相比于足月儿标准配方奶，早产儿配方奶中更高含量的钙和磷增加了矿物质的净储存量并提高了骨的矿物质含量，无须再额外添加维生素 D。

早产儿配方奶中混合的脂肪用来改善营养吸收，其中 40%～50% 为中链三酰甘油。这些脂肪有助于减轻由肠脂肪酶或胆盐水平较低引起的吸收效率下降。但是，中链三酰甘油量也可能导致血浆酮体升高、尿二羟酸分泌增加。但是这些改变至今为止还没有报道表明其有害效应。

在 2002 年，FDA 关于由阪崎肠杆菌引起的婴儿严重感染病例报道向儿科医学界提出警告。最终发现感染的原因是由于婴儿配方奶粉受到了这种微生物的污染。粉状婴儿配方奶不是商业性无菌产品。早产儿和那些具有潜在疾病隐患的婴儿发生感染的风险率最高。因此，FDA 不推荐早产儿或免疫力低下的婴儿使用粉状婴儿配方奶，可用早产儿专用的商业性无菌液态配方奶替代。非母乳喂养的早产儿通常使用无菌的液态早产儿配方奶,但大多母乳喂养的婴儿还是继续使用非无菌的粉状母乳强化剂。世界卫生组织和联合国粮食及农业组织进一步给出建议,其中包括鼓励工业制造商开发出价格可负担的无菌配方奶。新的液态强化剂替代品正在出现,并有望在将来减少配方奶粉在早产儿中的使用率。由营养饮食学院制订的婴儿配方奶制备指南可以在制备和运输过程中将污染风险降至最低。

北美以外地区的许多数据显著表明,益生菌可以对抗 NEC 和其他原因导致的死亡。益生菌已经被采用至足月儿配方奶中,但仍未使用在早产儿配方奶中。特殊的益生菌在早产儿饮食中的应用仍需要进一步的研究。

七、肠内喂养的方法

每个婴儿的肠内喂养方法选择是基于其孕周、出生体重、身体状况和医院的护理经验。详细的喂养方案必须由临床医生制订,包括喂养时间、喂养类型(配方奶,母乳)、喂养方法、喂养频率和增加速率。早产儿喂养方案的实行能帮助提前过渡至完全肠内营养,降低如 NEC 引起的新生儿病死率。

(一)营养性喂养

尽管对所谓的"营养性喂养""消化道启动"或"最小量肠内喂养"等概念还没有统一的定义,这些名词在文献中用来描述非营养性的摄入[$1\sim25mL/(kg \cdot d)$]。一些临床医生建议营养性喂养,特别是母乳,应该在出生后尽早开始。相关报道关于早期肠内营养的益处包括:降低间接高胆红素血症、胆汁淤积性黄疸和骨代谢疾病的发生率;增加胃泌素和其他肠激素的分泌水平;缩短达到完全肠内喂养的时间;加速体重增长。研究并未发现早产儿在接受早期、最小量肠内喂养后 NEC 的发病率会增加,甚至对于那些出生后患有严重疾病、健康状况极不稳定的婴儿也是如此。

(二)喂养途径

婴儿协调吸吮、吞咽和呼吸的能力决定了肠内营养的途径,这些能力在 $32\sim34$ 孕周时的早产儿中出现。这个孕周的早产儿如果具有活力,可以用乳头及乳房尝试进行喂养。如果是更早的早产儿或者伴有危重症则需要管饲喂养。鼻胃管和口胃管喂养是目前最常见的管饲喂养方法。胃的利用最大化了胃肠道的消化能力。有研究证明,用配方奶持续滴注喂养比推注喂养更容易发生不耐受并降低早产儿的生长速率;而用早期母乳喂养,却发现持续滴注喂养能更快地过渡到完全肠内营养并获得更高的生长速率。经幽门喂养的方法并未发现对能量的吸收有所提高,并存在许多潜在的风险。这种方法只有在极个别情况下(如长期胃轻瘫或严重胃食管反流)才会采用,并需要尽快恢复经胃喂养。如果婴儿长期无法进行乳房喂养,此时为了减少管饲喂养引起的口腔刺激不良反应和其他并发症(如吸入性肺炎等),应考虑使用胃造口管饲。

鼻胃管、口胃管或胃造口管饲喂养的婴儿一般采用间断推注或持续滴注喂养。由于现有研究对喂养不耐受的定义标准差异较大,所以很难比较这两种方法的喂养不耐受性。推注喂养与周期性的激素释放相关,通常认为更加符合生理性。另外,一项关于早产儿十二指肠运动对喂养的反应的研究发现,全配方奶持续滴注超过 2 小时就产生 1 次正常的十二指肠运动模式;反之,15 分钟内推注相同量的配方奶会抑制其运动活力。基于这些发现,一种"缓慢静脉推注"技术(如持续 30 分钟到 2 小时)可能成为一种最佳耐受性的喂养方法。在对象为＜29 孕周且出生体重＜1200g 的婴儿的小型研究中,这些婴儿接受持续滴注喂养后,比对照组平均提前 1 周过渡到了完全肠内营养(P＜0.027)。但是,在喂养耐受和 NEC 发病率上两者没有差异。营养素吸收减少也是持续滴注喂养的一大问题。母乳和 MCT 添加剂中的脂肪容易黏附在管壁上造成损失,降低了能量密度。同样的,添加至母乳的强化剂在持续滴注过程中损失也会增加。全母乳是初始喂养的理想选择(只有在母乳无法使用情况下才考虑全配方奶)。没有证据支持使用稀释后的母乳或配方奶进行初始喂养,只有在特殊情况下,如需要降低营养摄入时才会考虑。

一项随机对照试验证明,对极低出生体重儿患儿进行早期的、积极的肠内和肠外营养可以改善生长结局,并且不会增加该试验所检查的临床和代谢后遗症的风险。

八、早产儿出院后的喂养

现今从 NICU 出院的婴儿最小体重只有 1500g(有或没有喂养母乳),这样的情况下,早产儿出院后的喂养日渐重要并引起了越来越多的关注。极低出生体重儿婴儿出院后面临着营养缺乏的高风险。尽管早产儿宫内体重增长速率在医院内集中饮食管理下会先达到,但追赶生长仍只会在出院以后才发生。

总之,有关于早产儿出院后应喂养什么(特别是以追赶生长为目标)的数据目前很少。鉴于这些早产儿在生命后期出现代谢综合征的风险增加,早产儿(特别是宫内生长受限)出院后保持什么样的追赶生长速率成为目前一个急须研究的重要领域。

母乳喂养是出院后的首选,但是美国佛蒙特-牛津网显示,所有低出生体重儿中只有少于一半能在出院后可以获得母乳喂养。由于母乳中营养素含量变化大、蛋白质随时间逐渐减少,这使得只有母乳喂养的婴儿面临着营养素缺乏的高风险。出院后单纯喂养母乳而不添加补充剂可能无法提供充足的热量、蛋白质、矿物质和维生素。关于出院后早产儿母乳强化剂使用方面的数据现在仍有所冲突,并且存在着很大的局限性。强化母乳的策略应根据婴儿 1 年来的生长轨迹做个体最优化处理。对那些出生体重低于 1250g,伴或不伴宫内或宫外生长受限的婴儿需要考虑给予最少 12 周的强化母乳喂养,因为他们是营养素缺乏的高风险人群。当今的临床策略包括:出院后配方奶(22kcal/Oz)添加母乳强化剂;出院后配方奶每天分多次喂养含有适用于早产儿的高热量配方(30kcal/Oz)的液态强化剂。粉剂产品因不能无菌处理,使用时仍须谨慎。这些婴儿还需要补充维生素和铁元素。

对于喂养配方奶的婴儿来说,一般可在体重接近 2000g 和即将出院前时从早产儿配方奶改为特殊的出院后配方奶。这些配方奶的能量可达 22kcal/Oz 或 24kcal/Oz。出院后配方奶比标准配方奶维生素含量更高,所以不须再额外添加。一项随机对照试验的 meta 分析显示,含高热量高蛋白的出院后配方奶的益处是有限的。相比于标准配方奶来说,最好情况下,生长和发育状况只会在生后 18 个月内有所体现。还有一部分随机试验中,与出院后配方奶喂养的婴儿相比,通过增加标准配方奶的喂养量就能够很大程度上补偿出院后配方提供的额外营养成分。出院后喂养标准配方奶的婴儿需要补充额外的维生素和铁元素强化剂。但是,现在还没有相关资料说明出院后这些补充剂需要添加多久。与母乳强化剂类似,出院后配方奶的喂养策略应根据婴儿第一年的生长轨迹做个体最优化处理。

出院后的婴儿应该保持密切随访,并由基础保健医生评估其生长指标、铁元素、维生素和矿物质含量。出院记录中可包含住院患者的生长曲线图和营养建议,以此来帮助基础保健医生进行随访诊疗。监测生长曲线(包括与足月儿相应的身体组分)可以带来更好的神经发育结局。但是,目前仍然缺乏可信度高、有合适性价比的身体组分和骨矿物质密度测量方法。对于出院后母乳喂养的婴儿,应向母亲提供合适的哺乳指导,帮助母亲在前 6 个月(调整后月龄)内促进乳房哺乳和(或)泵奶,以此与足月儿单纯乳房喂养的推荐保持一致。

在存活率越来越高的 VLBW 早产儿中,营养在其获得最佳的健康和发育结局的过程中起到了关键作用。由于早期新生儿阶段的营养不足的潜在危害,早产儿喂养的目标是提供营养支持以保证最佳的生长和发育并降低营养相关疾病的发病率和病死率。早期的、积极的营养策略旨在降低许多早产儿伴有甚至持续到出院的生后生长迟缓现象。因此,对 VLBW 早产儿在出院后的最佳营养策略的进一步研究变得极为重要。

第二节　新生儿肠内和肠外营养支持

营养是新生儿生长发育、维持正常生理功能、组织修复的物质基础。正常新生儿能很快适应从持续的宫内营养到间断的喂养过程。

新生儿营养支持是通过肠内和(或)肠外支持途径,为患儿提供所需热量与营养素,从而达到维持机体能量与氮平衡的目的,逐步达到 $10\sim20g/(kg \cdot d)$ 的体重增长速率。

肠内营养是指通过胃肠道提供营养,无论是经口喂养还是管饲喂养。

肠外营养是指当新生儿不能耐受经肠道喂养时,需要完全或部分经静脉输注供给热量、液体、蛋白质、糖类、脂肪、维生素和矿物质,以满足机体代谢及生长发育需要。

一、肠内营养支持

肠内营养是通过胃肠道提供营养包括经口喂养及管饲喂养。

(一)摄入量

1.能量

经肠道喂养达到 $439.3\sim543.9kg/(kg \cdot d)$,大部分新生儿体重增长良好。目前认可早产儿须维持能量供应量才能达到理想体重增长速度。

2.蛋白质

足月儿 $2\sim3g/(kg\cdot d)$，早产儿 $3\sim4g(kg\cdot d)$。

3.脂肪

$5\sim7g/(kg\cdot d)$，占总能量的 $40\%\sim50\%$。

4.糖类

$10\sim14g/(kg\cdot d)$，占总能量的 $40\%\sim50\%$。

(二)喂养方式

1.母乳喂养

母乳喂养为新生儿肠内喂养首选。尽可能早期母乳喂养，尤其是早产儿。

2.人工喂养

(1)奶瓶喂养：适用于 34 周以上具有完善吸吮和吞咽能力，又无条件接受母乳喂养的新生儿。

(2)管饲喂养：

①适应证：

a.<32 周早产儿。

b.吸吮和吞咽功能不全、不能经奶瓶喂养者。

c.因疾病本身或治疗的因素不能经奶瓶喂养者。

d.作为奶瓶喂养不足的补充。

②管饲方式：有鼻胃管和鼻肠管两种。

③鼻胃管喂养：是管饲营养的首选方法。喂养管应选用内径小而柔软的硅胶或聚亚胺酯导管。

a.推注法：适合于较成熟、胃肠道耐受性好的新生儿，但不宜用于胃食管反流和胃排空延迟者。

b.间歇输注法：采用输液泵输注，每次输注时间可以持续 $0.5\sim2$ 小时，根据患儿肠道耐受情况间隔 $1\sim4$ 小时输注。适用于胃食管反流、胃排空延迟和有肺吸入高危因素的患儿。

c.持续输注法：连续 $20\sim24$ 小时用输液泵输注喂养。此方法仅建议用于上述两种管饲方法不能耐受的新生儿。

④鼻肠管喂养：新生儿一般不采用本喂养途径。

3.肠道喂养禁忌证

先天性消化道畸形等原因所致消化道梗阻，怀疑或明确诊断为坏死性小肠结肠炎者为绝对禁忌证；此外，任何原因所致的肠道组织缺氧缺血性变化，在纠正之前暂缓喂养。

4.微量肠道喂养

(1)适应证：适用于无肠道喂养禁忌证，但存在胃肠功能不良的新生儿，其目的是促进胃肠道功能成熟，改善喂养耐受性，而非营养性喂养。

(2)应用方法：生后第 1 天即可开始。以输液泵持续或间歇输注法经鼻胃管输注稀释/标准配方乳或母乳 0.5～1.0mL(kg·h)[5～20mL(kg·d),5～10 天内维持不变。

(三)肠内营养的制剂选择

母乳和婴儿配方乳适合新生儿各种方法和途径的肠道喂养。

1.母乳

首选母乳。

2.早产儿配方乳

适用于胎龄在 34 周以内或体重<2kg 的早产低体重新生儿,34 周以上的可以选用婴儿配方乳。

3.婴儿配方乳

适用于胃肠道功能发育正常的足月新生儿。

4.以水解蛋白为氮源的婴儿配方乳

适用于肠道功能不全(如短肠和小肠造瘘)和对蛋白质过敏的婴儿。

5.免乳糖配方乳

适用于腹泻>3 天,乳糖不耐受的新生儿及肠道功能不全(如短肠和小肠造瘘)患儿。

6.特殊配方乳粉

适用于代谢性疾病患儿(如苯丙酮尿症患儿专用奶粉)。

(四)配方乳配制与保存

配方乳配制前所有容器须高温消毒处理,配制应在专用配制室或经分隔的配制区域内进行,严格遵守无菌操作原则。病房内配置应即配即用。中心配制,应在配置完毕后置 4t 冰箱储存,喂养前再次加温。常温下放置时间不应超过 4 小时。若为持续输液泵胃肠道喂养或间歇输液泵输注,应每 8 小时更换注射器,每 24 小时更换输注管道系统。

二、肠外营养支持

肠外营养是指当新生儿不能耐受经肠道喂养时,完全由静脉供给热量、液体、蛋白质、糖类、脂肪、维生素和矿物质等来满足机体代谢及生长发育需要的营养支持方式。

(一)肠外营养液的组成

胃肠道外营养是新生儿治疗学、营养学的一次革命,使不能耐受胃肠道营养或不能进行胃肠道营养的新生儿成活成为可能,大大提高了早产儿及低出生体重儿的成活率,并提高了这些孩子以后的生活质量。肠外营养液基本成分包括氨基酸、脂肪乳剂、糖类、维生素、电解质、微量元素和水。

1.液体入量

因个体而异,须根据不同临床条件,如光疗、暖箱、呼吸机、心肺功能、各项监测结果等而进行调整。新生儿的成熟程度、日龄、不显性失水在不同的环境差别很大,置于辐射台或接受光疗时,不显性失水可增加 30%～50%,如用闭式暖箱、湿化氧吸入、气管插管辅助呼吸时不显

性失水下降 $20\% \sim 30\%$。计算液体量须要考虑多种因素配制成 $1/5 \sim 1/6$ 等张液体,总液体在 $20 \sim 24$ 小时内均匀输入,建议应用输液泵进行输注。

2.热量

热量需要取决于日龄、体重、活动、环境、入量、器官成熟程度、食物种类等。热量主要是维持基础代谢及生长需要。

如在中性环境,出生 1 周的婴儿,全静脉营养每日可供 $209 \sim 335kJ/kg$;环境温度对新生儿能量消耗影响很大,稍低于中性温度即可增加 $29.3 \sim 33.5kJ/(kg \cdot d)$;如需长期静脉营养者,应考虑生长发育需要,机体每生长 1g 新组织,需 $20.9kJ$ 热量,达到宫内生长速度即每日增加 $10 \sim 15g/kg$,因此热量需要量为每日 $418 \sim 502kJ/kg$,以满足生长需要。

需要注意的是,单独增加热量并不能使体重成比例增加,必须在热量、蛋白质、维生素等均匀增加时体重可成比例增加。

3.葡萄糖

在胃肠道外营养液中,非蛋白的能量来源极为重要,可以节省氮的消耗,葡萄糖是理想的来源。但新生儿,尤其是早产儿,对输入葡萄糖的速度和量耐受性差,开始剂量为 $4 \sim 8mg/(kg \cdot min)$,按 $1 \sim 2mg/(kg \cdot min)$ 的速度逐渐增加,最大剂量不超过 $11 \sim 14mg/(kg \cdot min)$。注意监测血糖。新生儿不推荐使用胰岛素。用周围静脉输液时,葡萄糖浓度一般不超过 12.5%。

4.氨基酸

推荐选用小儿专用氨基酸,生后 $12 \sim 24$ 小时,即可应用(肾功能不全者除外)。从 $1.0 \sim 2.0g/(kg \cdot d)$ 开始[早产儿建议从 $1.0g/(kg \cdot d)$ 开始],按 $0.5g/(kg \cdot d)$ 的速度逐渐增加,足月儿可增至 $3g/(kg \cdot d)$,早产儿可增至 $3.5g/(kg \cdot d)$。

目前常用的是两类晶体氨基酸营养液。

(1)小儿氨基酸液:含 $18 \sim 19$ 种氨基酸,含足量胱氨酸、酪氨酸及牛磺酸。

(2)成人氨基酸液:甘氨酸、蛋氨酸及苯丙氨酸含量很高,早产儿用后易产生高苯丙氨酸、高蛋氨酸血症及高氨血症,对早产儿不利。

5.脂肪乳剂

脂肪乳剂热量高而渗透压不高。即可满足热量需要又可降低所需葡萄糖的浓度,且提供必须脂肪酸,可防止体重不增和生长迟缓,治疗脂肪酸缺乏症。脂肪乳剂出生 24 小时后即可应用,早产儿建议采用 20% 脂肪乳剂。中长链混合型脂肪乳剂(是一种热量足够,清除较快而不在体内积累和对免疫功能无不良影响的脂肪乳剂)优于长链脂肪乳剂。剂量从 $0.5 \sim 1.0g/(kg \cdot d)$ 开始。足月儿无黄疸者从 $1.0 \sim 2.0g/(kg \cdot d)$ 开始,按 $0.5g/(kg \cdot d)$ 的速度逐渐增加,总量不超过 $3g/(kg \cdot d)$。

三大营养物质的分配:糖类 $40\% \sim 45\%$,脂肪 $40\% \sim 50\%$,蛋白质 15%。

6.维生素

肠外营养时须补充 13 种维生素,包括 4 种脂溶性维生素和 9 种水溶性维生素。临床上一般应用维生素混合制剂。目前还没有含所有维生素的制剂,目前国内常用的有水乐维他,含10 种水溶性维生素,使用时加入葡萄糖液中,维他利匹特为婴儿专用,含 4 种脂溶性维生素,加入脂肪乳液中使用。

7.矿物质及微量元素

由于体内微量元素储存很少,静脉营养应加微量元素。但如静脉营养仅 1~2 周,或部分静脉营养则只须加锌,如长时间静脉营养则须补充其他微量元素。若无静脉营养的微量元素溶液则可每周给血浆 10mL/kg。目前常用的制剂为派达益儿,用于新生儿和婴儿,含锰、镁、铁、锌、铜、碘等,用量为 4mL(kg·d)。

(二)监测

目的是评价疗效并及时发现并发症。

1.体重

每周测 1~3 次,头围每周 1 次,出入量每日 1 次,血常规每周 1~2 次。血葡萄糖、电解质、PCO_2、pH 开始 2~3 天每日测 1 次,以后每周 2 次。

2.血

血尿素氮、肌酐、钙、磷、镁、清蛋白、ALT、AST、AKP、总胆红素、胆固醇、三酰甘油,血细胞比容每周或隔周测一次。尿比重、尿量每天测。

3.营养摄入不当表现

能量摄入不足,体重不增。

4.蛋白质摄入过高

血尿素氮升高,代谢性酸中毒。

5.蛋白质摄入不足

血尿素氮降低,清蛋白降低。

6.钙和磷摄入不足或维生素 D 不足

AKP 升高,血钙、磷正常或降低。

7.脂肪不耐受

三酰甘油升高,胆固醇升高。

8.胆汁淤积

直接胆红素升高,AKP 升高,转氨酶升高。

(三)肠道外营养的适应证和禁忌证

1.适应证

(1)经胃肠道摄入不能达到所需总热量 70%,或预计不能经肠道喂养 3 天以上。例如,先天性消化道畸形、食管闭锁肠闭锁等。

(2)获得性消化道疾病:短肠综合征、坏死性小肠结肠炎、顽固性腹泻等。

(3)早产儿(低出生体重儿、极低或超低出生体重儿)。

(4)宫外发育迟缓等。

2.禁忌证

出现下列情况慎用或禁用肠外营养。

(1)休克,严重水电解质紊乱、酸碱平衡失调未纠正时,禁用以营养支持为目的的补液。

(2)严重感染、严重出血倾向、凝血指标异常者慎用脂肪乳剂。

(3)血浆 TG>2.26mmol/L 时暂停使用脂肪乳剂,直至廓清。

(4)血浆胆红素>170μmol/L 时慎用脂肪乳剂。

(5)严重肝功能不全者慎用脂肪乳剂与非肝病专用氨基酸。

(6)严重肾功能不全者慎用脂肪乳剂与非肾病专用氨基酸。

(四)支持途径

1.周围静脉

由四肢或头皮等浅表静脉输入的方法,适合短期(<2周)应用。

(1)优点:操作简单,并发症少而轻。

(2)缺点:不能耐受高渗液体输注,长期应用会引起静脉炎。须注意,葡萄糖浓度应≤12.5%。

2.中心静脉

(1)经周围静脉进入中心静脉:由肘部贵要静脉、正中静脉、头静脉或腋静脉置管进入上腔静脉。

①优点:具有留置时间长,减少穿刺次数的优点,并发症发生率较低。

②缺点:护理不当,可能引起导管阻塞、感染等并发症。

③注意:须由经培训的护士、麻醉师或医师进行,置管后须摄片定位;置管后严格按护理常规操作与护理。

(2)经颈内、颈外、锁骨下静脉置管进入上腔静脉。

①优点:置管时间长,可输入高渗液体。

②缺点:易引起与导管有关的败血症、血管损伤、血栓等。

③注意:导管须专人管理,不允许经导管抽血或推注药物,严格无菌操作,每 24~48 小时更换导管穿刺点的敷料。

(3)脐静脉插管:

①优点:操作简单,可迅速建立给药通道。

②缺点:插管过深易造成心律失常,引起门静脉系统产生压力增高,影响血流,导致肠管缺血及坏死可能。

③注意:插管须由经培训有经验的医师进行,置管后须摄片定位;置管时间不超过 10 天。

(五)输注方式

1.多瓶输液

氨基酸与葡萄糖电解质溶液混合后,以 Y 形管或三通管与脂肪乳剂体外连接后同时输注。

(1)优点：适用于不具备无菌配制条件的单位。

(2)缺点：工作量相对大，易出现血糖、电解质紊乱，不利于营养素充分利用。

(3)注意：脂肪乳剂输注时间应＞16 小时。

2.全合一

将所有肠外营养成分在无菌条件下混合在一个容器中进行输注。新生儿肠外营养支持输注方式建议采用全合一方式。

(1)优点：易管理，减少相关并发症，有利于各种营养素的利用，并节省费用。

(2)缺点：混合后不易临时改变配方。

(3)配制：肠外营养支持所用营养液根据当日医嘱在层流室或配制室超净台内，严格按无菌操作技术进行配制。

(4)混合顺序：①电解质溶液(10％NaCl、10％KCl、钙制剂、磷制剂)、水溶性维生素、微量元素制剂先后加入葡萄糖溶液或/和氨基酸溶液；②将脂溶性维生素注入脂肪乳剂；③充分混合葡萄糖溶液与氨基酸溶液后，再与经步骤②配制的脂肪乳剂混合；④轻轻摇动混合物，排气后封闭备用。保存：避光、4T 保存，无脂肪乳剂的混合营养液尤应注意避光。建议现配现用。国产聚氯乙烯袋建议 24 小时内输完。乙烯乙酸乙酰酯袋可保存 1 周。

(5)注意：①全合一溶液配制完结后，应常规留样，保存至患者输注该混合液完毕后 24 小时；②电解质不宜直接加入脂肪乳剂液中，注意全合一溶液中一价阳离子电解质浓度不高于 150mmol/L，二价阳离子电解质浓度不高于 5mmol/L；③避免由肠外营养液中加入其他药物，除非已经过配伍验证。

(六)肠道外营养的并发症

1.胆汁性肝炎

肠道外营养应用 2 周以上常见，但多为一过性，临床表现为黄疸，直接胆红素、AKP、转氨酶升高。

处理：

(1)排除其他原因引起的肝功能不全。

(2)尽量给予肠道营养，即使量极少亦可促进胆汁分泌。

(3)减少氨基酸输入量。

(4)降低葡萄糖输注速度。

(5)继续输入脂肪乳，维持血浆三酰甘油在 2.26mmol/L 或以下。

(6)可试用熊去氧胆酸治疗。

2.代谢异常

高血糖、低血糖、过量氨基酸输入可产生代谢性酸中毒、氮血症、血、尿氨基酸水平增高，并可影响神经系统发育。

3.代谢障碍

(1)高胆红素血症，游离脂肪酸可与胆红素竞争清蛋白，增加核黄疸危险。

(2)影响肺功能,大量脂肪输入,电镜下可见脂肪滴沉积于毛细血管、肺泡巨噬细胞、肺小动脉。在严重肺功能不全和低氧血症,需 $FiO_2>0.6$ 者,可影响肺功能,应限制使用。

(3)高脂血症和高胆固醇血症,与患儿成熟度有关,宜减量并监测。

(4)感染,脂肪输入增加感染机会;脂肪使中性粒细胞功能受抑制;细菌、真菌易在脂肪乳中生长;无菌技术不严格。

目前认为输入脂肪的并发症与输入速度有关,如速度$>0.2g/(kg\cdot h)$,将发生 PaO_2 下降,肺动脉压力升高,右向左分流,中性粒细胞功能降低。

三、肠内联合肠外营养支持

生后第 1 天即可开始肠内喂养(存在肠内喂养禁忌证者除外),不足部分由肠外营养补充供给。

肠外营养补充热量计算公式 $PN=(1-EN/110)\times 70$

式中,PN、EN 单位均为 $kcal/(kg\cdot d)$(110 为完全经肠道喂养时推荐达到的热量摄入值)。

第三节 新生儿持续肺动脉高压

新生儿持续肺动脉高压(PPHN),过去又称新生儿持续胎儿循环(PFC),发生率占活产婴儿的$(1\sim 2)/1200$。PPHN 是由于生后肺血管阻力的持续增加,阻止由胎儿循环过度至正常新生儿循环,当肺血管压力高至超过体循环压力时,大量血液经卵圆孔和(或)动脉导管水平的右向左分流,临床表现为严重发绀、低氧血症及酸中毒,吸高浓度氧,发绀不能消失,病死率高。

一、病因

1.肺血管发育不全

为气道肺泡及肺小动脉数量减少,肺血管横截面积减少,使肺血管阻力增加。常见病因为肺发育不全及先天性膈疝等。

2.肺血管发育不良

肺内平滑肌自肺泡前生长至正常无平滑肌的肺泡内动脉,肌型动脉比例增多,但肺小动脉数量正常。因血管内平滑肌肥厚,管腔弯窄,使血管阻力上升。宫内慢性缺氧可使肺血管重构,中层肌肉肥厚。此外如母亲曾应用过阿司匹林及吲哚美辛等药,使胎儿动脉导管早闭和继发肺血管增生,导致肺动脉高压。

3.肺血管适应不良

指肺血管阻力在出生后不能迅速降低。常见于围生期窒息、低氧、酸中毒等因素,占 PPHN 发生原因的大部分,如围生期胎粪吸入综合征导致的 PPHN。在上述病因中,第一类、第二类治疗效果差,第三类治疗效果较好。

4.其他因素

某些先天性心脏病,如左及右侧梗阻性心脏病可导致 PPHN;心肌功能不良也可导致 PPHN;肺炎、败血症可导致 PPHN(可能由于氧化氮的产生抑制,内毒素抑制心肌功能,同时血栓素、白三烯等释放,导致肺血管收缩)。此外,某些代谢问题如低血糖、低血钙亦有可能引起肺动脉高压。红细胞增多症,血液高黏滞状态淤滞,易致肺动脉高压等。

二、临床表现

多见于足月儿、过期产儿,早产儿常见于肺透明膜病合并 PPHN。

足月儿或过期产儿有围生期窒息,胎粪吸入史者于出生后 24 小时内出现全身性、持续性发绀,发绀与呼吸困难不平行。吸高浓度氧多数不能好转。虽发绀重,但没有明显的呼吸困难。临床上与发绀型先天性心脏病不易区别。肺部无明显体征。心脏听诊无特异性,部分患儿心前区搏动明显,肺动脉第二音亢进分裂。围产窒息者胸骨下缘有时可闻及粗糙的收缩期杂音。心功能不全者可有心音低钝、循环不良和低血压。

三、辅助检查

当新生儿于初生 24 小时内发生持续而明显的发绀,其发绀又与呼吸困难程度不相称时应高度怀疑本病,须做如下检查。

1.针对低氧

(1)高氧试验:吸 100% 氧 10 分钟后患儿发绀不缓解,此时取左桡动脉或脐动脉血(动脉导管后血)做血气分析,如 $PaO_2 < 6.65kPa(50mmHg)$,则表示有右向左分流,可排除由于呼吸道疾病引起的发绀。

(2)动脉导管前、后 PaO_2 差异试验:同时取右、左桡动脉(或右桡动脉、脐动脉)血,前者为导管前血,后者为导管后血,如两份血 PaO_2 差异 $\geqslant 1.99kPa(15mmHg)$,且导管前高于导管后者,说明在动脉导管水平有右向左分流,但仅有卵圆孔分流者差异不明显。

(3)高氧通气试验:用呼吸器吸 100% 氧,以 100~150 次/min 的呼吸频率,吸气峰压为 30~40cmH$_2$O,使 $PaCO_2$ 下降至 2.66~3.32kPa(20~50mmHg),pH 上升至 7.5 左右时,则肺血管扩张,阻力降低,右向左分流逆转,PaO_2 明显上升。此方法可用于鉴别 PPHN 和先天性心脏病,后者 PaO_2 不上升。

2.排除先天性心脏病

(1)胸部 X 线片:有助于鉴别肺部疾病。PPHN 患儿心影多正常或稍大,肺血减少。

(2)心电图:表现为与新生儿时期一致的右心室占优势的心电图,如有心肌缺血可有 ST-T 改变。

(3)超声心动图:主要用于鉴别有无先天性心脏畸形。PPHN 患儿在 M 型超声心动图上可表现为左、右心室收缩时间间期延长,如右室射血前期与右室射血期比值>0.5,左室射血前期与左室射血期比值＞0.38,可参考诊断本病。用二维超声心动图可检查心房水平的右向左分流,方法是用生理盐水或5%葡萄糖做对比造影。彩色多普勒检查也可确定动脉导管及卵圆孔的右向左分流,并可测定动脉导管的直径。多普勒超声心动图还可以估测肺动脉压力和肺血管阻力,根据三尖瓣反流压差推测肺动脉收缩压,根据肺动脉瓣反流压差估计肺动脉舒张压及平均压。

(4)心导管检查:可以证实肺动脉压力情况,但它是侵入性检查方法,有一定危险性,一般不做。

四、治疗

低氧性呼吸衰竭和PPHN有较高的病死率和并发症,治疗的目标是纠正低氧血症,同时尽可能减少由于呼吸治疗本身而出现的并发症。经典(传统)的治疗手段有人工呼吸机的高通气、纠正酸中毒或碱化血液、纠正体循环低血压或给以正性肌力药物或液体扩容。近年来发展的新治疗方法如一氧化氮吸入(iNO)、表面活性物质应用等已显著改善了该病的预后。新型的治疗方法,如血管扩张剂、抗氧化剂治疗等仍在不断地探索中,并有一定的前景。上述传统的治疗手段在临床上已取得了较好的效果,但是遗憾的是,除iNO和表面活性物质治疗有经随机对照研究的循证医学证据外,其他治疗方法尚缺乏RCT研究证实,其治疗的潜在缺点也逐渐引起了人们的重视。

(一)机械通气治疗

自1983年以来,采用气管插管人工呼吸机进行高通气以降低肺动脉压力一直是治疗PPHN的主要方法之一。通过机械通气使血氧分压维持正常或偏高,同时使血二氧化碳分压降低,以利于肺血管扩张和肺动脉压的下降。既往所谓的高通气一般是将$PaCO_2$降至25mmHg,维持$PaO_2>80$mmHg,患儿经心导管监测可见肺动脉压力的显著下降。新生儿肺血管对氧的反应不稳定,低氧性肺血管痉挛可引起致命性的肺血管阻力增加;为减少血氧的波动,临床医生常倾向于将氧分压稳定在较高的水平;同时,在呼吸机参数撤离过程中,氧的调节也应逐渐降低,以免出现反应性肺血管痉挛。但尚无临床证据提示目标血氧分压超过70~80mmHg对患儿更为有利。

关于机械通气时呼吸机的调节,如患者无明显肺实质性疾病,呼吸频率可设置于60~80次/min,吸气峰压力25cmH_2O左右,呼气末正压2~4cmH_2O,吸气时间0.2~0.4秒;当有肺实质性疾病,可用较低的呼吸机频率,较长的吸气时间,呼气末正压可设置为4~6cmH_2O。近年来考虑到高氧的潜在不良反应,有学者尝试较温和的通气。在20世纪末报道的吸入NO治疗PPHN的多中心研究资料中,将NO应用前的PaO_2维持在＞80mmHg,$PaCO_2$30~35mmHg,以降低肺动脉压力。但是,随着对高氧和低碳酸血症危害的研究深入,发现高氧可引起活性氧(ROS)增加;低$PaCO_2$可显著降低脑血流,尤其在早产儿可增加脑室周白质软化(PVL)的发生机会;研究还发现曾经由于高通气治疗而有明显低碳酸血症者,听力异常的机会显著增加,这些资料均提示在PPHN的治疗中应该避免过高的血氧分压和过度的低$PaCO_2$。

教科书中有关 PPHN 的治疗中也逐步修改了治疗时对 $PaCO_2$ 和 pH 的要求,如在 Manual of Neonatal Care(Boston)1998 年版提出将 $PaCO_2$ 维持在 $35\sim40mmHg$;而在该书的 2004 和 2008 版,修改为 $35\sim45mmHg$。近年来也有学者将 PPHN 的血气目标 $PaCO_2$ 维持在 $35\sim50mmHg$。

如氧合改善不理想时,可试用高频震荡人工呼吸机(HFOV)。PPHN 伴有肺实质性疾病时,呼吸治疗应考虑针对原发病而采取不同的策略,而高频通气常用于严重肺实质性疾病所致的呼吸衰竭。在 PPHN 需要用吸 ANO 治疗时,HFOV 能复张更多的肺泡而有利于 NO 的递送。

(二)应用碱性液体提高血 pH

酸中毒时肺血管阻力增加,通过提高血 pH 以降低肺血管阻力是临床治疗 PPHN 的常用手段。可通过高通气降低血二氧化碳分压或(和)应用碳酸氢钠液体提高血 pH,但两者的意义不同。碱性液体的应用有高钠、CO_2 产生增加等不良反应。实验研究证实如须显著降低肺血管阻力,pH 须达到 7.60 以上,$PaCO_2$ 须降低至 $25mmHg$ 以下,而此时治疗的相关风险,如脑血流的减少和听力损伤的潜在并发症机会增加。传统的方法是将血 pH 提高至 $7.45\sim7.55$,目前主张将其保持在 $7.35\sim7.45$ 即可。

(三)提高体循环压力

PPHN 的右向左分流程度取决于体循环与肺循环压力差,提高体循环压有利于减少右向左分流。维持正常血压,将动脉收缩压维持在 $50\sim75mmHg$,平均压在 $45\sim55mmHg$。当有容量丢失或因血管扩张剂应用后血压降低时,可用生理盐水、5% 的蛋白、血浆或输血;为增加心肌收缩力,常使用止性肌力药物,如多巴胺 $2\sim10\mu g/(kg \cdot min)$、多巴酚丁胺 $2\sim10\mu g/(kg \cdot min)$、肾上腺素 $0.03\sim0.10\mu g/(kg \cdot min)$。

(四)镇静和镇痛

因儿茶酚胺释放能激活肾上腺能受体,使肺血管阻力增加,临床上对 PPHN 常使用镇静剂以减少应激反应。可用吗啡:每次 $0.1\sim0.3mg/kg$ 或以 $0.1mg/(kg \cdot h)$ 维持;或用芬太尼 $3\sim8\mu g/(kg \cdot h)$ 维持。必要时用肌松剂,如潘可龙每次 $0.1mg/kg$,维持量为 $0.04\sim01mg/kg$,每 $1\sim4$ 小时 1 次。

(五)扩血管药物降低肺动脉压力

PPHN 可由肺血管发育不良、发育不全或功能性适应不良所致,药物治疗目的是使肺血管平滑肌舒张、血管扩张。目前临床和实验研究主要集中在对调节肺血管张力的三条途径进行探索:包括 NO、前列环素及内皮素在肺血管张力的调节及相关类似物或阻滞剂的应用。

1.吸入 NO 治疗(iNO)

NO 吸入是目前唯一的高度选择性的肺血管扩张剂。在 20 世纪 90 年代初,Roberts 和 Kinsella 首次报道将 NO 吸入用于 PPHN。美国多中心研究显示,对 PPHN 患者早期应用 NO 吸入能使氧合改善,减少体外膜氧合(ECMO)的应用;治疗后长期的神经系统随访也未见明显异常；近年来还有资料显示 iNO 治疗后的早产儿脑性瘫痪的发生率有所减少。

(1)NO 吸入降低肺动脉压的原理：NO 是血管平滑肌张力的主要调节因子，已证实它就是内皮衍生舒张因子(EDRF)；出生后的肺血管阻力下降有 NO 的介导参与。内源性 NO 由 L-精氨酸通过一系列酶反应而产生。NO 通过与鸟苷酸环化酶的血红素组分结合，激活鸟苷酸环化酶，使 cGMP 产生增加，后者可能通过抑制细胞内钙激活的机制，使血管和支气管平滑肌舒张。当 NO 以气体形式经呼吸道吸入后，能舒张肺血管平滑肌，而进入血液的 NO 很快被灭活，使体循环血管不受影响。NO 与血红素铁有高度亲和力，包括还原型血红蛋白，结合后形成亚硝酰基血红蛋白(NOHb)，后者被氧化成高铁血红蛋白，高铁血红蛋白被进一步还原成硝酸盐及亚硝酸盐通过尿液、少量通过唾液和肠道排泄。由于 NO 在血管内的快速灭活，它对体循环不产生作用。这与传统的扩血管药物不同。吸入 NO 治疗的临床实践证明，它能选择性降低肺动脉压，能改善通气血流比值，降低肺内或肺外分流，使患儿氧合改善。

(2)NO 吸入方法：

①NO 气源：NO 气体在自然界普遍存在，是不稳定的高亲脂性自由基，并有轻微的金属气味。NO 通过雷电和石化燃料的燃烧产生。大气中 NO 的浓度常在 $10\sim100$ ppb(10 亿分之一)。商品化的 NO 气体通过硝酸与二氧化硫反应生成。NO 一旦合成，常与高纯度的氮气混合，以 2000psi 的压力储存于铝合金钢瓶中。医用 NO 气源浓度常为 400 或 800ppm(百万分之一)。

②吸入 NO 的连接方法与浓度估算：NO 吸入通常经人工呼吸机辅助通气完成。NO 接入人工呼吸机有多种方法，各有其特点：

呼吸机前混合：将 NO 气体与氮气分别连接外接混合器，再接入呼吸机的"空气"入口，通过调节外接混合器及呼吸机混合器，获得所需的 NO 吸入浓度。此方法能较均匀地将 NO 与吸入气混合，能精确达到所需的吸入浓度，不受呼吸形式、潮气量、每分通气量、流量等影响。但当呼吸机内容量较大时，NO 与 O_2 的接触机会增加，会导致 NO_2 的产生增加；混合器及呼吸机内部的气体溢出可致 NO 气体污染室内空气。此外，使用此方法常需消耗较多的 NO 气源。

将 NO 气体加入呼吸机的输出端混合。用此法混合时，应将 NO 气体加入到呼吸机输出端的近端，使气体到达患者端前已充分混合。混合气体的 NO 浓度估算如下：混合后 NO 浓度＝(NO 流量×气源浓度)/(NO 流量＋呼吸机流量)，或所需 NO 流量＝呼吸机流量＋[(NO 气源浓度÷所需 NO 浓度)－1]。此混合方法相对节约 NO 气源；NO 与 O_2 的接触时间少，因此 NO_2 产生较少。其缺点是当每分通气量、流量变化时，实际 NO 吸入浓度会相应波动。

(3)吸入 NO 时的浓度监测：由于 NO 吸入浓度受潮气量、吸入氧浓度、气源浓度等影响，高浓度 NO 吸入可致肺损伤，精确的 NO 吸入浓度常须持续监测。NO 与氧反应可生成 NO_2，后者对肺损伤更为明显。当 $NO_2\geqslant2$ ppm 时，可使气道反应性增加。由于 NO_2 可与水反应生成 HNO_3，它在肺内停留时间很长，被肺上皮细胞吸收，导致损伤。临床上常用化学发光法或电化学法监测吸入气 NO/NO_2 浓度。应用时应注意将测量探头连接于近患者端；测量前须用

标准 NO/NO_2 气体将仪器校正。为精确反映混合后气体 NO/NO_2 浓度,至少应将 NO/NO_2 探头连接于离气源加入端 30cm 以上的近患者端。

(4)NO 吸入适应对象:20 世纪 90 年代初,Roborts 和 Kinsella 分别报道将 NO 吸入用于 PPHN。患儿在常规治疗包括高氧、高通气、碱性药物,提高体循环压等措施后低氧血症仍明显,或需很高的呼吸机参数才能维持时,可采用 NO 吸入治疗。或在有条件者以超声检查排除先天性心血管畸形,并证实肺动脉高压同时低氧血症明显,如氧合指数(OI)>25 常是 iNO 的应用指征。表现为卵圆孔和(或)动脉导管水平的右向左分流或经三尖瓣反流估测肺动脉压为 >75% 体循环压时,可考虑用 NO 吸入治疗。

先天性膈疝伴有肺发育不良并发 PPPN 时可用 NO 吸入治疗,但有严重的肺发育不良时,疗效往往较差,仅 35% 左右患儿有效。

早产儿呼吸窘迫综合征可并发 PPHN,低氧血症难以纠正时可试用 iNO。

新生儿左向右分流先天性心脏病患者常有肺动脉压增高,由于体外循环手术常有肺内源性 NO 产生减少,此时可用较低剂量 NO 吸入维持,以降低肺血管阻力。在体外循环手术后常可出现肺动脉高压并发症而需要用镇静剂、人工呼吸机高通气甚至体外膜肺(ECMO)治疗。对这些术后患儿可应用 NO 吸入,使肺动脉压下降。但对先天性心脏病患者进行 NO 吸入治疗前应明确其存在的解剖畸形性质。某些畸形,如永存动脉干、左心发育不良综合征、单心室等常依赖较高的肺循环阻力以平衡体/肺循环,维持体循环氧合。此时如吸入 NO,可致命。

对于其他多种原因引起足月儿严重低氧性呼吸衰竭,经常规呼吸机、血管活性药物、高频呼吸机等治疗后可能仍有低氧血症而最终需 ECMO 治疗。因吸入 NO 只扩张有通气之肺血管,故它不仅能降低肺动脉压,还能改善通气/血流比值。有报道在 iNO 治疗氧合可有所改善,但对这方面的临床研究还须进一步深入。

(5)吸入 NO 的剂量调节:虽然 NO 吸入有一定的剂量一效应关系,一般在吸入浓度大于 80ppm 时效应增加不明显,而相应的不良反应明显增加。考虑到 NO 及 NO_2 的潜在毒性作用,应尽可能用较小的剂量以达到临床所需的目的。临床对 PPHN 的常用剂量为 20ppm,可在吸入后 4 小时改为 5~6ppm 维持,一般不影响疗效,并可以此低浓度维持至 24 小时或数天,一般小于 2 周。对于 NO 有依赖者,可用较低浓度如 1~2ppm 维持,最终撤离。

(6)吸入 NO 的撤离:尽管没有统一的 NO 撤离方式,一般在 PPHN 患儿血氧改善,右向左分流消失,吸入氧浓度降为 0.4~0.45,平均气道压力小于 $10cmH_2O$ 时可考虑开始撤离 NO。长时间吸 NO 会抑制内源性 NO 合酶,故 iNO 应逐渐撤离。在吸入浓度较高时,可每 4 小时降低 NO 5ppm,而此时吸入氧浓度不变。在撤离时要监测动脉血气、心率、血压及氧饱和度。如患者能耐受,逐渐将 NO 撤离。在撤离时如氧饱和度下降超过 10% 或其值低于 85% 时,可提高吸入氧浓度 10%~20%,NO 应再增加 5ppm,在 30 分钟后可考虑再次撤离。当 iNO<5ppm 时,撤离时每次降 1ppm,以免引起肺动脉高压的反跳。

(7)吸入 NO 的疗效评价:NO 吸入后患儿可即刻出现血氧改善,也可缓慢地变化。其反应性不同取决于肺部疾病、心脏功能及体循环血流动力学在病理生理中所起的不同作用。一

般在人选时的 OI 在 15～25 者,治疗反应较 OI>25 者更好。临床上新生儿在 NO 吸入后可出现下列反应:

①吸入后氧合改善并能持续。

②吸入后氧合改善,但不能持续。

③吸入后氧合改善并能持续,但产生对 NO 吸入的依赖。

④吸入后氧合无改善,或者恶化。

iNO 疗效差的可能原因有:

①新生儿低氧不伴有肺动脉高压。

②有先天性心血管畸形而未被发现,如完全性肺静脉异位引流、主动脉缩窄、肺毛细血管发育不良等。

③败血症引起的心功能不全伴左心房、室及肺静脉舒张末压增高。

④存在严重的肺实质性疾病,吸入 NO 有时反而使氧合恶化。

⑤严重肺发育不良。

⑥血管平滑肌反应性改变。

评价吸入 NO 对氧合改善的疗效时可采用:氧合指数(OI),可作为动态疗效观察手段。OI 涉及呼吸机参数、吸入氧浓度及血氧分压等综合因素,即:

OI＝平均气道压力(cmH_2O)×吸入氧浓度÷动脉氧分压$(mmHg)$

NO 吸入治疗是一连续的过程,单独某个时间点的 OI 尚不能全面反映疗效。可采用动态观测 OI 的方法,即 TWOI。该方法计算 OI 的下降值(下降为负数,上升为正数)与时间的积分值,再除以观测时间(小时),当结果值为负数时,提示氧合改善,负值越大,改善越显著;当结果值为正数时,提示氧合恶化。

(8)吸入 NO 毒性机制及防治方法:一般来说,目前临床应用的 NO 吸入剂量是安全的,也未见长期不良反应。NO 本身为一种自由基,大剂量吸入对肺有直接损伤作用,但吸入浓度在80ppm 以内,数天吸入后尚未见对肺毒性作用的报道。但为安全起见,呼吸机的呼出气端口应连接管道,将废气引出室外或以负压装置吸出。

NO 与氧结合后可产生 NO_2,后者 50%～60% 可滞留于肺,与水结合形成 HNO_3 被肺上皮细胞吸收,对其有直接损伤作用。NO_2 的生成取决于 NO 浓度的平方与氧浓度。此外,NO与 NO_2 反应可产生三氧化二氮,后者是水溶性的,形成硝酸盐及亚硝酸盐,这也参与了对肺的损伤。5ppm NO_2 吸入 4 小时,即可对肺造成轻度炎症;长期暴露于 NO_2 还可使气道功能减退、感染的易感性增加。临床上所用 NO 吸入浓度很少使 NO_2 超过 2ppm。为减少 NO_2 产生,可将呼吸机流量降至 8～12L/min,以减少 NO 的加入量。通过有效地监测 NO、NO_2 浓度,其毒性作用是可以避免的。另外,吸入 NO 还可产生以下不良反应:

①高铁血红蛋白的产生:NO 与血红蛋白的亲和力较一氧化碳与血红蛋白的亲和力大 280～1500 倍,与还原型血红蛋白的结合力较氧合型高 5～20 倍。高铁血红蛋白血症的产生取决于患者的血红蛋白浓度及氧化程度、高铁血红蛋白还原酶的活性及最终的 NO 吸入量。一般短期

应用吸入 NO,其浓度在 20～80ppm 时,高铁血红蛋白很少超过 2%。数天应用后可有所增高,但较少超过 10% 及出现临床症状;当高铁血红蛋白明显增高时,如超过 7%,可静脉应用维生素 C 500mg 和输血进行治疗。

②其他不良反应:在应用吸入 NO 后可出现出血时间延长。这可能与血小板功能有关。其机制可能与血小板内的 cGMP 激活有关。对有出血倾向者,尤其是早产儿,在吸入 NO 过程中应密切观察。

2.其他扩血管药物降低肺动脉压力

一般扩血管药物往往不能选择性扩张肺动脉,其临床疗效常有限。iNO 是治疗 PPHN 的"金标准",但是由于 NO 吸入须投入的费用常较高,有人提出有必要对在这个"NO 时代"被遗忘的药物治疗方法做重新考虑。可试用:

(1)硫酸镁:能拮抗 Ca^{2+} 进入平滑肌细胞;影响前列腺的代谢;抑制儿茶酚胺的释放;降低平滑肌对缩血管药物的反应。硫酸镁剂量为:负荷量 200mg/kg,注射 30 分钟;维持量为 50～150mg/(kg·h),可连续应用 1～3 天,但须监测血钙和血压,以免出现体循环低血压。硫酸镁有镇静作用,故在应用后 12～24 小时应逐渐撤离已在使用的吗啡、芬太尼等镇静剂。

(2)妥拉唑啉:有胃肠道出血、体循环低血压等不良反应,已较少用于 PPHN。

(3)前列腺素与前列环素:在动物实验,前列腺素 D_2 能降低肺血管阻力 30%,而在 PPHN 常不能显著降低肺血管阻力或改善氧合。前列环素(PGI₂):PPHN 患者在前毛细血管存在前列环素合成酶缺乏;PGI₂ 能增加牵张引起的肺表面活性物质的分泌;在低氧时,PGI₂ 对降低肺血管阻力尤其重要;近年来证实气管内应用 PGI₂ 能选择性降低肺血管阻力;PGI₂ 与磷酸二酯酶 5 抑制剂联合应用有协同作用。此外,较稳定的拟前列环素药物如伊洛前列素和依前列醇对原发性肺动脉高压及小儿先天性心脏病并发肺动脉高压均有显著的作用,它们的半衰期分别为 30 分钟和 2 分钟,其中 iloprost 吸入给药具有较好的肺血管选择性,推荐剂量:0.5μg/kg,吸入 5 分钟,每 4 小时 1 次,这是对 PPHN 患者无 NO 吸入治疗条件时是一种较好的替代方法。目前也有口服前列环素,如贝前列素(BPS),剂量为每次 1μg/kg,每 6 小时 1 次,经胃管注入。

(4)肺表面活性物质:成功的 PPHN 治疗取决于呼吸机应用时保持肺的最佳扩张状态。低肺容量引起间质的牵引力下降,继而肺泡萎陷,FRC 下降;而肺泡过度扩张引起肺泡血管受压。因均一的肺扩张,合适的 V/Q 对 PPHN 的治疗关系密切,肺表面活性物质应用能使肺泡均匀扩张,肺血管阻力下降而显示其疗效。临床研究显示,低氧性呼吸衰竭和 PPHN 患儿在表面活性物质应用后须进行 ECMO 治疗的机会减少,其中对 OI 值在 15～22 者效果最好。此外,PPHN 患者常伴有胎粪吸入性肺炎,胎粪可引起肺表面活性物质灭活,产生继发性表面活性物质缺乏,使缺氧及肺动脉高压加重,这也是对 PPHN 应用表面活性物质替代的依据。

(5)磷酸二酯酶抑制剂:NO 引起的肺血管扩张在很大程度上取决于可溶性 cGMP 的增加。抑制鸟苷酸环化酶活性可阻断 NO 供体的作用,提示该途径对 NO 发挥作用很重要。cGMP 通过特异性磷酸二酯酶(PDE-5)灭活,故抑制磷酸二酯酶活性有"放大"NO 作用的效果,可用于预防反跳性肺血管痉挛。PPHN 在治疗撤离时(尤其是 NO 应用停止后)可出现反跳性肺血管痉挛及肺动脉高压,使用磷酸二酯酶 5 抑制剂可显著减少反跳。

PDE-5 抑制剂西地那非或称万艾可被试用于新生儿 PPHN,且显示出能较好选择性地作用于肺血管床的作用。最近报道的临床随机盲法对照试验对新生儿 PPHN 的治疗结果显示,口服西地那非组(1mg/kg,每 6 小时 1 次)较对照组氧合改善显著,病死率显著下降。也有将西地那非经气道给药(每次 0.75mg/kg 或 1.5mg/kg),以加快起效时间和提高其对肺血管的选择性,并取得了较好的疗效。近年出版的较为著名的新生儿药物手册 Neofax 已将该药收录,并详细介绍了使用方法(口服剂量为 0.5～2mg/kg,每 6～12 小时 1 次);提出该药可在对吸入 NO 或其他常规治疗方法无效的 PPHN 或 PPHN 不能撤离 NO 或无 NO 吸入条件时使用,这为新生儿医生提供了参考。该药在 PPHN 治疗中很有前途,因尚未被批准用于儿科及新生儿,有进一步的临床对照研究的必要。也有学者认为西地那非可作为在目前的标准治疗后仍无效时的一种最后治疗手段。

(6)其他磷酸二酯酶抑制剂与 PPHN 治疗:磷酸二酯酶-3 抑制剂-米力侬常用于儿童心脏手术后,以改善心肌收缩力,降低血管阻力。近年来也有报道将磷酸二酯酶-3 抑制剂用于 PPHN 的治疗,使用剂量为:负荷量 75μg/kg 静脉滴注超过 60 分钟,即给以 0.5～0.75μg(kg·min)维持。对于<30 周的早产儿,负荷量 135μg/kg 静脉滴注 3 小时,即给以 0.2μg/(kg·min)维持。有学者对 4 例严重的 PPHN 患者在 NO 吸入治疗无效后给以米力侬,结果氧合显著改善。但在治疗中 2 例患儿出现了严重的脑室内出血,是否与用药有关尚不清楚,但应引起注意,有必要进行临床随机对比研究。米力农治疗 PPHN 的有效性和安全性尚不完全清楚,目前仅限于随机对照的研究中。

(7)内皮素拮抗剂:内皮素为强烈的血管收缩剂,在 PPHN 患者血浆内皮素(ET-1)水平增高,在成人肺动脉高压,口服内皮素受体拮抗剂波生坦已用于临床,结果显示该药能改善患者的血流动力学和生活质量。由于该药有潜在的肝脏毒性作用,较少用于小于 2 岁的儿童。在新生儿仅有极少的报道。有报道对早产儿支气管肺发育不良(BPD)并发肺动脉高压时应用波生坦,并取得了一定的疗效。该药可能用于难治性肺动脉高压,如先天性膈疝并发的 PPHN、BPD 并发的肺心病或先天性心脏病并发的肺动脉压力增高。

3.其他治疗

(1)抗氧化治疗:氧化应激在 PPHN 的发病中起重要作用,故抗氧化剂用于 PPHN 的治疗近年来受到了重视。研究显示,重组人超氧化物歧化酶应用 rhSOD 气管内应用减轻实验性胎粪吸入性肺损伤的程度。PPHN 的动物实验已证实气管内应用 rhSOD 后能显著降低肺动脉压力和改善氧合。rhSOD 也可用于新生儿临床,对早产儿在生后早期应用 rhSOD 可显著改善婴儿期呼吸系统的预后。上述结果显示抗氧化治疗在 PPHN 治疗中有潜在的临床价值。

(2)吸入 NO 高频通气治疗:理想的 NO 吸入疗效取决于肺泡的有效通气,高频振荡通气治疗能使肺泡充分、均一扩张以及能募集或扩张更多的肺泡,使 NO 吸入发挥更好的作用。虽然部分报道显示高频通气对 PPHN 有一定的疗效,但随机对照研究未发现其有降低患儿病死率的作用,也不能减少重症患者最终用 ECMO 的机会。吸入 NO 对 PPHN 的疗效,取决于肺部原发病的性质。当用常规呼吸机＋吸入 NO 或单用 HFOV 通气失败者，联合 HFOV 通气＋NO 吸入后疗效显著提高，尤其对严重肺实质疾病所致的 PPHN，因经 HFOV 通气后肺容量持续稳定，可加强肺严重病变区域 NO 的递送。

（3）NO 吸入的可能替代物：NO 具有许多重要的生物学作用，临床上用 NO 吸入治疗新生儿持续性肺动脉高压和呼吸窘迫综合征取得了良好的疗效，但 NO 易与氧或超氧离子形成毒性的氮氧化物，限制了它的临床使用。对 NO 的研究中发现亚硝基硫醇在体内分布广泛，可分解产生 NO，具有和 NO 类似的生物学作用。有人甚至提出它才是真正的血管内皮舒张因子。目前，人工合成的亚硝基硫醇作为一类新型的 NO 供体类药物引起了人们极大的兴趣。StamLer 等在低氧性的肺动脉高压猪模型上发现，用人工合成的一种亚硝基硫醇-亚硝酸乙酯（ENO）吸入治疗可选择性地降低肺动脉压而不影响体循环的压力，与 NO 相比停药后无反弹现象，高铁血红蛋白血症比较轻微。随后对 7 例持续性肺动脉高压的新生儿进行了临床试验，亚硝酸乙酯同样取得了良好的疗效，患者的血流指标和氧合状态都得到了改善，但这类药物投入临床使用还有待进一步的研究。对其他实验性肺动脉进行 ENO 吸入也选择性降低肺动脉压，并发现有较长的作用持续时间。

（4）体外膜氧合（ECMO）：是新生儿低氧性呼吸衰竭和 PPHN 治疗的最后选择。随着 iNO 和高频通气技术的广泛开展，ECMO 的使用已显著减少。一般 ECMO 的指征是：在两次血气分析测定计算的氧合指数（OI）均＞30。国内仅个别单位开展了此项治疗技术。

在上述各种扩血管治疗方法中，NO 吸入治疗是目前唯一的选择性肺血管扩张剂，被认为是金标准。但仍有 20%～30% 的患儿对 NO 吸入无反应，这种失败情况多见于有肺实质性疾病和肺发育不良的 PPHN 患者。除 NO 外，目前所有的血管活性药物应用疗效均有争议。常规的 PPHN 治疗方法可能是血管活性药物发挥疗效的基础，例如，患儿在血 pH 值＜7.25 时对吸入 NO 的反应不如 PH≥7.25 者显著。也有学者在做 ECMO 的单位发现有 70% 的患者转入时已应用了扩血管药物作为最后的治疗方法，但相当多的患者在停用了这些药物后临床反而有明显改善，以上情况都说明了对 PPHN 治疗时"传统"治疗的重要性。

第四节　新生儿窒息

新生儿窒息是指婴儿出生 1 分钟无自主呼吸或未建立有效通气的呼吸动作，呈现外周性（四肢肢端）和（或）中央性（面部、躯干和黏膜）发绀甚至肤色苍白，肌张力不同程度降低（严重时四肢松软），心率可能下降至＜100 次/min 甚至＜60 次/min，血压正常或下降，最严重者甚至无心跳。主要是由于产前或产程中胎儿与母体间的血液循环和气体交换受到影响，致使胎儿发生进行性缺氧、血液灌流降低，称胎儿窒息或宫内窘迫。少数是出生后的因素引起的。新生儿窒息是新生儿死亡或智力伤残的主要原因之一。

一、病因

（一）产前或产程中

1.母亲因素

任何导致母体血氧含量降低的因素都会引致胎儿缺氧，如急性失血、贫血（Hb<100g/L）、一氧化碳中毒、低血压、妊娠期高血压疾病、慢性高血压、糖尿病，或心、肾、肺疾病等。另外要注意医源性因素：①孕妇体位，仰卧位时子宫可压迫下腔静脉和腹主动脉，前者降低回心血量，后者降低子宫动脉血流；②孕妇用药：保胎用吲哚美辛可致胎儿动脉导管早闭，妊娠期高血压疾病用心痛定可降低胎盘血流，孕妇用麻醉药，特别是腰麻和硬膜外麻可致血压下降。

2.脐带因素

脐带>75cm（正常30～70cm）时易发生打结、扭转、绕颈、脱垂等而致脐血流受阻或中断。

3.胎盘因素

胎盘功能不全，胎盘早剥，前置胎盘等。

4.胎儿因素

宫内发育迟缓，早产，过期产，宫内感染。

5.生产和分娩因素

常见的因素是滞产，现代妇产科学将第一产程分潜伏期和活跃期，初产妇潜伏期正常约需8小时，超过16小时称潜伏期延长，初产妇活跃期正常需4小时，超过8小时称活跃期延长，或进入活跃期后宫口不再扩张达2小时以上称活跃期停滞；而第二产程达1小时胎头下降无进展称第二产程停滞。以上情况均可导致胎儿窘迫。其他因素有急产、胎位异常、多胎、头盆不称、产力异常等。

（二）其他

少数婴儿出生后不能启动自主呼吸，常见的原因是：中枢神经受药物抑制（母亲分娩前30分钟至2小时接受镇静药或麻醉药），早产儿，颅内出血，先天性中枢神经系统疾病，先天性肌肉疾病，肺发育不良等。几种病因可同时存在，一种病因又可通过不同途径起作用。新生儿窒息多为产前或产时因素所致，产后因素较少。

二、临床表现

胎儿窒息时，胎动增强，逐渐减弱或消失。心率先增快，可超过160次/min，以后减慢，可低于100次/min，有时不规则，最后心脏停止跳动。较重窒息者常排出胎粪，羊水呈黄绿色。由于低氧血症和高碳酸血症使呼吸中枢兴奋性增高，出现真正的呼吸运动，可吸入羊水或混胎粪。

目前，广泛应用新生儿Apgar评分法判定新生儿窒息的严重程度。观察皮肤颜色、呼吸、心率、肌张力和反射五项指标，可提供一个更为全面的判定窒息程度、复苏效果和预后的量化指标。在胎儿出生后 1 分钟和 5 分钟进行常规评分。新生儿窒息的严重程度按胎儿出生后 1 分钟的 Apgar 评分法判断。5 项评分相加的满分为 10 分,总分 8～10 分为正常,4～7 分为轻、中度窒息,0～3 分为重度窒息。1 分钟评分多与动脉血 pH 相关,但不完全一致。因为 Apgar 评分还受一些因素的影响,例如母亲分娩时用麻醉药或镇痛药使胎儿受到抑制,评分虽低,因无宫内缺氧,血气改变相对较轻,早产儿发育不成熟,虽无窒息而评分常低。5 分钟评分多与预后(特别是中枢神经系统后遗症)相关。若 5 分钟评分低于 8 分,应每分钟评估 1 次,连续 2 次≥8 分。

从复苏的实际考虑,Apgar 评分不能作为决定是否进行复苏的指标。因为若等到出生后 1 分钟评分结果出来后才做决定就太晚了,会影响预后。出生后应即刻快速评估:羊水清吗? 是否有哭声和呼吸? 肌张力是否好? 肤色是否红润? 是否足月儿? 5 项指标,作为是否进行初步复苏的依据。而在随后的复苏过程中再以呼吸、心率和皮肤颜色作为决定下一步复苏的指标。

三、辅助检查

1.实验室检查

宫内缺氧胎儿,可通过羊膜腔镜或在胎头露出宫颈时取头皮血,或取脐动脉血进行血气分析,血 pH 值<7.0。出生后动脉血气分析 pH 值降低、氧分压降低、二氧化碳分压增高。可有低血糖、电解质紊乱、血尿素氮和肌酐升高等生化指标异常。

2.特殊检查

对出现呼吸困难者摄 X 线胸片,常见两肺纹理增粗紊乱,或见斑片状阴影。头颅 B 超、CT、MRI 检查可发现并发新生儿缺氧缺血性脑病或颅内出血等征象。对心率减慢者查心电图、二维超声心动图、心肌酶谱,可有异常变化。

四、诊断

1.诊断要点

(1)诊断依据:①生后 1 分钟和(或)5 分钟 Apgar 评分≤7 分;②脐动脉血 pH<7.0。

(2)分度诊断:①轻度窒息生后 1 分钟 Apgar 评分 4～7 分;②重度窒息生后 1 分钟 Apgar 评分 0～3 分。

2.鉴别诊断

(1)颅内出血:患儿可有出生窒息史,也常有产伤史,或有维生素 K 缺乏等其他出血性疾病史,而且颅内出血神经系统症状进展快,其表现呈兴奋与抑制交替状态,并进行性加重,头颅 B 超或 CT 可见出血病灶。

(2)新生儿呼吸窘迫综合征:早产儿多见,生后不久出现进行性呼吸困难、发绀、呼气性呻吟等为其特点。死亡率高,死亡多发生在生后 48 小时内。胸部 X 线为毛玻璃样改变或支气管充气征伴"白肺"的特异性表现可确诊。

五、治疗

尽快完成对患儿及时有效的复苏抢救,尽可能缩短机体缺氧的时间,监测体温、呼吸、心率、尿量等多项指标,了解各脏器受损程度并及时处理。

1.一般治疗

加强护理,复苏前后均须注意保暖,防止并发症的发生。轻度窒息患儿复苏后数小时可以试喂糖水,若无呕吐、腹泻,可喂奶。

2.复苏治疗

遇存在窒息的患儿生后应及时进行复苏,多采用国际公认的 ABCDE 复苏方案:① A(airway):吸净黏液,畅通气道;②B(breathing):建立呼吸,保证吸氧;③C(circula-tion):维持循环,保证心搏量;④D(drugs):药物治疗,纠正酸中毒;⑤E(evaluation):保暖、监护、评价。其中 A 为根本,B 为关键。对呼吸、心率和皮肤颜色进行评估应贯穿于整个复苏过程中,遵循:评估→决策→措施→再评估→再决策→再措施的循环往复原则。

在 ABCDE 复苏原则下,新生儿复苏可分为 4 个步骤:①基本步骤,包括快速评估、初步复苏及评估;②人工呼吸,包括面罩或气管插管正压人工呼吸;③胸外按压;④给予药物或扩容输液。

(1)初步复苏:以下操作要求动作迅速,应在生后 15～20 秒内完成。

在胎儿肩娩出前,助产者用手挤捏新生儿的面、颏部排出(或用吸球吸出)新生儿口咽、鼻中的分泌物。胎儿娩出后,用吸球或吸管(8F 或 10F)先口咽、后鼻腔清理分泌物。应限制吸管的深度和吸引时间(<10 秒),吸引器的负压不超过 100mmHg(13.3kPa)。过度用力吸引可能导致喉痉挛和迷走神经性的心动过缓,并可使自主呼吸出现延迟。

当羊水有胎粪污染时,无论胎粪是稠或稀,胎头一旦娩出,应先吸引口、咽和鼻部,可用大吸引管(12F 或 14F)或吸球吸出胎粪,接着对新生儿有无活力进行评估(有活力是指新生儿有规则呼吸或哭声响亮、肌张力好、心率>100 次/min),如新生儿有活力,初步复苏继续;如无活力,可采用胎粪吸引管进行气管内吸引。

新生儿出生后立即用温热干毛巾擦干全身的羊水和血迹,减少蒸发散热,预热的保暖衣被包裹其外。有条件者可用远红外辐射保暖装置代替,不得已时也可用白炽灯等临时保暖,但应防止烫伤。因会引发呼吸抑制,也要避免高温。

摆好体位,肩部用布卷垫高 2～3cm,置新生儿头轻度仰伸位(鼻吸气位)。

完成以上步骤的处理后若婴儿仍无呼吸,可采用手拍打或手指弹患儿足底或摩擦后背 2 次(触觉刺激)以诱发自主呼吸,如这些努力均无效,表明新生儿处于继发性呼吸暂停,需正压人工呼吸。

(2)建立呼吸,维持循环:初步复苏后立即对婴儿进行评估,对出现正常呼吸,心率>100 次/min,且皮肤颜色逐渐红润或仅有手足发绀者,只须继续观察。

对呼吸暂停或抽泣样呼吸,或心率 60～100 次/min 及给予纯氧后仍存在中枢性发绀者,应立即应用加压吸氧面罩正压给氧,通气频率 40～60 次/min,吸呼比 1：2,压力第一口呼吸时为 2.94～3.92kPa(30～40cmH₂O)以保证肺叶的扩张,之后减为 1.96～2.94kPa(20～30cmH₂O)。可通过患儿胸廓起伏、呼吸音、心率及肤色来判断面罩加压给氧的效果。如达不到有效通气,须检查面罩和面部之间的密闭性,是否有气道阻塞(可调整头位,清除分泌物,使新生儿的口张开)或气囊是否漏气。面罩型号应正好封住口鼻,但不能盖住眼睛或超过下颌。

大多窒息患儿经此通气后可恢复自主呼吸,心率＞100 次/min,肤色转红,此时可停面罩正压吸氧,改常规吸氧或观察;如心率未到 100 次/min,但有逐渐加快趋势时应继续面罩加压给氧;如心率始终无增快,并除外了药物抑制后,应立即行气管插管加压给氧,使心率迅速上升,若此后心率仍持续＜80 次/min,应同时加做胸外按压。

持续气囊面罩人工呼吸(＞2 分钟),可致胃充盈。应常规插入 8F 胃管,用注射器抽气或敞开胃管端口来缓解。

对无规律性呼吸或心率＜60 次/min 者,应直接进行气管插管正压通气加胸外按压。气管内插管适应证有羊水胎粪黏液吸入,须吸净者;重度窒息须较长时间进行加压给氧人工呼吸者;应用面罩加压给氧人工呼吸无效,胸廓无扩张或仍发绀者;须气管内给药者;拟诊先天性膈疝或超低出生体重儿。气管插管的方法:左手持喉镜,使用带直镜片(早产儿用 0 号,足月儿用 1 号)的喉镜进行经口气管插管。将喉镜夹在拇指与前 3 个手指间,镜片朝前。小指靠在新生儿颏部提供稳定性。喉镜镜片应沿着舌面右边滑入,将舌头推至口腔左边,推进镜片直至其顶端达会厌软骨谷。暴露声门,采用一抬一压手法,轻轻抬起镜片,上抬时须将整个镜片平行朝镜柄方向移动使会厌软骨抬起即可暴露声门和声带。如未完全暴露,操作者用自己的小指或由助手的示指向下稍用力压环状软骨使气管下移有助于看到声门。在暴露声门时不可上撬镜片顶端来抬起镜片。插入有金属管芯的气管导管,将管端置于声门与气管隆凸之间,接近气管中点。通常不同型号气管导管插入后,2.5mm 直径插管唇端距离(上唇至气管导管管端的距离)为 6cm、3.0mm 插管管唇端距离为 7cm,3.5mm 插管管唇端距离为 8cm,4.0mm 管唇端距离为 9cm。整个操作要求在 20 秒内完成并常规作 1 次气管吸引。插入导管时,如声带关闭,可采用 HemLish 手法,助手用右手食、中两指在胸外按压的部位向脊柱方向快速按压 1 次促使呼气产生,声门就会张开。

用胎粪吸引管吸引胎粪时,将胎粪吸引管直接连接气管导管,以清除气管内残留的胎粪。吸引时复苏者用右手示指将气管导管固定在新生儿的上颌,左手示指按压胎粪吸引管的手控口使其产生负压,边退气管导管边吸引,3～5 秒将气管导管撤出。必要时可重复插管再吸引。

确定气管插管位置正确的方法:①胸廓起伏对称;②腋下听诊双侧呼吸音一致,且胃部无呼吸音;③无胃部扩张,呼气时导管内有雾气;④心率、肤色和新生儿反应好转。

心脏胸外按压时多采用双拇指手掌法或双指法,双拇指或中示指重叠或并排于患儿胸骨体中下 1/3 交接处,其他手指围绕胸廓托于背后,用拇指以 100～120 次/min 的频率按压胸廓(每按压 3 次,间断正压通气 1 次,即 90 次/min 的按压和 30 次/min 呼吸,达到每分钟约 120 个动作),深度为胸廓前后径的 1/3。

(3)药物治疗:在新生儿复苏时,很少需要用药。新生儿心动过缓通常是因为肺部充盈不充分或严重缺氧,而纠正心动过缓的最重要步骤是充分的正压人工呼吸。

在完成气管插管加压给氧,胸外按压等处理 30 秒后再次进行评估,对可能还会存在无反应的部分窒息患儿,应及时给予药物治疗。另外,对于临产前有胎心、出生后无心跳者,应在进行气管插管胸外按压的同时就给予药物。

1:10000 肾上腺素对心搏停止或在 30 秒的正压人工呼吸和胸外按压后,心率持续 < 60 次/min者,应立即应用,剂量为 0.1~0.3mL/kg(0.01~0.03mg/kg),首选静脉注入,也可气管导管内注入,剂量同前,有条件的医院还可经脐静脉导管给药。必要时每 3~5 分钟可重复 1 次,当心率 > 100 次/min 时停用。药物浓度不宜过高,1:1000 肾上腺素会增加早产儿颅内出血出现的危险。

碳酸氢钠在一般心肺复苏(CPR)的过程中不鼓励使用,但在对其他治疗无反应或有严重代谢性酸中毒时可使用。剂量 2mmol/kg,常用 5% 碳酸氢钠溶液(相当于 0.6mmol/mL) 3.3mL/kg,用等量 5%~10% 葡萄糖溶液稀释后经脐静脉或外周静脉缓慢注射(> 5 分钟)。碳酸氢钠的高渗透性和产生 CO_2 的特性可对心肌和大脑功能造成损害,故应在建立充分人工呼吸和血液灌流后应用,如何再次使用碳酸氢钠治疗持续代谢性酸中毒或高血钾症,应根据动脉血气或血清电解质等结果而定。因该药有腐蚀性不能经气管导管给药。

对有低血容量的新生儿、已怀疑失血或有新生儿休克(苍白、低灌注、脉弱)且对其他复苏措施无反应者考虑给予扩容剂扩充血容量。一般可选择等渗晶体溶液,推荐生理盐水。大量失血时,则需要输入与患儿交叉配血阴性的同型血或 O 型血红细胞悬液,首次剂量为 10mL/kg,经外周静脉或脐静脉缓慢推入(> 10 分钟)。在进一步的临床评估和反应观察后可重复注入 1 次。给窒息新生儿,尤其是早产儿不恰当的扩容会导致血容量超负荷或发生并发症,如颅内出血等。

经上述复苏处理后,患儿仍呈持续休克状态时,可考虑应用多巴胺或多巴酚丁胺,其作用与剂量有相关性,小剂量 1~4$1\mu g$/(kg·min)可扩张周围小血管,增加肾血流量;中剂量 5~10μg/(kg·min)可增加心搏出量;大剂量 10~20μg/(kg·min)使血管收缩,有升压作用。使用时多从小剂量用起,根据病情变化逐渐增加剂量。多巴酚丁胺是由多巴胺衍生而来的,它主要是增加心肌收缩力,加大心搏出量,但对外周血管的扩张和收缩却无作用,也不增快心率,初采用小剂量 5μg/(kg·min),最大不超过 20μg/(kg·min)。

加药剂量(mg)=体重(kg)×6 加入 10% 葡萄糖液 100mL 中静脉滴注。

给药速度依照 1mL/h=1μg/(kg·min),应用输液泵调节滴速。

纳洛酮为麻醉药拮抗剂。在注射纳洛酮前,必须要建立和维持充分的人工呼吸。需要在正压人工呼吸使心率和肤色恢复正常后,但仍出现严重呼吸抑制,及母亲分娩前 4 小时有注射麻醉药物史两个指征同时存在时应用。剂量为 0.1mg/kg,首选静脉注射,也可以气管导管或肌肉、皮下给药,可重复给药。由于麻醉药药效时间通常比纳洛酮长,常须重复注射,以防呼吸暂停复发。

　　母亲为疑似吸毒或持续使用美沙酮镇静剂的新生儿不可用纳洛酮,否则会导致新生儿严重惊厥。

　　脐静脉是静脉注射的最佳途径,用于注射肾上腺素或纳洛酮以及扩容剂和碳酸氢钠。可插入 3.5F 或 5F 的不透射线的脐静脉导管,导管尖端应仅达皮下进入静脉,轻轻抽吸就有回血流出。插入过深,则高渗透性和影响血管的药物可能直接损伤肝脏。务必避免将空气推入脐静脉。

　　3.复苏后治疗

　　窒息缺氧可能会给患儿带来不可逆的神经系统损害,为减少并发症的出现,复苏后的监护仍至关重要,应加强对患儿体温、呼吸、面色、心音、末梢循环、哭声、眼神、意识状态、吸吮力、肌张力、神经反射、颅内压以及大小便等多项指标的监测。

　　(1)注意保暖,使患儿处于 36.5℃ 左右的中性温度,减少氧耗。

　　(2)遇患儿自主呼吸稳定,肤色持续红润 0.5 小时后可试停氧气。

　　(3)若患儿反复出现呼吸暂停,可用氨茶碱静脉滴注,首次负荷量 4～6mg/kg,静脉滴注,12 小时后给维持量 2mg/kg,每 8～12 小时给药 1 次。

　　(4)凡曾气管插管疑有感染可能者,或窒息患儿呼吸已近乎正常但 2～3 天后病情恶化,又再次出现呼吸困难考虑可能为继发肺炎前兆时,都应选用有效的抗生素治疗。

　　(5)颅压高、脑水肿明显者,给予 20% 甘露醇 0.25～0.5g/kg 静脉滴注,每 6～8 小时给药 1 次,之后逐渐减量。必要时给地塞米松,每次 0.5～1mg 静脉推注,病情好转后及时停药。

　　(6)重度窒息患儿,适当推迟开奶时间,以防呕吐物误吸再次导致窒息;如无呕吐时,可抬高上半身,以利于胸廓的扩张,减少心脏负担;胃潴留严重,胃管喂养不能耐受者,可改为静脉补液 50～60mL/(kg·d),肾功能受损时适量减少液体入量。

　　(7)保持电解质和酸碱平衡,常规补充维生素 K_1,排尿正常者第 2 天可加 Na^+ 2～3mmol/(kg·d),3 天后根据血钾测定结果,补 K^+ 1～2mmol/(kg·d),注意预防低血糖、低血钙及坏死性小肠结肠炎的发生。

第二章 小儿营养相关性疾病

第一节 儿童营养评估

儿童营养状态反映了营养素摄入与需求间的平衡以及失平衡后所致后果。营养评估是医师评价儿童或患儿的营养状态以维持正常生长和健康的工具,包括评价疾病的危险因素及早期发现和治疗营养缺乏或过剩。

对于群体儿童和个体儿童,评价营养的方法、目的并不完全相同。群体儿童营养状况(<3岁)的评价主要是通过体格牛长水平调查进行横断面描述。调查结果与该地区或国家的经济、文化状况有关,可为政府决策提供数据,但不涉及任何病因。而个体儿童营养状况评价主要是了解儿童的营养状况、是否存在营养不良以及程度、可能的病因等,以采取相应的干预措施。

个体儿童营养评估具体措施包括人体测量、膳食调查(包括饮食史等)、临床表现,必要时还应进行某些特定实验室检查;同时,将获得的个体资料与已建立的参考值比较,以得出客观的推荐意见及作出临床营养治疗评价。

一、人体测量及评价指标

人体测量学是通过获得不同年龄阶段可比较的测量数据,运用统计学方法,对人体特征进行数量分析的研究方法,广泛应用于评价儿童生长及健康状态。通过与同性别、同年龄的参照值进行比较后,帮助判断生长和发育过程中的可能由营养缺乏或过剩导致的异常情况。

对于体格生长的准确评价需要恰当的生长参照值、精确的测量、准确的年龄计算以及对结果的合理解释。临床上对个体儿童的生长与营养评价,建议选择我国根据 2005 年九省市儿童体格发育调查数据制定的中国儿童生长标准。对于群体儿童的营养评价,尤其是 5 岁以下儿童,为了进行各个国家间的比较,也可采用 WHO 标准。

人体测量指标常用不同的统计学方法及标准进行描述和评价,包括百分位数法、Z 评分、中位数百分比。对于生长评价,单次测量仅用于筛查具有营养风险的儿童及决定是否需要进行更深入的评估;而连续生长监测更为重要,但须注意在比较不同时间获得的测量值时,可能会因方法及设备问题造成评价错误。

此外,在评价儿童营养状态时,临床上也常采用中位数百分比进行分类。中位数百分比是指通过计算各体格指标的实测值与标准值(同性别、同年龄第 50 百分位数值)的百分数来表示其在人群中的位置,即%标准值=(实测量值/标准值)×100%。若>120%标准值则可能存在营养过剩;<90%为营养缺乏。以中位数百分比表示的营养不良分级指标见表 2-1。

表 2-1　临床常用蛋白质能量营养不良分级标准(中位数百分比)

	正常	轻度	中度	重度
年龄的体重	110～90	89～75	74～60	<60
年龄的身高	>95	94～90	89～85	<85
身高的体重	>90	90～80	79～70	<70

然而,由于身高与体重的个体差异较大,单用以上指标可能并不能全面反映儿童的营养状况,尤其是在对疾病状态下的儿童进行营养评估时,因此临床上可采用体重改变作为替代方法,用公式表示为:

体重改变(%)=[日常体重(kg)-实测体重(kg)]/日常体重(kg)×100%

同时还应将体重变化的幅度与速度结合起来考虑,其评价标准见表 2-2。

表 2-2　体重变化的评定标准

时间	中度体重丧失	重度体重丧失
1 周	1%～2%	>2%
1 个月	5%	>5%
3 个月	7.5%	>7.5%
6 个月	10%	>10%

二、膳食评价

膳食摄入不足或过量是造成营养低下和营养过剩的常见原因,可导致体格生长受到影响,或是出现临床缺乏或过量表现、生化指标的改变等。虽然目前对于营养评估及治疗有较多成熟的技术,但病史采集,尤其是与营养及喂养相关的病史,仍然是营养评估中最重要的组成部分。食物摄入的量和质量、各种营养素水平可以通过多种方法检测。此外,母孕期营养情况、婴儿喂养方式、进食技能的发展、进食习惯、进食环境、喂养问题、活动水平、经济文化水平、家庭社会地位及与营养相关的健康问题均应进行描述。然而,病史多数来源于儿童的父母或带养人,其内容的有效性及可靠性可因其受教育程度和文化背景不同而有很大不同。因此,除病史采集外,在临床实践中常通过膳食调查方法,包括 24 小时膳食回顾或 3～7 天饮食记录,即通过儿童的带养人提供的信息,尽可能获得儿童食物摄入资料,以进行营养评价。

通过膳食摄入(喂养)量和种类的详细调查,经食物成分表或营养软件运算和分析,同相应性别、年龄组的每天膳食能量和营养素参考摄入量(DRIs)进行比较,评定被调查者的膳食是否平衡以及需要纠正的问题。

当然,每种膳食调查方法都有不足和局限,并且很难真正对食入量及质量进行准确评价。通常,正常体重儿童可能给出更准确的记录;而低体重儿童的膳食摄入常被高估、高体重者却常低估其实际食物消耗量。同样,在评价长期饮食摄入时结果易被高估;相反,短期者易被低估。由于调查时所用测量方法不同、儿童每天摄入量的变化、不同照顾者处获得信息的差异、年幼儿童难以精确估计摄入量等均会造成营养素摄入评价存在很大的差异。因此,在某些情况下,应结合几种方法(24 小时回顾和 3～7 天饮食记录)以提供更全面和准确的膳食评价。重点应强调仔细询问和准确详细的摄入记录。

三、临床评价

严重的营养缺乏通常易于发现,然而,更多提示轻度、慢性或亚急性营养素缺乏的临床征象常无特异性,容易被忽视。详细的病史及对提示某种营养素缺乏或过剩的表现、体征应被尽量详细地记录并由人体测量、膳食调查及生化检测结果所证实。因而临床医师必须非常熟悉每种营养素的参考摄入量及由于缺乏或过剩所致的临床征象(表 2-3、2-4)。WHO 专家委员会建议特别注意下列 13 个方面,即头发、面色、眼、唇、舌、齿、龈、面(水肿)、皮肤、指甲、心血管系统、消化系统和神经系统等。

表 2-3 维生素缺乏和过多的临床表现

维生素	缺乏	过多
A	夜盲、干眼症、角膜软化、毛囊角化过度	皮肤干燥、骨痛、假性脑瘤、肝大
C	坏血病、牙龈、皮肤及骨毛细血管出血、伤口愈合不良	高摄入后的"反弹"缺乏
D	佝偻病、骨软化	便秘、肾结石、骨化性肌炎、高钙血症
E	溶血(早产儿)、周围神经病	抑制贫血时血液系统对铁的反应
K	挫伤、出血	黄疸
B_1	脚气病:心肌病、周围神经病、脑病	不清楚
核黄素(B_2)	唇干裂、舌炎、口角炎	不清楚
烟酸	糙皮病:痴呆、腹泻、皮炎	面红
B_6	惊厥、贫血、易激惹	神经疾病
生物素	皮炎、脱发、肌痛	不清楚
叶酸	巨细胞贫血、口腔感觉异常、舌炎、胎儿神经管畸形	不清楚
B_{12}	巨细胞贫血、神经病、感觉异常、舌炎	不清楚

表 2-4 矿物质缺乏和过多的临床表现

矿物质	缺乏	过多
铝	不清楚	中枢神经系统疾病
硼	矿化异常	不清楚
钙	骨软化、手足搐搦	便秘、心传导阻滞、呕吐
氯	碱中毒	酸中毒
铬	糖尿病(动物)	不清楚
钴	维生素 B_{12} 缺乏	心肌病

续表

矿物质	缺乏	过多
铜	贫血、中性粒细胞减少症、骨质疏松症、神经疾病、皮肤及头发色素减退	肝硬化、中枢神经系统损害、范可尼肾病、角膜色素沉着
氟	龋齿	氟中毒
碘	甲状腺肿大、呆小病	甲状腺肿
铁	贫血、行为异常	铁沉着症
铅	不清楚	脑病、神经疾病、点彩红细胞
镁	低钙、低钾、震颤、虚弱、心律不齐	虚弱、安静、低张力、恶心、呕吐
钼	生长迟缓（动物）	不清楚
磷	佝偻病、神经疾病	钙缺乏
钾	肌无力、心脏异常	心传导阻滞
硒	心肌病、贫血、肌炎	指甲和头发改变、蒜味
钠	张力低下	水肿
硫	生长障碍	不清楚
锌	生长障碍、皮炎、味觉减退、性腺功能减退、脱发、伤口愈合不良	胃肠炎

应注意在体检中发现的许多体征的病因并不单一。如皮下出血并不一定就是由于维生素C缺乏引起的,凡可影响毛细血管脆性的疾病均可造成这种表现;再如水肿可能是蛋白质、维生素 B_1 缺乏,也可能是肾性、肝性等多种因素引起。同时,营养素缺乏往往为多发性,发现某一种营养素缺乏表现时,应考虑到伴有其他营养素缺乏的可能。

四、实验室检查评价

儿科营养评价很大程度上依赖临床表现、人体测量及膳食调查结果。在某些情况下,生化检查可起到关键作用:

(1)诊断亚临床营养素缺乏。

(2)提供证实营养低下或过剩的临床证据。

(3)为营养干预的监测提供基线值,尤其是在预防再喂养综合征时非常重要。

实验室检测方法有助于诊断原发性营养不良(由于喂养不当引起),但是对于继发性营养不良(各种原因引起的需要量增加或营养素丢失)的治疗和随访并无指导意义。由于营养缺乏症的各种临床症状和体征常无特异性,通常需要根据疾病和膳食史的线索确定实验室检查项目。临床工作中应该高度关注能量、蛋白质、各种营养素和免疫指标的测定。

(一)能量摄入评价

能量是维持儿童正常生长发育的重要营养素之一,因此在营养评价时应重点关注,尤其是对患有营养不良或肥胖症的儿童。能量的摄入可通过膳食调查进行估算;而对于疾病状态下儿童的热量需要量,由于疾病本身造成的代谢变化、生理活动所需的热量以及人体组织成分等个体差异的存在,评价较困难。静息状态下的能量消耗(REE)为每天能量消耗的主要部分,约占总能量消耗的 60%～70%,通过间接能量测定仪可有效地评价个体体重增加、丢失或维持所需的能量。当无条件进行准确测量时,可采用不同年龄、性别、体重和身高儿童的估计能量需要量的方法进行计算。然而,这种基于健康儿童人群测量值制订的公式并不完全适宜于对严重疾病状态患儿的评价。

在 REE 的基础上,必须加上生长发育所需、生理活动所需、吸收不良补偿所需及治疗后生长加速所需的能量从而计算出总能量需要量。对于住院患儿,他们的生理活动自然会减少,因此生理活动附加量系以 1.3～1.5 更适当。此外,还应该视疾病的严重程度(如胰腺囊性纤维化患儿)或吸收不良等情况对评价结果进行适当校正。对于生长发育呈现"追赶"现象的儿童,应该适当增加热量需要量以满足生长发育需要。

(二)蛋白质摄入评价

1.氮平衡

它是评价氨基酸需要量的经典方法,健康成人应处于氮平衡状态。儿童或当需要增加瘦体质量者须保持正氮平衡(氮的摄入大于排出量);负氮平衡提示必需氨基酸摄入不足。

肌酐是氮代谢后的主要产物,存在于尿及汗液中。大约 85% 的氮从尿中丢失;其他丢失途径包括大便、体表丢失(如汗、头发及指甲生长)、非蛋白氮及体液丢失(如组织液、唾液、呕吐物等)。在外伤或烧伤患者中氮从其他途径中丢失更高。由于食物蛋白质中氮的平均含量为 16%,故常用饮食中蛋白摄入量除以 6.25 代表氮摄入。

计算氮平衡的公式:

氮平衡=氮摄入－氮排出＝[24 小时蛋白质摄入(克)/6.25]－24 小时 UUN－常数

此处,UUN 为尿肌酐氮(g);"常数"表示从其他途径丢失的氮,成人 2～4g/d;儿童约为 10mg/(kg·d)。

正氮平衡提示能量及蛋白质摄入充足;负氮平衡可能是由于能量摄入不足,蛋白质摄入不足或瘦体质量分解所致。

2.血清蛋白测定

它是临床评价蛋白质营养状况的常用指标,其灵敏度受半衰期、代谢库的大小影响。目前临床常用的指标有白蛋白、前白蛋白和视黄醇结合蛋白,其中白蛋白是目前评价蛋白营养状况的最常用生化指标,持续低白蛋白血症是判断营养不良可靠指标之一。一般而言,连续多次的蛋白质测定要比单独一次检测更能反映实际情况,检测的间隔时间应该根据蛋白质的半衰期而定(表 2-5)。血清白蛋白半衰期较长,不易发现边缘性蛋白营养不良;前白蛋白和视黄醇结合蛋白的半衰期短,故对体内蛋白质的储备评价的敏感性更高,在疾病稳定期或长期营养支持时则是较理想的动态观察指标。

表 2-5 3 种常用反映体内蛋白质储备的血清蛋白质特点

	半衰期	正常值
白蛋白	18～20 天	婴儿:29.0～55.0g/L
		儿童:37.0～55.0g/L
前白蛋白	2～3 天	新生儿:70.0～390.0mg/L
		1～6 个月:80.0～340.0mg/L
		>6 个月～4 岁:20.0～360.0mg/L
		>4～6 岁:120.0～300.0mg/L
		>6～19 岁:120.0～420.0mg/L
视黄醇结合蛋白	12 小时	<9 岁:7.8～10.0mg/L
		≥9 岁:13.0～99.0mg/L

分析血清中蛋白质测量的结果时必须注意,在疾病发生的急相期许多蛋白质的功能可能发现改变(表 2-6),充分了解这些改变导致的蛋白质水平上升或下降趋势,有助于正确解读检测的结果。此外还应该注意,血清蛋白质的水平变化与肝脏的合成功能密切相关,患有进行性肝脏疾病的患儿可能由于伴有低蛋白血症而不能检测出其他指标的异常。血清中蛋白质的尝试与血液中水分和流变学的变化密切相关,这些变化经常出现波动(如败血症或创伤时血管渗透性会增加)。

表 2-6 一些血清蛋白质在急相期的变化

急相期上升(阳性反应)	急相期下降(阴性反应)
抗胰岛素因子	白蛋白
补体 C3	前白蛋白
C 反应蛋白	视黄醇结合蛋白
铁蛋白	转铁蛋白
纤维蛋白质	甲状腺素结合蛋白

3.肌酐身高指数

肌酐系肌肉中的磷酸肌酸经不可逆的非酶促反应,脱去磷酸转变而来。肌酐在肌肉中形成后进入血液循环,最终由尿液排出。肌酐身高指数(CHI)是衡量机体蛋白质水平的灵敏指标。通过连续保留 3 天 24 小时尿液,取肌酐平均值并与相同性别及身高的标准酐值比较,所得的百分比即为 CHI。当 CHI>90% 时为正常;80%～90%表示瘦体组织轻度缺乏;60%～80%表示中度缺乏;<60%表示重度缺乏。

(三)其他营养素指标

对于存在营养风险的儿童,在诊断原发病的同时还应对相关的维生素和矿物质的营养状态进行评价。目前临床上已常规开展的其他营养素指标的血清总胆固醇、血前总甘油三酯(三酰甘油)、游离脂肪酸和磷脂;锌、铜、铁、硒等微量元素;维生素 B_{12}、叶酸、维生素 D3、维生素

A、维生素 E 和 β-胡萝卜素等的测定。

（四）简易免疫功能评定

营养与免疫间的关系已得到广泛证实。当长期蛋白质-能量营养不良时,可表现为血清免疫球蛋白(如 IgA、IgG、IgM)和外周血总淋巴细胞计数下降,迟发性皮肤过敏试验反应低下等。

综上所述,营养评估须结合体格测量、临床表现、饮食信息及生化检查结果进行综合判断。没有一个参数具有完全令人满意的敏感性和特异性,每一种检查反映的是营养状态的不同方面。

第二节　婴儿喂养

一、母乳喂养

（一）母乳营养丰富

母乳的营养成分完全能满足婴儿生长发育的需要,有利于婴儿健康成长。母乳中各种成分的配合比较适当,含较多优质蛋白质、必需脂肪酸及乳糖,有利于婴儿大脑的迅速发育。母乳中的磷脂长链不饱和脂肪酸促进大脑细胞增殖,乳糖促进合成脑苷脂和糖蛋白、促进神经系统发育。母乳中含有较多卵磷脂及鞘磷脂、生长调节因子(如牛磺酸)等,促进神经系统发育。母乳中酪蛋白与乳清蛋白比例 1:4,在胃内形成凝块小,易于消化吸收。母乳中必需氨基酸比例适当。母乳中乙型乳糖含量丰富,有利于大脑发育,有利于肠道双歧杆菌、乳酸杆菌生长,产生 B 族维生素,促进肠蠕动。母乳中钙磷比例适当,有利于钙的吸收利用,有利于婴儿牙齿和骨骼的发育并减少肾脏负荷。母乳中含有较多的消化酶如淀粉酶、乳脂酶,利于消化。母乳中尤其是初乳中含微量元素如锌、铜、碘较多,吸收率高。母乳中的维生素等因直接喂养而不被破坏。

母乳有不可替代的免疫球蛋白,如分泌型免疫球蛋白,尤其是初乳中含有丰富的 SIgA 和少量的 IgA、IgG、IgE 和 IgM,有抗感染和抗过敏作用。母乳中含有大量的免疫活性细胞,以巨噬细胞为多,还有 B 和 T 淋巴细胞、中性粒细胞。免疫活性细胞能释放多种免疫因子发挥免疫调节作用。母乳中含乳铁蛋白较多,能螯合铁,抑制细菌生长、抗病毒、调理细胞因子的作用。母乳中含有溶菌酶,能破坏革兰阳性球菌的细胞壁达到杀菌的作用。

母乳的成分能随着发育的需要相应地发生变化。母亲在分娩后 4~5 天内的初乳色黄质稀,含有较多的蛋白质和固体成分,还有轻泻作用,有利于新生儿排出胎粪。母亲在分娩后 5~14 天的乳汁为过渡乳,14 天以后的乳汁为成熟乳。随着新生儿生长和发育,母乳逐渐变浓,量也增多,以满足婴儿需要。母乳的缓冲力小,对胃酸中和作用小,有助于消化吸收。母乳温度适宜、几乎无菌,直接哺乳不易污染,经济方便。

（二）母乳喂养的优点

母乳喂养的婴幼儿由于母乳中抗体丰富具有较强的保护作用,降低了患病率。坚持母乳喂养 4 个月以上,可以减少下呼吸道感染、中耳炎、胃肠道感染、坏死性小肠结肠炎、过敏性疾病、肥胖、糖尿病、儿童白血病和淋巴瘤、婴儿猝死综合征的患病率,减少婴儿死亡率。母乳喂养有利于减轻新生儿黄疸:促进胎粪排出,减少胆红素的肠肝循环,从而减轻黄疸。

母乳喂养增加母子间的感情,通过抚摸、拥抱、目光注视使婴儿获得满足感和安全感,促进婴儿正常心理发育,有利于成年后建立良好的母子关系,也有利于儿童情商的发展。母乳喂养的儿童神经发育水平也较人工喂养者高。

母乳喂养促进母亲的子宫复原,减少产后出血及并发症的概率,促进产后体重下降,推迟月经复潮,能有效地避孕。母乳喂养持续 12～23 个月,母亲高血压、高血脂、心血管疾病、糖尿病发生率下降,累计 12 个月以上的母乳喂养,可以减少母亲乳腺癌和卵巢癌的发生率。母乳喂养的儿童,成年以后患心血管疾病、糖尿病、湿疹和哮喘的概率降低。

（三）母乳喂养方法

1.时间与次数

正常新生儿(包括剖宫产)在出生 1 小时内应尽早开始母乳喂养。鼓励母亲和新生儿在床上尽早进行皮肤接触。当孩子吃奶时,母亲应注视和抚摸孩子,并保持房间温暖和新生儿正常体温。

初乳一定要喂养新生儿,因为初乳有高浓度的免疫球蛋白和免疫活性细胞。非乳状液体不能喂养新生儿。母亲乳腺分泌乳汁称为射乳反射,通过神经内分泌进行调节,通过婴儿反复吸吮,刺激传到母亲的大脑神经垂体,可反射性地使乳母血中催乳素保持较高水平,使泌乳细胞周围的肌细胞收缩,将乳汁挤至乳腺导管及乳晕下的乳头并排出。因此,新生儿出生后应尽早开奶,促进母亲乳汁分泌并减少新生儿低血糖的发生。由于新生儿刚出生,射乳反射还没有建立好,母亲乳汁分泌量少,但坚持按需母乳喂养,会逐渐促进母亲乳汁分泌。

在新生儿出生的第 1、2 个月,应遵循"按需喂养",应以婴儿吃饱为准,每次哺乳时间 15～20 分钟。只有在一些特殊情况下的新生儿需要定期喂养,如体重很轻的小婴儿患低血糖时,或有些新生儿在出生后最初几天不能进行母乳喂养者。定期喂养只能在医嘱下执行。

2 个月以上婴儿可根据睡眠规律,逐渐延长哺乳时间。6 个月内的婴儿应纯母乳喂养,不需要喂养其他食物。中等量的母乳喂养能够提供 6 个月内的婴儿所需的能量和蛋白质。1～2 岁幼儿 24 小时内母乳喂养应 4～6 次(包括夜间喂养)。婴幼儿须运用生长发育量表进行监测。

2.方法

每次哺乳时应尽量排空乳房,刺激乳汁分泌。如乳汁残留在乳房内,可促使母亲乳汁中产生抑制因子抑制泌乳细胞作用,减少乳汁分泌。为了使乳房尽量排空,每次哺乳时应尽量吸空一侧乳房,再吸另一侧乳房。下次哺乳时从未吸空的一侧乳房开始,从而使每侧乳房轮流吸空。

哺乳前先给婴儿换尿布,清洗双手,清洁乳头乳晕。哺乳时母亲应取舒适姿势,一般宜采用坐位,斜抱婴儿,婴儿要贴近妈妈的身体,脸要贴近妈妈的乳房,鼻子要贴近乳头。母亲用手示指、中指轻夹乳晕两旁,将乳头和大部分乳晕送入婴儿口中,让婴儿含住大部分乳晕及乳头,母亲乳晕下方几乎全部含入婴儿口中,乳晕上方可暴露稍多,使婴儿舌头从下向上裹住母亲乳头和乳晕,吸吮时舌头由前向后运动,与硬腭相对挤压拉长乳头,将乳晕下乳窦中乳汁挤入口中咽下。

另一种姿势为婴儿含住母亲乳晕上方及乳头吸吮,乳晕下方可暴露稍多。

婴儿含接姿势正确,可防止母亲乳头皲裂,使喂养容易成功。当新生儿出现下述动作时应及时喂养容易成功:吸吮动作或发出吸吮发声、手碰嘴、快速眨眼、发出轻微的"咕咕"声或其他声音等。哺乳结束后,母亲将婴儿轻轻竖抱,头靠母亲肩部,轻拍背部,排出吸乳时吞入胃中的空气,以防发生溢乳。婴儿哺乳后尽量侧卧,防止溢乳后吸入。

医务人员应尽量帮助每一位母亲,尤其是初产妇,包括纠正母亲的喂养姿势和解决母亲的一些问题,如乳房肿胀、乳头裂、母奶延迟等。

3.断奶时间

6个月以上的婴儿才能添加辅食。母乳喂养应持续到2岁,如果母亲和孩子需要,可持续母乳喂养到2岁以后。在外工作的母亲也应尽量坚持母乳喂养,至少6个月。母亲在身体欠佳或服药时也应坚持母乳喂养,但除外医师要求停止母乳喂养,也只能在有医嘱要求时才能进行人工喂养。如果由于疏忽中断了母乳喂养,应重新开始。切忌骤然断奶,断奶后应注意调配适合婴幼儿的饮食,不宜与成人相同。

4.特殊情况下的母乳喂养

(1)HIV和母乳喂养:目前,WHO推荐HIV感染的所有母亲必须进行抗逆转录病毒治疗或预防,以减少母婴传播,尤其是要减少母乳喂养引起的产后传染。具体的干预方案见"WHO推荐用抗逆转录病毒药物治疗孕妇和阻止HIV感染婴幼儿2009"。①已感染HIV但检测为阴性的母亲应坚持母乳喂养到婴儿6个月,并坚持到2岁或2岁以后。②母亲HIV阴性或HIV不详或HIV阳性母亲所生的婴儿已经感染了HIV,应该在出生6个月内进行纯母乳喂养,出生6个月后添加辅食,母乳喂养持续到2岁或2岁以后。只有在母乳不够且不能提供营养丰富和安全的食物时,才能终止母乳喂养。③当母亲只接受齐多夫定预防治疗或从婴儿出生到出生后6周内母亲已进行奈韦拉平治疗,母乳喂养的婴儿应从出生到出生后1周每天进行奈韦拉平治疗;如果母亲进行三联ARV预防治疗,婴儿应该从出生到出生后6周进行治疗。如果母亲已经进行了ARV预防治疗,母亲从婴儿出生到出生后6周已进行了齐多夫定或奈韦拉平治疗后仍选择放弃母乳喂养,应允许替代喂养。④如果已感染HIV的母亲决定终止母乳喂养,应在1个月内缓慢停止。感染HIV并已接受ART治疗的母亲如果每天坚持母乳喂养,推荐婴儿从出生到出生后6周内接受齐多夫定或奈韦拉平治疗。⑤避免混合喂养,这会增加婴儿产后HIV感染。乳房局部异常如乳头皲裂等会增加HIV感染的风险,应谨慎对待这类情况。⑥在一些特殊情况下,HIV感染母亲可以考虑将母乳进行短暂加热处理作为过渡喂养方案：新生儿为低出生体重儿或新生儿患疾病而不能喂养者；母亲身体不健康、临时不能哺乳，或突然发生乳腺炎等；暂时没有用抗病毒药物治疗。

（2）其他特殊情况的喂养：当母亲有疾病时婴儿的喂养：①当乳房疼痛或感染如乳房脓肿和乳腺炎，或在母亲患精神性疾病如产后精神病时，需要暂时停止母乳喂养。当病情好转后应尽快恢复母乳喂养。②当母亲患慢性感染如结核、麻风病或甲状腺功能减退症服药时，并不一定要停止母乳喂养。③当母亲在用抗肿瘤药物、免疫抑制剂、抗甲状腺药物如硫氧嘧啶、安非他明等，并不需要禁止母乳喂养；当母亲服用下述药物时应避免母乳喂养：阿托品、利血平、精神治疗药物；在母乳喂养期间服用下述药物是安全的：抗生素、麻醉药、抗癫痫药、抗组胺药、地高辛、利尿剂、泼尼松、普萘洛尔等。

不同情况的婴幼儿的喂养：①对正常活产婴儿，必须提倡母乳喂养。但低出生体重儿、婴儿患疾病期间，应根据神经发育水平选择喂养方式，如用鼻饲管、杯子和匙等。患病较重的婴儿须专家指导。②先天性乳糖不耐受需要进行长期的乳糖限制。继发性乳糖不耐受往往是短暂的且可以恢复，乳糖限制时间短。大多数的腹泻病不需要中断母乳喂养。③不同的遗传代谢性疾病需要限制不同的饮食，如半乳糖血症需要避免乳糖或半乳糖。

二、人工喂养

人工喂养是指母亲因各种原因不能哺喂，完全用兽乳或代乳品喂养婴儿的方法。

1.鲜牛乳

蛋白含量较人乳高，但以酪蛋白为主，在胃中形成较大凝块不易消化；脂肪含量与人乳相似，但含不饱和脂肪（亚麻酸）较少，缺乏脂肪酶，较难消化；乳糖含量少，且为甲型乳糖，有利于大肠埃希菌的生长，易患腹泻；矿物质比人乳多 $3\sim3.5$ 倍，加重婴儿肾脏负荷，尤其不利于新生儿、早产儿；钙磷比例不合适（1.2：1），不宜吸收。此外，牛乳与人乳最大区别是缺乏免疫因子，牛乳极易受病菌污染，故喂牛乳易患感染性疾病。

鲜牛乳的一些缺点可以通过改造适当加以矫正。①煮沸：能达到灭菌的要求；②加糖：牛乳中含乳糖少，能量不足，通过加糖来满足需要并利于吸收，一般每 100mL 牛乳中加糖 8g 即可；③加水（稀释）：仅用于新生儿，主要目的是降低牛乳中矿物质、蛋白质浓度，减轻婴儿消化道、肾脏负荷，生后不满足 2 周者可制成 2：1 奶（即 2 份奶、1 份水），以后逐渐过渡到 3：1 或 4：1 奶，满月后可给全乳。

婴儿奶量的计算：全牛乳 100mL 供能 67kcal（280.33kJ），含 8％糖牛乳 100mL 供能为 100kcal（418.4kJ）。婴儿每日需总能量为 100kcal（418kJ）/kg，即正好是 8％的糖牛乳 100mL；需水量 150mL/kg。

举例：某男婴，4 个月，体重 6kg，其牛乳的计算方法如下：

每日所需总能量＝100kcal×6＝600kcal

须加糖：600×8％糖＝48g

每日所需 8％的糖牛乳＝100mL×6＝600mL

每日所需总液体量＝150mL×6＝900mL

每日除牛乳外需水量＝900－600mL＝300mL

将全天牛乳量及水量分次喂哺。

2.牛乳制品

①全脂奶粉：由鲜牛奶经浓缩、喷雾、干燥制成，较鲜牛乳易消化，在喂哺时按容量计算1：4(1匙奶粉加4匙水)或按重量1：8(1g奶粉加8g水)冲调成全牛奶。②蒸发乳：鲜牛乳经蒸发浓缩至50％容量制成。适用于新生儿及体弱儿。③酸牛乳：鲜牛乳加乳酸杆菌或乳酸、柠檬等制成，其凝块小，易于消化吸收，并有一定的抑菌作用，适于消化不良的小儿。④婴儿配方奶粉：以牛乳为基础改造的奶制品，因已降低酪蛋白、饱和脂肪酸、矿物质的含量，添加了不饱和脂肪酸、乳糖、婴儿生长所需的微量营养素，故成分接近母乳。不同月龄的婴儿，配方不同。

三、混合喂养

混合喂养又称部分母乳喂养，是指母乳不足，母乳与牛奶或其他代乳品混合使用的一种喂养方法。具体方法有补授法和代授法两种。

1.补授法

指补充母乳量不足的方法。母乳喂养而婴儿体重增长不满意，或其他原因不能完全母乳喂养时，每次先喂母乳，将两侧乳房排空，然后补充兽乳或代乳品，适于4个月以内的婴儿。采用缺多少补多少的方法，此方法有利于刺激母乳分泌。

2.代授法

指用代乳品1次或数次代替母乳的方法。母亲乳量足，但因故不能按时哺喂，每日母乳哺喂次数不应少于3次，以防母乳分泌迅速减少。

四、婴儿食物转换

随着婴儿年龄的增长，消化系统逐渐成熟，单靠母乳及人工喂养，已不能满足其不断生长发育的需要，因此应按顺序逐步添加各种辅助食品，即食物转换（添加辅食）。

1.食物转换的原则

应遵循由少到多、由稀到稠、由软到硬、由细到粗、由一种到多种的原则。添加的食物应富含能量和各种营养素，清淡、低盐，少糖和油，不食用蜂蜜水或糖水。给婴儿添加食物的时间和过程应适合婴儿的接受能力，保证食物结构、风味等能够被婴儿接受。每次添加新食品后要注意观察小儿的大便及精神有无异常。天气炎热时或小儿患病期间，应减少或避免添加新辅食，以免造成消化不良。

2.食物转换的时间和顺序

(1)时间：添加辅食的时间应根据婴儿体格生长、神经发育、摄食技能、社交技能几方面发育状况决定，一般应在婴儿体重达6.5～7kg，能保持姿势稳定、扶坐、用勺进食等，此时多为

4～6 月龄。也可更早引入食物,在进食辅食后再喂奶,逐渐形成一餐辅食代替一次喂奶。

(2)顺序:①生后 15 天:开始服用鱼肝油滴剂或维生素 D 制剂,供给维生素 D 和维生素 A。②3～4 周:开始添加新鲜果汁或蔬菜汁,以补充维生素 C。③4～6 个月:添加泥状食物,如含铁配方粉、米糊、蛋黄泥(先从 1/4～1/3 开始),逐渐增加,还可给菜泥、果泥等。④7～9 个月:添加末状食物,瘦肉末、鱼、肝泥、碎菜、豆腐等,以供给蛋白质、维生素及矿物质。⑤10～12 个月:添加碎食物,如稠粥、碎肉、软饭、烂面条、带馅食品等。

第三节　维生素 A 缺乏症

一、概述

维生素 A(VA)是指视黄醇及其衍生物。VA 属于脂溶性维生素。维生素 A 具有以下几大生理功能:

(1)维持正常视觉与感光。

(2)参与人体上表皮细胞的正常形成和功能。

(3)提高机体免疫功能。

(4)促进生长和骨骼发育。

维生素 A 摄入不足可导致维生素 A 缺乏症(VAD),VAD 是世界卫生组织(WHO)确认的全球四大营养缺乏病之一,维生素 A 缺乏时可引起视力损伤,表现为视盲症,婴幼儿多见,早期以暗适应能力降低、眼结膜和角膜干燥为主要表现,后期可发展为夜盲,畏光,干眼症,结膜炎,角化病并致盲;或增加儿童期感染的发病和死亡危险,也可能会加重艾滋病毒感染的影响。还可造成头盖骨形成障碍;缺乏牙釉质;黏膜和皮肤角质化障碍;生长迟缓及抗感染力下降等。

二、病因

导致体内维生素 A 缺乏的原因如下:

1.摄入不足

食物维生素 A 供应不足;早产儿吸收差、生长速度快;素食者荤菜进食少;贫困、战争、饥荒等导致维生素 A 摄入不足。

2.吸收不良

膳食中脂肪不足影响维生素 A 吸收;慢性消化道疾病如疟疾、迁延性腹泻、乳糜泻、结肠炎等致脂肪紊乱影响维生素 A 吸收;肝胆系统疾病,如肝胆道阻塞性疾病、胆汁酸盐不足等也会导致维生素 A 缺乏。

3.消耗过多

重体力劳动、急慢性消耗性疾病及各种传染病时维生素 A 需要量增加,容易造成缺乏。

4.运送障碍

引起视黄醇转运障碍的肝脏病如肝硬化、病毒性肝炎等易导致维生素 A 缺乏。

5.储存障碍

肝脏利用和储存维生素 A 障碍疾病如肝寄生虫病、肝炎、肝硬化等均可导致维生素 A 缺乏。

6.其他营养因素的影响

维生素 E 不足、蛋白质不足或者过多都可能引起维生素 A 缺乏。

7.其他因素

酗酒和长期使用药物亦会导致维生素 A 缺乏。

三、发病机制

维生素 A 族的原形化合物是全反式视黄醇。天然维生素 A 只存在于动物体内,并分两种类型:维生素 A_1(视黄醇)和维生素 A_2(3-脱氢视黄醇)。摄入不足、生长发育快、疾病状态下、维生素 A 的消耗增加和维生素 A 的吸收、利用障碍以及缺锌、缺铁,蛋白-能量营养不良时导致血浆中视黄醇结合蛋白(RBP)代谢异常,维生素 A 结合蛋白、前白蛋白、维生素 A 还原酶都降低,使维生素 A 不能利用而排出体外,同时限制维生素 A 的生物利用率,导致维生素 A 缺乏性疾病。

维生素 A 的主要功能是在视网膜的视杆细胞内合成视紫质,视紫质是暗光下视物的必需物质,若血液中维生素 A 不足,将影响视紫质的再生及其光化学反应的正常进行,而引起夜盲。此外,维生素 A 能维持上皮细胞的正常结构,缺乏时可引起上皮增生,表层角化及脱屑,常累及眼、气管、消化道、泌尿道等黏膜和全身皮肤,易致腹泻、呼吸道感染等合并症。维生素 A 的可能作用还包括维持溶酶体的稳定性和参与黏多糖及蛋白质的合成等。

四、流行病学

全球有数十个国家的约 2.5 亿学龄前儿童受到维生素 A 缺乏症的影响;在发展中国家中,维生素 A 缺乏仍然是威胁儿童健康和生存的主要因素之一。据 WHO 估计,全球约 33.3% 的 5 岁以下儿童血清视黄醇 $<0.7\mu mol/L$,处于维生素 A 缺乏的风险中。中国 2002 年局部地区数据表明,分别有 11.7% 和 39.2% 的 6 岁以下儿童患有维生素 A 缺乏和可疑缺乏。城市之间、城乡之间、性别之间的发病情况差异较大。

在世界卫生组织、联合国儿童基金会(UNICEF)和维生素 A 顾问组(IVACG)的努力下,目前全球严重的 VAD 基本得到控制。但在许多国家,特别是发展中国家,VAD 仍然是严重的公共卫生问题。目前至少有 100 万≤5 岁儿童患有 VAD,而重度维生素 A 缺乏可造成失明,并大大增加儿童死于麻疹、腹泻和急性呼吸道感染等疾病的风险。根据 2002 年 WHO 的报道,全球有 80 万儿童(1.4%)死于 VAD。

五、诊断与鉴别诊断

(一)诊断

根据维生素 A 缺乏病的高危因素、临床表现、维生素 A 摄入情况,特别是眼部和皮肤的改变及实验室检查结果诊断较易。早期发现、早期治疗关系到患儿的预后,防止眼部后遗症,及提升免疫能力,促进生长发育。典型维生素 A 缺乏症目前少见。亚临床维生素 A 缺乏症多见,仅表现为免疫功能下降而无典型的临床表现。

1.高危因素

如摄入不足、生长速度过快、吸收障碍、疾病消耗造成缺乏等。

2.临床表现

维生素 A 缺乏病,其病变可累及视网膜、上皮、骨骼等组织和免疫、生殖功能。亚临床 VAD 可无特异临床表现。暗适应障碍是 VAD 的早期表现,严重时可出现夜盲,畏光,干眼症,结膜炎,角化病并致盲;头盖骨形成障碍;缺乏牙釉质;黏膜和皮肤角质化;生长迟缓,抗感染力下降等。皮肤症状:干燥、脱屑、粗糙,毛囊角化,鱼鳞纹等。

3.实验室检查

血清视黄醇(维生素 A 含量)测定是目前最常采用的评价维生素 A 营养状况的血液生化指标。

(1)$<100\mu g/L(0.35\mu mol/L)$可诊断为临床维生素 A 缺乏。

(2)$100\sim200\mu g/L(0.35\sim0.70\mu mol/L)$为维生素 A 亚临床状态缺乏。

(3)$200\sim300\mu g/L(0.7\sim1.05\mu mol/L)$为维生素 A 可疑亚临床状态缺乏。

(4)$>300\mu g/L(1.05\mu mol/L)$为正常。

(二)鉴别诊断

维生素 A 缺乏须与以下疾病皮疹鉴别:

1.银屑病

发病部位不固定,四肢伸侧、头部、背部多见。为基底淡红色炎症浸润,上有多层银白色鳞屑,剥离可见点状出血。易反复。

2.毛囊角化病

多发于上臂及股外侧毛囊角化性丘疹,无伴发症状,无维生素 A 缺乏。

3.毛发红糠疹

多发于四肢伸侧、躯干、颈旁和臀部毛囊角化性丘疹,有黄红色或淡红色的鳞屑性斑片,无维生素 A 缺乏。

4.维生素 C 缺乏病

有维生素 C 摄入不足,毛囊角化见于四肢伸侧、腹部等处,有瘀斑,易出血。

5.眼结膜实质性干燥症

严重沙眼瘢痕、化学或热烧伤、X 线照射后引起的广泛瘢痕组织形成等,可引起实质性干燥症。

六、治疗

(1)调整膳食,增加维生素 A 或者胡萝卜素的摄入。积极治疗引起维生素 A 缺乏的原发病,查找导致维生素 A 缺乏的高危因素。采取有效的干预措施。

每天摄取富含维生素 A 的食物,如动物肝脏、鱼、蛋、肉、禽、奶类及其制品等;深绿色蔬菜、胡萝卜、番茄、红薯等也可提供较多维生素 A 原即 β-胡萝卜素。及时治疗原发病,如痢疾、慢性腹泻、胆囊炎、肠寄生虫感染等;若有营养不良,应及时纠正。

(2)治疗维生素 A 缺乏的口服维生素 A 剂量为 7500～15000μg/d(相当于 2.5 万～5.0 万 U/d),2 天后减量为 1500μg/d(相当于 4500U/d)。

(3)慢性腹泻或肠道吸收障碍患儿可先采用维生素 AD 深部肌内注射,连续 3～5 天后转为口服。营养不良患儿除适当补充维生素 A,也应同时纠正蛋白质、能量营养不良。

(4)除了全身治疗外,眼部病变患者可用抗生素眼药水滴眼,减轻结膜和角膜干燥不适,预防继发感染。干眼症还可滴鱼肝油缓解症状。

(5)维生素 A 过量和中毒一次极大剂量或者长期摄入高剂量维生素 A 可以导致过量或蓄积中毒,引起脑、肝、皮肤和骨骼等多脏器组织病变。

(6)2011 年世界卫生组织建议在维生素 A 缺乏症构成公共卫生问题的地区,向 6～59 月龄的婴幼儿补充高剂量的维生素 A。

七、预防措施

出生时肝脏维生素 A 的含量较低,但是在初乳、母乳和婴儿配方奶中的量迅速增加。其他食物如肝脏、鱼油、奶制品、鸡蛋等动物性食物;绿叶蔬菜以及黄色或者橙色水果蔬菜富含各种胡萝卜素,可在体内转换成维生素 A;强化维生素 A 和胡萝卜素的食物也提供部分维生素 A。婴儿应该每天摄入至少 300μg 维生素 A,大儿童像成人一样,应该摄入 500～800μg 维生素 A 或胡萝卜素。由于母亲的维生素 A 状态直接反映母乳乳汁中的维生素 A 含量,因此居住在维生素 A 缺乏地区的母乳喂养的乳母在产后应该给予 30000μg(100000IU)的维生素 A(表 2-7)。

表 2-7 WHO 和中国营养学会对儿童维生素 A 的膳食推荐量

单位:μg/d

年龄	中国营养学会(2013 年)	WHO(2004 年)
0～6 个月	300	375
7～12 个月	350	400
1～3 岁	310	500

续表

年龄	中国营养学会（2013 年）	WHO（2004 年）
4～6 岁	360	600
7～9 岁	500	700
10～14 岁（女/男）	670	1300
15～18 岁（女/男）	820	1300

第四节　维生素 D 缺乏症

一、概述

维生素 D 是一组脂溶性类固醇衍生物，主要为 VitD$_3$（胆骨化醇）和 VitD$_2$（麦角骨化醇），皮肤中的 7-脱氢胆固醇经紫外线照射激发后可转变成 VitD$_3$。阳光照射产生的 VitD 与来自食物的维生素 D 均与血液中的 VitD 结合蛋白结合而转运到肝脏，并羟化成 25-(OH)D，25-(OH)D 是 VitD 在血液循环中的主要形式，可在肾脏以及其他组织中，再次羟化为 1,25-(OH)$_2$D。1,25-(OH)$_2$D 是 VitD 的活性形式。

VitD 的主要功能是维持人体内钙的代谢平衡以及骨骼形成。此外，由于 VitD 受体广泛分布于人体各组织系统，VitD 活性形式 1,25-(OH)$_2$D 具有激素样作用。VitD 具有广泛的生理作用，是维持人体健康、细胞生长和发育必不可少的物质，如影响免疫、神经、生殖、内分泌、上皮及毛发生长等。

维生素缺乏性佝偻病（简称佝偻病）为缺乏 VitD 引起体内钙磷代谢异常，导致生长期的骨组织矿化不全，产生以骨骼病变为特征的与生活方式密切相关的全身性慢性营养性疾病，是 VitD 缺乏发展最为严重的阶段。

据估计，全世界大约 30%～50% 的儿童和成人的血清 25-(OH)D＜50nmol/L(20ng/mL)。我国目前尚缺少较大样本的人群血清 25-(OH)D 水平的调查资料。

二、病因

缺乏阳光照射是造成儿童 VitD 缺乏的最主要高危因素。日光紫外线不能通过普通玻璃，婴幼儿室外活动少，VitD 生成不足；高大建筑物阻挡日光照射，大气污染（如烟雾、尘埃）可吸收部分紫外线；冬季日光照射减少，影响皮肤合成 VitD。其他如皮肤颜色深、衣物遮盖等，都限制了由阳光照射产生足量 VitD。

VitD 缺乏与饮食也有重要关系。乳类（包括人乳、牛乳、羊乳等）、禽蛋黄、肉类等含量较少；鱼类仅有部分海鱼（如鲨鱼）的肝脏 VitD 含量较丰富；谷类、蔬菜、水果中几乎不含。强调单纯母乳喂养儿,由于母乳 VitD 含量低,纯母乳喂养较强化 VitD 配方奶喂养婴儿更容易出现 VitD 缺乏。

胎儿期贮存不足:胎儿通过胎盘从母体获得 VitD 贮存于体内,满足生后一段时间需要,母孕期 VitD 缺乏的婴儿、早产/低生体重、双胎/多胎是造成胎儿 VitD 储存不足,致使婴儿出生早期 VitD 缺乏或不足的重要因素。

此外,胃肠功能异常或吸收不良,如乳糜泻、囊性纤维化、胆道阻塞等使 VitD 吸收不良,而慢性肝脏疾病以及利福平、异烟肼、抗癫痫等药物,则使 25-(OH)D 合成减少而降解增加,也是造成血清 25-(OH)D 水平下降的重要因素。

三、诊断与鉴别诊断

(一)诊断

1.临床表现

维生素 D 不足、轻度维生素 D 缺乏以及佝偻病早期,可无特异性临床表现,但也可出现低钙抽搐、生长损害、昏睡、易激惹,少数患儿可能表现为骨折风险增加、肌肉疼痛等。

维生素 D 缺乏导致免疫功能异常,急性感染易感性增加,且降低长期潜伏疾病阈值,导致糖尿病、自身免疫性疾病(多发性硬化,类风湿性关节炎,系统性红斑狼疮)、神经肌肉疾病、肾脏疾病、皮肤疾病(牛皮癣)、肿瘤(白血病、结肠癌、前列腺癌和乳腺癌等)、心血管疾病(高血压、动脉粥样硬化、冠心病等)等易感性增加。

佝偻病是维生素 D 缺乏极端范例,佝偻病发病高峰在 3～18 月龄,佝偻病临床表现包括一般非特异性症状、骨骼特征性改变和其他系统改变。

(1)佝偻病分期:佝偻病依病变程度分为早期、活动期、恢复期和后遗症期。

①早期:多为 2～3 月龄婴儿。可有多汗、易激惹、夜惊等非特异性神经精神症状。此期常无骨骼病变。血钙、血磷正常或稍低,碱性磷酸酶正常或稍高,血 25-(OH)D 降低,1,25-(OH)$_2$D 正常或稍高。骨 X 线长骨干骺端无异常或见临时钙化带模糊变薄、干骺端稍增宽。

②活动期:骨骼体征:<6 月龄婴儿,可见颅骨软化体征(乒乓感);>6 月龄婴儿,可见方颅、手(足)镯、肋串珠、肋膈沟、鸡胸、O 形腿、X 形腿等体征。血钙正常低值或降低,血磷明显下降,血 AKP 增高。血 25-(OH)D、1,25-(OH)$_2$D 显著降低。骨 X 线长骨干骺端临时钙化带消失,干骺端增宽,呈毛刷状或杯口状,骨骺软骨盘加宽>2mm。

③恢复期:早期或活动期患儿经日光照射或治疗后症状消失,体征逐渐减轻或恢复。血钙、血磷、AKP、25-(OH)D、1,25-(OH)$_2$D 逐渐恢复正常。骨 X 线长骨干骺端临时钙化带重现、增宽、密度增加,骨骺软骨盘<2mm。

④后遗症期:多见于 3 岁以后的儿童,因婴幼儿期严重佝偻病,残留不同程度的骨骼畸形。无任何临床症状,骨 X 线及血生化检查正常。

(2)佝偻病分度:佝偻病依病情轻重可分为轻度、中度、重度。

①轻度:多汗、夜惊、不安,X 线见干骺端临时钙化带模糊。有较明显的骨骼体征,如鸡胸、

肋膈沟、颅骨软化、枕秃、轻度串珠肋,其他系统改变不明显。

②中度:多汗、夜惊、不安、方颅、枕秃、串珠肋、手镯,前囟闭合延迟,轻度贫血,肌肉韧带松弛。X线见典型的活动性佝偻病改变及严重的骨骼畸形。

③重度:除上述症状及骨骼改变更加明显外,胸廓和下肢畸形更重,生长发育受影响,生长落后,贫血更明显,肌肉韧带更松弛,运动、免疫功能低下。X线见典型的活动性佝偻病改变及严重的骨骼畸形。

有学者总结了维生素 D 缺乏的骨骼特征从常见到少见依次为手(足)镯、串珠、O 或 X 形腿、方颅、肢痛或骨折、颅骨软化、低钙血症-惊厥手足搐搦、肌病、运动发育迟缓、囟门晚闭、出牙迟缓、牙釉质发育不全、颅内压升高、继发性甲状旁腺功能亢进棕色瘤。

2.实验室检查及辅助检查

(1)血清(浆)25-(OH)D 水平:血清(浆)25-(OH)D 是胆固化醇和麦角骨化醇经肝脏25-羟化酶作用后的衍生物。血中浓度最高、最稳定、半衰期最较长,又是合成 1,25-(OH)D 的前体,血中浓度是反映机体维生素 D 代谢的重要指标,也是反映维生素 D 营养状况的最佳指标。

对于血 25-(OH)D 理想水平尚有争议,一般认为血 25-(OH)D 水平大于 50nmol/L 能预防继发性高 PTH 血症和碱性磷酸酶水平升高。目前建议儿童血 25-(OH)D 的适宜浓度为＞75nmol/L(30ng/mL);介于 52.5～72.5nmol/L(21～29ng/mL)之间为维生素 D 不足;≤50nmol/L(20ng/mL)为维生素 D 缺乏;≤12.5nmol/L(5ng/mL)则为维生素 D 严重缺乏,50～375nmol/L(100～150ng/mL)维生素 D 过量,375nmol/L(150ng/mL)为维生素 D 中毒。

(2)影像学检查:长骨骨骺端佝偻病的 X 线改变对于佝偻病的诊断始终具有决定意义,但是骨骼钙丢失 30％以上才能在 X 线有所表现。目前小儿佝偻病多处于早期,症状体征并不十分典型,其病理变化主要在软骨基质钙化不足和骨样组织不能钙化,X 线多不能反映佝偻病的早期状态。同时 X 线的质量、拍照技术、投照角度,是否移动以及阅片者的经验亦是影响诊断结果的重要因素。

(二)鉴别诊断

维生素 D 缺乏及佝偻病根据病因(危险因素)、临床表现、实验室检查和影像学检查明确诊断。血清 25-(OH)D 是反映机体维生素 D 代谢的重要指标,也是反映维生素 D 营养状况的最佳指标。注意佝偻病的一般症状如多汗、易激惹、夜惊、枕秃等系非特异性,很难同生理性区别,仅作为早期诊断的参考依据,不能作为诊断的主要依据。

维生素 D 缺乏性佝偻病须与其他非维生素 D 缺乏性佝偻病(如抗维生素 D 佝偻病、家族性低磷血症、远端肾小管性酸中毒、维生素 D 依赖性佝偻病、肾性佝偻病、肝性佝偻病),内分泌、骨代谢性疾病(如甲状腺功能减退、软骨发育不全、黏多糖病)等鉴别。根据临床表现及实验室检查鉴别不难。

四、治疗

治疗目的在于控制疾病的活动程度,防止骨骼畸形。

1.维生素D补充

维生素D缺乏及佝偻病治疗主要为维生素D治疗。维生素D制剂选择,剂量大小、疗程长短、单次或多次、途径(口服或肌内注射)应根据患儿具体情况而定,强调个体化,针对不同情况。治疗的原则以口服为主。而且必须注意的是维生素D缺乏的治疗除纠正症状体征外,还应补足维生素D,依据年龄的不同,总剂量约需10万~50万IU。

0~18岁儿童维生素D缺乏者,采用维生素D_2或D_3治疗,2000U/d,或使用50000U维生素D_2或D_3,每周1次,共6周,使25-(OH)D水平达到30ng/mL以上,之后0~1岁婴幼儿用400~1000U/d预防,1~18岁用600~1000U/d预防。对肥胖吸收不良综合征和服用影响维生素D代谢药物者采用大剂量维生素D(2~3倍剂量,至少6000~10000U/d)治疗维生素D缺乏,使25-(OH)D水平达到30ng/mL以上,之后用3000~6000U/d预防。

口服困难或腹泻等影响吸收时,可采用大剂量突击疗法,维生素D15万~30万U(3.75~7.5mg/次),肌内注射,1个月后随访,如症状、体征、实验室检查均无改善时应考虑其他疾病,同时也应避免高钙血症、高钙尿症及维生素D过量。3个月后改为预防量。注意肌内注射给药方法不宜应用于新生儿和小婴儿,因其没有足够的脂肪储存维生素D,而且肌层薄、血管多,维生素D油剂注射于局部后,由于吸收差,可导致局部肌纤维损伤出血。

2.其他治疗

(1)钙剂补充:乳类是婴儿钙营养的优质来源,一般维生素D缺乏及佝偻病治疗可不补钙。如有钙缺乏高危因素,骨量发育不良,可考虑补充钙剂。

(2)微量营养素补充:应注意其他多种维生素的摄入。

(3)外科手术:严重骨骼畸形可外科手术矫形。

3.一般治疗

加强营养及护理,积极防治感染,坚持户外活动。

4.预防

维生素D缺乏及佝偻病的发生与不良的生活方式密切相关。因此,只要作好科学育儿和卫生保健知识宣传,开展系统保健管理,采取综合防治措施,维生素D缺乏及佝偻病是完全可以预防和控制的。维生素D缺乏及佝偻病的预防应从孕前、孕期开始,以1岁以内婴儿为重点对象,并应系统管理到3岁。即做到“抓早、抓小、抓彻底”。

(1)综合防治措施:特别强调维生素D缺乏及父母和看护人参与的重要性。利用各种宣传形式,向群众广泛宣传科学育儿和佝偻病防治卫生知识,克服不良育儿习惯,指导家长参与自我保健。

(2)系统管理:通过妇幼保健网对孕妇、新生儿、婴幼儿开展保健管理,定期访视并按计划进行维生素D缺乏及佝偻病防治监测。

(3)加强护理:指导家长做好儿童生活和卫生护理,定期进行预防接种,积极预防上呼吸道感染、肺炎、腹泻、贫血等急慢性疾病。合理喂养、平衡膳食、改变偏食等不良习惯对于预防维生素D缺乏及佝偻病也是非常重要的。

(4)母亲孕期预防:孕妇应经常户外活动,进食富含钙、磷的食物。如有条件,孕妇应监测血 25-(OH)D 浓度,并补充维生素 D 制剂。如用维生素 AD 制剂应避免维生素 A 中毒,维生素 A 摄入<1 万 U/d。

(5)补充维生素 D:

①户外活动:指导家长带婴儿尽早户外活动,逐渐达 1～2h/d,尽量暴露婴儿身体部位如头面部、手足等。但不主张日光浴及人工紫外线疗法,以防皮肤损伤,特别是 6 个月以下婴儿。

②维生素 D 补充:0～1 岁的婴幼儿应至少补充维生素 D 400U/d,1 岁以上儿童摄入 600U/d 维生素 D,以使骨骼最大程度的获益,但此剂量是否能使婴幼儿与儿童获得足够的骨骼外益处,尚不清楚。此外,如果要使血清 25-(OH)D 浓度持续大于 30ng/mL(75nmol/L),可能需要至少补充 1000U/d 的维生素 D。维生素 D 补充量应包括食物、日光照射、维生素 D 制剂、维生素 D 强化食品中的维生素 D 含量,如婴儿每天摄入 500mL 配方奶,可摄取维生素 D 约 200U(5μg)。

③高危人群补充:早产儿、低出生体重儿、双胎儿生后即应补充维生素 D 800～1000U/d (20～25μg/d),3 个月后改 400U/d(10μg/d)。对于肥胖的儿童及成年人以及服用抗癫痫药、糖皮质激素、抗艾滋病药物、抗真菌药如酮康唑等药物时,至少需要补充 2～3 倍剂量的维生素 D,以满足机体维生素 D 的需要量。

第五节　蛋白质-能量营养不良

一、概述

合理营养是满足小儿正常生理需要、保证小儿健康成 K 的重要因素。营养素分为八大类:能量、蛋白质、脂类、碳水化合物、矿物质、维生素、水和膳食纤维等。任何一种营养素过多或不足均可引起营养过剩或营养不良。蛋白质-能量营养不良(PEM)是由于缺乏能量和(或)蛋白质所致的一种营养缺乏症,主要见于 3 岁以下婴幼儿。临床上以体重明显减轻、皮下脂肪减少和皮下水肿为特征,常伴有各器官系统的功能紊乱。急性发病者常伴有水、电解质紊乱,慢性者常有多种营养素缺乏。临床常见三种类型:能量供应不足为主的消瘦型;以蛋白质供应不足为主的水肿型以及介于两者之间的消瘦-水肿型。

二、病因

1.摄入不足

小儿处于生长发育的阶段,对营养素尤其是蛋白质的需要相对较多,喂养不当是导致营养不良的重要原因,如母乳不足而未及时添加其他富含蛋白质的食品;奶粉配制过稀;突然停奶而未及时添加辅食;长期以淀粉类食品(粥、米粉、奶糕)喂养等。较大小儿的营养不良多为婴儿期营养不良的继续,或因不良的饮食习惯如偏食、挑食、吃零食过多、不吃早餐等引起。

2.消化吸收不良

消化吸收障碍,如消化系统解剖或功能上的异常如唇裂、腭裂、幽门梗阻、迁延性腹泻、过敏性肠炎、肠吸收不良综合征等均可影响食物的消化和吸收。

3.需要量增加

急、慢性传染病(如麻疹、伤寒、肝炎、结核)的恢复期、生长发育快速阶段等均可因需要量增多而造成营养相对缺乏;糖尿病、大量蛋白尿、发热性疾病、甲状腺功能亢进、恶性肿瘤等均可使营养素的消耗量增多而导致营养不足。先天不足和生理功能低下如早产、双胎因追赶生长致需要量增加,亦容易引起营养不良。

三、诊断与鉴别诊断

(一)临床表现

临床上蛋白质-能量营养不良可分为能量缺乏为主型和蛋白质缺乏为主型。能量摄入严重不足,会导致婴儿极度消瘦,成为消瘦型营养不良;蛋白质严重缺乏的水肿型营养不良又称恶性营养不良;中间型为消瘦-水肿型。

体重不增是营养不良的早期表现。消瘦型营养不良以体重不增和应激为特征,其次是体重减轻和精神萎靡直至消瘦。随营养失调日久加重,体重逐渐下降。皮下脂肪层厚度是判断营养不良程度的重要指标之一。皮下脂肪逐渐减少以致消失,皮肤干燥、苍白、皮肤逐渐失去弹性、额部出现皱纹如老人状、肌张力逐渐降低、肌肉松弛,肌肉萎缩呈"皮包骨"时,四肢可有挛缩。皮下脂肪层消耗的顺序首先是腹部,其次为躯干、臀部、四肢,面颊脂肪垫的消失常出现在疾病的最后,故营养不良婴儿的脸在早期和中期可能看上去相对正常。营养不良初期身高无明显影响,随着病情加重,生长减慢,身高亦低于正常。严重时可精神萎靡,反应差,便秘,可伴有饥饿腹泻,便秘和腹泻交替发生,大便常含黏液。随着病情恶化,常有体温降低和脉搏减弱。重度营养不良可有重要脏器功能损害,合并血浆白蛋白明显下降时出现凹陷性水肿,严重时皮肤感染形成慢性溃疡。如果心脏功能下降,可有心音低钝、血压偏低、脉搏变缓、呼吸浅表等。

水肿型营养不良(恶性营养不良)刚出现时临床表现可不明显,主要表现为嗜睡、冷漠和(或)易怒。当病情进展到一定程度时,出现生长不良、精神差、肌肉组织减少、感染易感性增加、呕吐、腹泻、厌食、皮下组织松弛以及水肿。通常水肿发生在疾病早期,使得体重下降不明显。在脸部和四肢水肿出现以前,其实水肿就已经发生在内脏器官。肝脏长大可发生在疾病的任何时候。皮炎常发生在衣服遮掩的部位,皮肤晦暗,脱色脱屑。头发稀疏、纤细,黑发可变成条状的红色或灰色头发。严重时可出现昏睡、昏迷和死亡。

营养不良常见并发症有营养性贫血,以小细胞低色素性贫血最为常见。还可有多种维生素缺乏,以维生素 A 缺乏常见。营养不良时维生素 D 缺乏症状不明显,恢复期生长发育加快时症状比较突出。约有 3/4 的患儿伴有锌缺乏。免疫功能低下,易患各种感染,加重营养不良,形成恶性循环。

营养不良可并发自发性低血糖,患儿可突然表现为面色灰白、神志不清、脉搏减慢、呼吸暂停、体温不升但无抽搐,若不及时诊治,可危及生命(表 2-8)。

表 2-8　营养不良儿的临床体征

部位	体征
面部	满月脸(水肿型),猴脸(消瘦型)
眼睛	干眼,结膜苍白,可有毕脱斑(维生素 A 缺乏时),眶周水肿
口腔	口角炎,舌炎唇炎,海绵状牙龈出血(维生素 C 缺乏时),腮腺肿大
牙齿	出牙延迟,可见斑块
毛发	无光泽,稀疏,脆性,色浅,旗样条纹(浅的和正常颜色交替),扫帚状睫毛,脱发
皮肤	松弛起皱(消瘦),发亮并伴水肿(水肿型营养不良),干燥,毛囊角化,斑片状高和(或)低色素沉着(鹅卵石样或漆片状),糜烂,伤口愈合不良
指甲	匙状甲,甲面薄而软,可见裂缝或脊样纹状
肌肉组织	肌肉萎缩,臀部和大腿最明显;沃斯特克征或低钙束臂征(低钙血症)
骨骼	畸形,由于钙、维生素 D 和维生素 C 缺乏所致
腹部	腹胀;肝大,脂肪肝;可以有腹水
心血管系统	心动过缓,低血压,心输出量减少,小血管病变
神经系统	整体发育延迟,膝反射、踝反射丧失,记忆受损
血液系统	苍白,瘀斑,出血倾向
行为	昏睡,反应冷淡,易激惹

(二)实验室检查

尤其需要对影响到患儿一般情况的实验室指标予以确认。如三大常规,可以明确患儿是否已经发生贫血以及贫血程度和类型;肝肾功能是否正常,有无电解质失衡;有无微量营养素的缺乏,如维生素 A、维生素 D、锌、铁、钙等的情况,这对于治疗有重要指导意义。可见,辅助检查得到的结果可以帮助确诊并发症,了解患儿体内的代谢状态,指导治疗。

(三)诊断

对儿童营养不良的诊断实际上是一个对儿童体格生长和发育的评价过程,所采用的评价指标直接与分度(分级)和标准有关。

1.评价目的

确定是否有营养不良以及营养不良的程度。体格测量评价结果是筛查儿童营养不良的重要依据,提示是否存在营养不良和营养不良的严重程度。

2.评价指标

即应采用适合的参考数值作为评价的依据。WHO 建议采用中位数与 SD 或标准差比值法进行统计学分析,界值点为中位数减 2SD 或 Z 积分(值)(Z Score)<-2。但在基层医疗保

健单位,可以采用简单的中位数法或标准差法。

3.体格发育指标

1955 年 Gomez 首先采用体重减少来评价营养状况,以低于体重中位数的百分数作为评价指标,即体重为中位数的 90%～75%为 I 度或轻度营养不良,74%～60%为 II 度或中度营养不良,<60%为 III 度或重度营养不良。1972 年 Waterlow 提出体重值变化的同时可有身高发育迟缓和身高正常两种情况,仅用体重不能全面评价儿童营养状况,应加上身高的指标。1978 年 WHO 正式推荐使用 Waterlow 的指标,即体重/年龄(W/age)、身高/年龄(H/age)和体重/身高(W/H)三个指标同时使用,可较全面筛查<5 岁儿童的营养不良。营养不良的诊断一般采用世界卫生组织推荐的定义和标准。

4.分型与分度

不同体格测量指标评价营养不良的分型可提示不同的营养不良病因或主要缺乏的营养素在体内的生理生化功能改变,如儿童体重降低提示主要为能量摄入不足,身高发育迟缓提示有明显的蛋白质缺乏。低体重是指体重低于同年龄、同性别参照人群值的均值减 2SD;生长迟缓是身长低于同年龄、同性别参照人群值的均值减 2SD;消瘦是体重低于同性别、同身高参照人群值的均值减 2SD,三者的严重程度可一致也可不一致;以均值-nSD 以决定营养不良的严重程度,如"中度"为≤-2SD～-3SD,"重度"为<-3SD。

生长迟缓不能统称为"慢性营养不良",因生长迟缓并不一定是长期营养不良的持续状态,而是某种状态的残留;也不能将"急性营养不良"与"消瘦"等同。个体儿童"生长迟缓"并不都是营养不良,也不完全是"过去营养不良"。

(四)鉴别诊断

婴儿期营养不良的诊断,主要需要排除一些器官系统的器质性原发性病变导致的不能进食或消耗过多而致的消瘦和水肿型营养不良。包括:婴幼儿发生严重反复腹泻而导致的继发性营养不良,可以根据疾病史诊断;3 个月内小婴儿因各种消化道畸形,进食少而发生的体重降低和营养不良;肿瘤性疾病;各种慢性消耗性疾病。另外,口腔畸形如唇腭裂也可能影响进食而导致体重不增。

婴幼儿、儿童期除诊断原发病以外,如果伴有低体重和(或)生长迟缓也应作出相应的诊断,并应按照相应的处理原则进行治疗和康复。

四、治疗

1.治疗原则

应根据营养不良的严重程度采取相应措施。让机体从当时营养不良的现况开始,逐步缓慢地适应获得多种营养素的环境,逐渐补充机体生存代谢所需要的微量营养素并补足贮存,修复异常机体成分,实现内环境平衡,促进体重的恢复以及体重与身高的增长。恢复生长的能量需要量不仅基于体重的增加率,同时也基于儿童开始恢复的机体成分。临床中不可能监测机体成分的变化,因此体重恢复的监测是最重要的临床指征。在其他营养素配给适当时,应计算儿童应有的最高的食物摄取，避免增加儿童肠道负担或产生不耐受。

2.轻度或中度营养不良的治疗

多因膳食供给不足或喂养不当或反复发生的常见疾病致儿童营养不良，也见于营养不良早期。

(1)去除病因：积极寻找导致营养不良的病因，改善父母的喂养方法、检查食物品种、重视喂养行为，纠正缺铁性贫血，治疗腹泻、感染等导致营养不良的原发疾病。

(2)营养素的补充：根据对儿童膳食分析结果，逐步调整父母的喂养方法或行为，补充蛋白质、能量和相应的营养素，但不要操之过急，缓慢进行。

3.重度营养不良的治疗

严重急性营养不良的治疗可以概括为三个阶段，即营养不良稳定阶段、康复阶段和家庭随访阶段。

(1)第一个阶段(1～7 天)为关键的稳定阶段。这个阶段的治疗一般要在医院内进行。

①治疗脱水：如果患儿有脱水，需要立即进行纠正。由于很难评估人体含水量的变化，所以持续口服补液法是比较好的选择。如果脱水严重，患儿口服补液又难以进行，如患儿呕吐严重，腹胀明显，不能喝水等，可以采用静脉补液法，但应随时监测评估脱水的程度和脱水性质的变化，不断调整输液的成分和量，尤其是在治疗的第一个 24 小时。纠正脱水的同时，要纠正电解质紊乱和代谢性碱中毒或酸中毒。

②补充能量和蛋白质：WHO 推荐，进食从低热量配方开始过渡到高热量配方，可由一些简单成分搭配而成。稳定阶段不宜摄取过高的热卡，遵从肠道缓慢适应的规律，根据患儿个体情况的差异，一开始从饮食中摄入的热量为 80～100kcal/(kg·d)。要从多次少量开始，缓慢增加。每 24 小时进食次数可以从 12 次，逐渐减到 8 次，再到 6 次。婴儿配方奶粉为 67kcal/100mL，可以计算未稀释配方奶的热卡推算应该给予多少的配方奶量。如果患儿进食配方奶后出现腹泻，且止泻困难或者怀疑有乳糖不耐受症，则需要使用不含乳糖的配方奶粉来替代。如果怀疑患儿无法耐受牛奶蛋白质，可使用部分水解或完全水解蛋白配方奶粉一段时间再逐渐过渡到非水解蛋白配方奶粉。如果患儿出现牛奶蛋白过敏，则按照牛奶蛋白过敏进行处理。如果病情很严重的婴儿无法用奶瓶、注射器或者滴定管进食，使用鼻饲管会比非肠道途径更好。奶瓶容易受到污染，要小心使用，定时消毒。

高能量、高蛋白的食物，以营养素/能量的密度比为治疗的指导原则。营养不良儿童消化道长期摄入过少，已适应低营养和小体积的摄入，过快增加摄食量容易出现消化不良，严重时刻出现再喂养综合征，故饮食调整的质和量都应个体化，根据患儿实际的消化能力和病情进行调整，逐步增加。婴幼儿以乳制品为主，较大儿童可逐渐增加蛋类、肝泥、肉末、鱼粉等高蛋白食物，必要时可使用酪蛋白水解物、氨基酸混合液或要素饮食。食物中应含有丰富的维生素和微量元素。

a.能量计算：WHO 建议小于 3 岁营养不良儿童的能量补充计算可分三步进行。第一步须维持现有体重，先计算出已获得的食物能量，再与现有体重所需的能量进行比较，逐渐增加到所需的能量;第二步再逐渐增加能量使体重达实际身高体重的 P50 百分位或均值,故按此体重计算应该获得的能量,又因营养不良儿童多有感染,能量需要应比正常儿童多增加 8kcal/kg;第三步计算出生理需要量,即营养不良儿童的能量摄入按实际年龄的体重的 P50 百分位或均值计算。蛋白质从 1~2g/(kg·d)逐渐增加至 3~4.5g/(kg·d)。

b.恢复指征:治疗后 4~6 月龄体重逐渐恢复正常,身长的追赶需更长时间。

c.营养不良儿童病例举例:

男孩,1 岁 3 月龄(15 个月),Wt 7.7kg,Ht 73.6cm。

每天稀粥 2 餐,奶 480mL,能量摄入约 513kcal/d。

能量补充计划:

与实际体重比较(即维持实际体重所需能量)

$Q=95kcal/(kg·d)×7.7kg=731.5kcal/d$。

按实际身高的平均体重补充

$Q=^*103kcal/(kg·d)×9.3kg(W/73.6cm)=957.9kcal/d$。

(* 补充感染损失,限于<3 岁营养不良儿童)

按实际年龄的平均体重补充

$Q=95kcal/(kg·d)×11.2kg(W/15 月龄)=1064kcal/d$。

注:$1kcal=4.184kJ$

需要注意的是,以上是按照能量补充的三个阶段分别计算,可以为临床实际应用提供参考。补充能量从达到 731.5kcal/d 开始,逐步增加达到 957.9kcal/d,最后实现 1064kcal/d。

如果条件允许,实验室的评估和持续监测将有助于指导治疗及预防并发症的发生。贫血患儿的体液状况必须谨慎监测,必要时可能需要小量输注红细胞。低钠血症和低钾血症、代谢性酸中毒和碱中毒也要监测其改善情况。警惕输液后可能出现的低钙血症。

③积极治疗原发病:中度或重度营养不良常常有相应的病因或疾病,要积极纠正消化道畸形,治疗腹泻、感染和消耗性疾病,如结核、心、肝、肾疾病。

④控制感染与其他合并症:适当采用抗生素控制感染性疾病,最常见的是胃肠道、呼吸道和皮肤感染。真菌感染的患儿,除支持治疗外,还要给予必要的抗真菌治疗和其他相应的处理。注意纠正低血糖等症状。

⑤药物:帮助消化功能的药物包括胃蛋白酶、胰酶和 B 族维生素。在补充足够的能量和蛋白质时,可适当使用蛋白同化类固醇制剂如苯丙酸诺龙,每次肌内注射 0.5~1mg/kg,每周 1~2 次,连续 2~3 周,可促进机体蛋白质合成,增进食欲。严重食欲缺乏患儿可肌内注射胰岛素 2~3U/d,2~3 周为一疗程;为避免发生低血糖,注射前可口服葡萄糖 20~30g。适当补充锌元素能提高味觉敏感度,促进食欲。

(2)第二个阶段康复阶段(治疗后第 2~6 周):可能需要继续给予抗生素治疗,如果联合应用无效可对抗生素进行适当调整,但必须有足够的证据才能继续使用抗生素,防止抗生素过度治疗。摄入热量达到不少于 100kcal/(kg·d)。这个阶段一般需要持续 4 周。此阶段允许每次根据患儿的食量喂养,可以促使摄入较多的能量和蛋白质。在此阶段可开始补铁治疗,严重贫血者可输注红细胞,轻、中度贫血可用铁剂治疗,2～3mg/(kg·d),疗程 3 个月。铁能提升蛋白质的宿主防御机制。

(3)第三阶段为家庭随访:第二个阶段结束后,水肿消失,感染得到控制,患儿对周围的环境表现出兴趣,并且胃口也得到恢复。自此进入随访阶段,可以按照需要,给患儿喂食追赶生长的饮食,给予患儿更多的感官刺激。喂养与正常儿童完全一样,但可以适当多一些热卡和蛋白质。

在患儿治疗的整个时间里,对父母开展相关的健康教育对持续有效的治疗和其他症状的预防至关重要,也直接关系到家庭随访阶段的成功。

4.再喂养综合征

营养不良在治疗的任何时间段都可能出现再喂养综合征。再喂养综合征是指营养不良的患儿在急性营养康复中出现病情恶化,在临床并不少见。其特点是在重新喂养的第一周因摄入较多的营养物质,导致细胞摄入磷酸盐之后引起严重的低磷血症。血磷水平≤0.5mmol/L会引起虚弱、横纹肌溶解综合征、中性粒细胞功能障碍、心肺衰竭、心律失常、癫痫、意识改变或者猝死。故在再喂养过程中必须监测血磷水平,如果血磷很低,应该同时补充磷酸盐以治疗严重低磷血症。

5.营养不良的管理和教育

(1)营养不良的管理:营养不良儿出院后进入家庭随访阶段。建议在随访社区门诊建立营养不良儿童的专门档案,开展系统管理和随访,促进患儿的完全康复,提升患儿的生存质量。有条件的社区诊所或保健院,应该对所在社区的营养不良儿童给予定时家访,并根据个体的不同提出个体化的营养摄入、体格锻炼、认知能力包括学习能力、语言、交流等方面的建议和帮助。一般说来,营养不良儿童在出院后的第一个月,应该每周到社区诊所随访,得到保健医师的建议。之后,可以每两个月到诊所得到保健医师的评估和专业指导。

①食谱制定:可以为营养不良儿童量身制定相应的食谱,对食物的种类、配搭、进餐的时间和摄入量予以具体指导。

②建立有规律的生活节奏:营养不良儿童的良好的生活习惯的建立,对身体和智能的康复都非常重要。可以帮助父母一起制订计划,让患儿得到充足的睡眠,良好的感官刺激和适当的锻炼,建立有规律的作息。

③预防常见病:要尽量避免上呼吸道感染和腹泻的发生。一旦发生,要在医师的指导下进行治疗。

(2)健康教育与预防:对营养不良的父母要较为系统地进行与营养和生长发育有关的健康教育,对预防再次发生营养不良、患儿家庭随访期的继续康复和以后的生长发育都十分重要。

关于预防和干预儿童营养不良的措施已达成共识。干预措施主要由国家卫生和计划生育委员会负责实施,但其他相关部门的共同参与也很有必要,对国家卫生与计划生育委员会实施干预有帮助。关键干预措施在降低婴儿和儿童死亡率、降低低出生体重率和改善微量元素缺乏等方面有明显的成效。包括：

①促进母乳喂养：母乳喂养是预防婴儿期营养不良最有效的措施，也是成本效益最好的营养手段，在发展中国家要大力促进。

②促进适当和及时的辅食添加(在出生 6 个月时开始)：辅食添加又叫断乳期食物添加，母乳喂养儿在第 6 个月后开始添加，配方乳喂养儿可以在第 4 个月开始。

③促进卫生保健的行为：如：保证水的卫生，护理婴幼儿的人要经常用肥皂洗手，配方奶喂养要定时给奶瓶消毒等。

④补充微量营养素：如给孕期和哺乳期妇女及婴幼儿补充维生素 A 和铁，在北方地区补充维生素 D，尤其是早产儿。

⑤预防流行病：在疟疾流行地区对孕妇进行疟疾治疗和促进长效杀虫剂处理过的蚊帐的使用；在寄生虫流行地区进行驱虫治疗，在腹泻流行地区开展口服补液治疗。

⑥开展人群微量营养素的补充：在常用食品中强化微量营养素(比如在食用盐中强化碘)，在主要食物如小麦、油和糖中强化铁、维生素 A 和锌。

婴幼儿营养不良的预防，社区参与也很重要。可以通过社区组织准妈妈和年轻的父母或监护人(如留守婴儿)进行基本的喂养知识宣传和开展相关的健康教育讲座，提高他们对早期营养重要性的认识并真正付诸实践。

第三章　小儿呼吸系统疾病

第一节　急性上呼吸道感染

急性上呼吸道感染是指鼻腔、咽或喉部急性炎症的总称。亦常用"感冒""鼻炎""急性鼻咽炎""急性咽炎""急性扁桃体炎"等名词诊断,统称为上呼吸道感染,简称"上感"。是小儿最常见的急性感染性疾病。

一、病因

1.病原

上呼吸道感染90%以上的原发病原为病毒,常见病毒为鼻病毒、柯萨奇病毒及艾柯病毒、流感病毒、副流感病毒、呼吸道合胞病毒、腺病毒、人偏肺病毒。细菌感染占10%左右,常见的细菌有A组乙型溶血性链球菌、肺炎链球菌、流感嗜血杆菌及葡萄球菌。肺炎支原体也是引起上呼吸道感染的病原。

2.小儿上呼吸道的解剖和免疫特点

婴幼儿时期头面部发育不足,鼻腔、咽部、喉部狭窄,富于血管及淋巴组织,感染时易造成堵塞,甚至呼吸困难。咽喉壁淋巴组织感染可发生咽后壁脓肿。婴幼儿鼻泪管短,开口接近眼的内眦部,且瓣膜发育不全,感染时容易侵入眼结膜。鼻窦发育不充分,鼻窦口相对较大,且鼻窦黏膜与鼻腔黏膜相连接,易发生鼻窦炎。

3.易感因素

先天性心脏病、免疫缺陷病、营养不良、贫血、佝偻病等;缺乏锻炼、过度疲劳及有过敏体质;大气污染、被动吸烟、气候骤变等均可降低呼吸道黏膜防御能力。

二、诊断要点

1.临床表现

由于年龄、体质、病原体等不同,病情的缓急及轻重程度也不同。

(1)症状:轻症可有流涕、鼻塞,喷嚏等呼吸道卡他症状,一般3～4天自然痊愈。部分患儿有咳嗽、咽痛、食欲缺乏、呕吐、腹泻、发热、头痛、全身无力、睡眠不安等症状。婴幼儿一般以全身症状为主,可因鼻塞出现拒奶或呼吸急促。年长儿则以局部症状为主,全身症状较轻。

(2)体征:咽部充血,咽后壁组织增生,扁桃体红肿或有脓性渗出物,有时淋巴结大。心肺听诊无异常。

2.急性上呼吸道感染特殊类型

(1)疱疹性咽峡炎：是由肠道病毒引起的，以粪-口或呼吸道为主要传播途径，夏季、秋季高发。以发热、咽痛、咽峡部黏膜小疱疹和溃疡为主要表现，查体可出现咽部充血，在咽腭弓、软腭、悬雍垂黏膜上可见多个 2～4mm 大小灰白色疱疹，1～2 天后疱疹破溃形成溃疡，为自限性疾病，病程 1～2 周。

(2)咽结合膜热：由腺病毒 3、7 型引起，好发于春夏季，散发或小流行。以高热、咽痛、结膜炎为主要表现，查体发现咽部充血，一侧或双侧眼结合膜炎，颈及耳后淋巴结无痛性增大，病程 1～2 周。

3.实验室检查

(1)血常规：病毒感染一般白细胞计数偏低或在正常范围内，中性粒细胞百分比减少，淋巴细胞相对增高。细菌感染则白细胞总数大多增高，严重病例有时也可减低，中性粒细胞百分数仍增高。

(2)C-反应蛋白和降钙素原：细菌感染时一般 C-反应蛋白和降钙素原会升高。

4.鉴别诊断

(1)流行性感冒：南流感病毒、副流感病毒引起。有明显流行病史，多有全身症状(如高热、四肢酸痛、头痛等)，局部症状较轻。

(2)消化系统疾病：婴幼儿上呼吸感染往往有消化道症状，注意与急性胃肠炎、急性阑尾炎等鉴别，仔细检查腹部，有无固定压痛、反跳痛及肌紧张等特征。

(3)过敏性鼻炎：患儿的全身症状不重，鼻塞、鼻痒、打喷嚏、流清涕等病程较长且反复发作，应考虑过敏性鼻炎可能，鼻拭涂片检查时可见嗜酸粒细胞增多，过敏原检测阳性可助诊断。

三、治疗要点

1.一般治疗

临床症状轻，不给予药物治疗，主张充分休息、多饮温开水、保持良好的周围环境，注意室内适当的温度、湿度。

2.对因治疗

(1)抗病毒药物：大多数上呼吸道感染由病毒感染引起，目前尚无特效抗病毒药物。可用利巴韦林[10～15mg/(kg·d)]，口服或静脉滴注，3～5 天为 1 个疗程(严重贫血患者及肝、肾功能异常者慎用)；若为流感病毒感染，可用磷酸奥司他韦口服。

(2)抗生素：合理应用抗生素，继发有细菌感染可选用抗生素治疗，常用青霉素、头孢菌素类，若为链球菌感染，疗程需 10～14 天。有肺炎支原体或肺炎衣原体感染时应用大环内酯类抗生素，如红霉素、阿奇霉素。

3.对症治疗

(1)降温：虽然口服退热药物联合温水擦浴可缩短退热时间，但会增加患儿不适感，故不推荐使用温水擦浴退热,更不推荐冰水或乙醇擦浴方法退热;体温超过 38.5℃,用适量退热药,儿童常用布洛芬、对乙酰氨基酚。对乙酰氨基酚可引起皮疹、肝肾功能损害、血小板或白细胞减少症,布洛芬可引起恶心、呕吐,甚至胃肠道溃疡及出血、皮疹、增加支气管痉挛及肝肾功能损害等,应适当选择药物,并注意用药剂量,若用过大剂量,容易导致多汗、体温骤降,甚至发生虚脱。

(2)镇静:有高热惊厥应给予镇静药。①地西泮 0.2～0.3mg/kg,静脉注射;②苯巴比妥 5～10mg/kg,肌内注射或静脉注射;③5％水合氯醛 1mL/kg,灌肠。

(3)局部症状:咽痛、咽部有溃疡可用口腔喷雾剂,如开喉剑喷雾剂,年长儿可口含润喉镇痛消炎片;鼻塞轻者无须处理,严重者,尤其是婴幼儿呼吸困难加重伴拒奶时,可用鼻滴剂,可用 0.5％～1％麻黄碱液 1～2 滴/次滴鼻,此药慎用。

四、预防

(1)积极锻炼增强抵抗力;提倡母乳喂养,按时添加辅食,做到饮食均衡;注意通风换气、保持适宜的温度和湿度,及时更换患儿床铺用品、衣物。

(2)药物预防:反复患呼吸道感染或免疫缺陷病患儿可采用提高免疫力的药物,如匹多莫德、泛福舒、中药黄芪等。适量补充微量元素及维生素也有一定作用。

第二节　急性感染性喉炎

急性喉炎又称急性感染性喉炎,是指喉部黏膜的急性弥漫性炎症,多在冬春季节发病,以 6 月龄至 3 岁的婴幼儿为主。

一、病因

1.病原

通常先有病毒入侵,常见的病毒为流感病毒、副流感病毒、腺病毒;有时合并细菌感染,常见的细菌为金黄色葡萄球菌、链球菌和流感嗜血杆菌等。

2.生理解剖特点

由于小儿喉腔狭小,黏膜内血管及淋巴组织丰富且松弛,易发生炎性浸润和肿胀,喉部神经易受刺激而引起痉挛,发生喉梗阻。

二、临床表现

典型病例有短期(数天)咳嗽、鼻卡他症状和低热等症状。随后发展成典型的综合征:声音嘶哑、犬吠样咳嗽和吸气性喉鸣。症状常以夜间为重,并在第 2～3 天夜间达高峰。多继发于上呼吸道感染,也可为急性传染病的前驱症状或并发症。可有不同程度的发热,夜间突发声嘶、犬吠样咳嗽和吸气性喉鸣。咽喉部充血,声带肿胀,声门下黏膜呈梭状肿胀,以致喉腔狭小发生喉梗阻。呈吸气性呼吸困难,鼻翼扇动,吸气时出现三凹征。面色发绀,有不同程度的烦躁不安。白天症状较轻,夜间加剧(因入睡后喉部肌肉松弛,分泌物潴留阻塞喉部,刺激喉部发生喉痉挛)。少数患儿有呛食现象,哺乳或饮水即发呛,吃固体食物呛咳较轻。为了便于观察病情,掌握气管切开的时机,按吸气性呼吸困难的轻重将喉梗阻分为四度:①一度喉梗阻,患儿在安静时如常人,只是在活动后才出现吸气性喉鸣和呼吸困难。胸部听诊,呼吸音清楚。如下呼吸道有炎症及分泌物,可闻及啰音及捻发音,心率无改变。②二度喉梗阻,患儿在安静时也出现喉鸣及吸气性呼吸困难。胸部听诊可闻喉传导音或管状呼吸音。支气管远端呼吸音降低,听不清啰音。心音无改变,心率较快,120～140 次/分。③三度喉梗阻,除二度梗阻的症状外,患儿因缺氧而出现阵发性烦躁不安,口唇及指(趾)发绀,口周发青或苍白。胸部听诊呼吸音明显降低或听不见,也听不到啰音。心音较钝,心率在 140～160 次/分以上。④四度喉梗阻,经过呼吸困难的挣扎后,渐呈衰竭,半昏睡或昏睡状态,由于无力呼吸,表现暂时安静,三凹征也不明显,但面色苍白或发灰。此时呼吸音几乎全消失,仅有气管传导音。心音微弱极钝,心率或快或慢,不规律。

三、诊断及鉴别诊断

小儿急性喉炎发作快,有其特殊症状,声嘶、喉鸣、犬吠样咳嗽、吸气性呼吸困难,一般诊断无困难,但应与白喉、急性膜性喉炎、喉水肿、喉痉挛、急性会厌炎、喉或气管异物等婴幼儿喉梗阻相鉴别。

四、治疗

小儿急性喉炎病情发展快,易并发喉梗阻,应及时治疗。使用抗生素及肾上腺皮质激素治疗,疗效迅速良好。

1.给氧

缺氧或发绀患儿应给氧,以缓解缺氧。

2.肾上腺皮质激素疗法

激素有抗炎、抗病毒及控制变态反应的作用,治疗喉炎效果良好,用量要大,否则不易生效。凡有二度以上喉梗阻均用激素治疗。常用泼尼松、地塞米松或氢化可的松;病情较轻者,可口服泼尼松 1～2mg/kg,每 4～6 小时 1 次。一般服药 6～8 次后,喉鸣及呼吸困难多可缓解或消失,呼吸困难缓解后即可停药。二度以上喉梗阻者可用地塞米松 0.1～0.3mg/kg 或 0.6mg/kg,或氢化可的松 5～10mg/kg 静脉滴注,共 2～3 天,或甲泼尼龙,至症状缓解。

3.镇静剂

急性喉炎患儿因呼吸困难缺氧,多烦躁不安,宜用镇静剂,如异丙嗪每次 1～2mg/kg 有镇静和减轻喉头水肿的作用。氯丙嗪则使喉肌松弛,加重呼吸困难,不宜使用。

4.雾化吸入

现多用雾化泵雾化吸入,将布地奈德吸入溶液 1～2mg 加入雾化器中,雾化吸入后加速喉部炎症及水肿的消退,并稀释分泌物。另外,可用肾上腺素雾化吸入,可有效减轻呼吸道梗阻。剂量为 0.5mg,用 2.5mL 生理盐水稀释,此种溶液可按需给予,严重病例甚至可持续给药。

5.直接喉镜吸痰

三度呼吸困难患儿,由于咳嗽反射差,喉部或支气管内有分泌物潴留,可在直接喉镜下吸出,除去机械性梗阻,减轻因分泌物刺激所引起的喉痉挛,多可立即缓解呼吸困难。在进行直接喉镜检查吸痰的同时,还可喷雾 1‰～3‰的麻黄碱和肾上腺皮质激素,以减轻喉部肿胀,缓解呼吸困难。吸痰后,应严密观察病情变化,必要时进行气管切开术。

6.抗生素疗法

急性喉炎病情进展迅速,多有细菌感染,应及早选用适当足量的抗生素控制感染。常用者为青霉素、头孢菌素、红霉素和交沙霉素等。一般患儿,用一种抗生素即可。病情严重者可用两种以上抗生素。应取咽拭子做细菌培养及药物敏感试验,以选用适当抗生素。

7.气管切开术

四度呼吸困难者,应立即行气管切开术抢救。三度呼吸困难经治疗无效者也应做气管切开。

8.其他对症疗法

体温高者,应用物理或药物降温。进流质或半流质易消化食物,多饮水,必要时输液。中毒症状重者,可输全血或血浆。痰黏稠干燥者用雾化吸入。

第三节 肺炎

肺炎是指不同病原体或其他因素(如吸入羊水、油类或过敏反应)等所引起的肺部炎症。为小儿时期重要的常见病,主要临床表现为发热、咳嗽、气促、呼吸困难和肺部固定性中、细湿啰音。重症患者可累及循环、神经及消化系统而出现相应的临床症状,如中毒性脑病及中毒性肠麻痹等。按病理累及的部位分为大叶性肺炎、支气管肺炎和间质性肺炎,以支气管肺炎最为多见。其病因主要是细菌、病毒、支原体等病原体。常见细菌有肺炎链球菌、流感嗜血杆菌、金黄色葡萄球菌、卡他莫拉菌、肺炎克雷伯菌、大肠埃希菌等,常见病毒有呼吸道合胞病毒、腺病毒、副流感病毒、流感病毒、巨细胞病毒和肠道病毒等。

一、临床表现

(一)一般症状

发病前多有轻度的上呼吸道感染或支气管炎。多数起病急骤,发热 38～39℃,亦可高达40℃,新生儿、重度营养不良、佝偻病等患儿可以体温不升或低于正常。除发热外可有疲乏、困倦、精神不振或烦躁不安,小婴儿可有呛奶。

(二)呼吸系统症状和体征

咳嗽,早期为刺激性干咳,极期咳嗽反略减轻,恢复期咳嗽有痰。呼吸增快,气促,40～80次/分,常见呼吸困难、鼻翼扇动、三凹征及口周或指甲发绀。肺部体征早期不明显,可有呼吸音粗糙或稍低,以后可闻及中、细湿啰者,以背部两肺下方及脊柱旁较多,于深吸气末更为明显。叩诊多正常,但如病灶融合累及部分或整个肺叶时则出现实变体征;叩诊浊音,语颤增强,呼吸音减弱或出现支气管呼吸音。

(三)重症肺炎的临床表现

小儿重症肺炎除以上症状、体征外,还有如下临床表现。

1.循环系统

主要表现为急性充血性心力衰竭,这是小儿重症肺炎最常见的严重并发症。诊断依据如下:①呼吸困难突然加重,烦躁不安,面色苍白或发绀,不能以肺炎或其他合并症解释者。呼吸频率超过 60 次/分;②心率增快在 160～180 次/分以上,不能以体温升高和呼吸困难解释,或心音低钝、出现奔马律;③肝脏增大≥3cm 或进行性增大;④胸部 X 线检查可有心脏扩大。

2.神经系统

由于缺氧和脑水肿,可表现为嗜睡、精神萎靡或烦躁不安。严重者有中毒性脑病,表现惊厥、半昏迷或昏迷、呼吸不规则甚至呼吸中枢麻痹。眼底可有视神经盘水肿。脑脊液检查可有压力升高,细胞、蛋白、糖及氯化物正常。

3.消化系统

患儿常有呕吐、腹胀、腹泻,严重病儿可有中毒性肠麻痹,表现严重腹胀,使膈肌升高压迫肺部,加重呼吸困难。腹部听诊肠鸣音消失。

4.感染性休克和弥散性血管内凝血(DIC)

重症肺炎时,某些细菌感染可以引起微循环衰竭,发生感染脓毒症休克,表现四肢凉、皮肤发花、脉弱而速、血压下降等。还可引起弥散性血管内凝血,表现皮肤、黏膜出血点或瘀斑,以及消化道、呼吸道、泌尿道等出血。

5.呼吸衰竭

呼吸衰竭是重症肺炎的严重表现,可引起死亡。除表现呼吸困难、鼻翼扇动、三凹征、口唇发绀、嗜睡或躁动外,严重者呼吸由浅快转为浅慢.节律紊乱.常出现下颌呼吸或呼吸暂停。可同时伴有末梢循环衰竭及脑水肿、脑疝的表现,如四肢末端发凉、发绀,血压下降,昏睡或昏迷等。根据血气改变可分为 I 型呼吸衰竭:$PaO_2 \leqslant 6.67kPa(50mmHg)$,$PaCO_2$ 正常;II 型呼吸衰竭:$PaO_2 \leqslant 6.67kPa(50mmHg)$,$PaCO_2 \geqslant 6.67kPa(50mmHg)$,严重者 $PaCO_2 \geqslant 9.33kPa$(70mmHg)。

二、实验室及其他检查

1.血象

细菌性肺炎时白细胞总数多增高,一般可达 $15 \times 10^9 \sim 30 \times 10^9$/L[(1.5 万～3 万)/mm³]

或以上,中性粒细胞增加,并有核左移现象。但在重症金黄色葡萄球菌肺炎、某些革兰阴性杆菌肺炎时白细胞可不增高或反而降低。病毒性肺炎时白细胞数大多正常或降低。血片中性粒细胞碱性磷酸酶染色对鉴别细菌性肺炎与病毒性肺炎有一定参考意义。

2.病原学检查

细菌学检查包括痰及鼻咽腔分泌物做涂片或细菌培养。涂片检查细菌对革兰阴性杆菌性肺炎的早期诊断有一定价值。如细菌培养,对肺炎的病原学诊断较有意义。如并发胸腔积液,可将穿刺液送培养,如疑有败血症可送血培养。如疑有病毒性肺炎可做鼻咽部洗液病毒分离,或免疫荧光检查及双份血同型病毒抗体测定。

3.X 线检查

X 线检查在肺炎的诊断上很重要,可帮助确定肺炎的性质。不同肺炎 X 线表现有区别,如金黄色葡萄球菌肺炎,肺部可见小圆形病灶及肺脓肿、肺大疱、脓胸、脓气胸等。一般细菌性肺炎可见两肺中内带纹理粗重及小点片状阴影。病毒性肺炎小片状阴影可以融合成大片状。支原体肺炎常可见不整齐云雾状轻度肺浸润阴影,以两下肺叶多见。X 线检查还可发现肺炎的某些并发症,如脓胸、气胸及脓气胸等。

三、诊断与鉴别诊断

1.诊断

根据发热、咳嗽、喘憋等症状,肺部叩诊及听诊的异常改变,可以做出初步诊断。配合胸部 X 线检查可以进一步明确诊断。咽培养或痰培养对了解病原菌有参考价值。确诊肺炎后,应进一步判定病情的轻重,判断有无心力衰竭、中毒性脑病、休克及弥散性血管内凝血、呼吸衰竭等,以便早期发现及治疗。

2.鉴别诊断

(1)支气管炎:轻症肺炎与支气管炎相似,支气管炎一般全身症状较轻,多无明显呼吸困难和发绀,肺部可听到中湿啰音,多不固定,随咳嗽而变,但听不到细湿啰音。

(2)肺结核:当肺炎病程较长或一般抗生素治疗不顺利时应注意是否有肺结核。但一般肺结核肺部啰音常不明显。可根据结核接触史、结核菌素试验、结核中毒症状、胸片表现等鉴别。

四、治疗

(一)一般治疗

环境保持安静,保持室温在 20℃左右,相对湿度 50% 左右。每日定时通风换气。给予易消化饮食,保证液体入量。呼吸困难者吸氧,保持呼吸道通畅,痰多者给超声雾化或祛痰药,以利痰液排出。烦躁不安或惊厥时可给氯丙嗪及异丙嗪各 1mg/kg,肌内注射,也可给苯巴比妥 8～10mg/kg,肌内注射或水合氯醛 50mg/kg 灌肠。

(二)抗感染治疗

肺炎球菌肺炎首选青霉素,青霉素过敏者可用红霉素或林可霉素。金黄色葡萄球菌肺炎可选用苯唑西林钠,或红霉素、万古霉素、头孢噻吩、头孢唑啉等。大肠杆菌、肺炎克雷伯菌、流感杆菌肺炎可选用氨苄西林、羟苄西林或哌拉西林,并可与氨基糖苷类抗生素,如阿米卡星联合治疗。也可用头孢类抗生素如头孢他啶。绿脓杆菌肺炎选用羧苄西林、哌拉西林,可与氨基糖苷类抗生素如阿米卡星联合应用。对青霉素过敏或上述药物疗效不佳者选用第二、三代头孢菌素如头孢他啶、头孢哌酮等。病毒性肺炎一般选用阿昔洛韦或更昔洛韦。支原体肺炎则以红霉素效果较好。

(三)严重并发症的治疗

实施早期心肺功能监护和无创心肺功能支持(NCPAP)优先策略,是处理婴儿重症肺炎的有效措施。

1.快速心肺功能评估和监测

婴儿重症肺炎常处于心肺功能衰竭的高危状态,快速心肺功能评估操作可概括为望、听、触3个步骤。三者同时进行,望和听贯彻评估始终。望:患儿体位或姿势、面色、眼神和呼吸状态(胸廓起伏、三凹征)、口鼻分泌物及对环境或外刺激的肢体和语言反应。触:肢体温度、肌张力和肌力、中心(颈内和股动脉)和周围脉搏(桡动脉和肱动脉)强弱和节律。听:呼吸呻吟、痰鸣,用听诊器听心率、心律和吸气相呼吸音强弱。及时地辨认潜在性或代偿性呼吸、循环功能不全状态,并给予及时、适宜的心肺功能支持是正确有效治疗婴儿重症肺炎的基础。

2.保持气道通畅及优先应用经鼻持续气道正压(NCPAP)支持策略

对于重症肺炎患儿,保持合适的体位和气道通畅非常重要。翻身拍背,雾化吸痰是最基础的呼吸治疗。应用 CPAP 的指征:自主呼吸较强,有低氧血症 I 型呼吸衰竭,或者低氧血症合并二氧化碳潴留($PaCO_2 < 80mmHg$)的 II 型呼吸衰竭,收治入 PICU 后的婴儿重症肺炎均直接应用 NCPAP;除急性心肺功能衰竭、全身衰竭、重症休克、pH 值<7 者、中枢性呼吸衰竭行直接气管插管机械通气外,II 型呼吸衰竭者亦首先应用 NCPAP 系统、并在短时间(15~30 分钟)根据疗效决定是否继续应用。在病情允许时,应仔细检查 NCPAP 系统、患儿状态或调整其参数后可再一次试用观察疗效。终止 NCPAP 行机械通气指征:NCPAP 支持下病情仍不能控制,pH 值持续<7.20 达 8 小时以上或病情进行性加重。NCPAP 应用需要积累一定的临床经验,一般宜在 PICU 内应用。但是对于综合医院的儿科抢救室和专业病房内的抢救室,在充分培训基础上,也可以开展此项技术。

3.婴儿重症肺炎合并呼吸衰竭、休克和心衰的处理

ABC 原则。A:气道管理和通畅气道。湿化、雾化及排痰,接触支气管痉挛和水肿。B:无创和有创呼吸支持。C:维持心血管功能。判断液体平衡状态,给予扩容和限液利尿,纠正酸碱电解质平衡,血管活性药、正性肌力药、强心药和加压药。

4.注意事项

调整呼吸和循环功能支持的治疗原则和策略:①呼吸衰竭所致的心力衰竭应积极改善通气和肺氧合,其中闭塞性毛细支气管炎、喘憋性肺炎所致的呼吸衰竭主要是改善通气,急性肺损伤(ALI)所致的呼吸衰竭主要改善肺氧合,通过呼吸支持才能达到控制心力衰竭目的;②因

缺氧、呼吸功增加引起的代偿性心功能不全,主要是调整心脏前后负荷(NCPAP、充分镇静、退热等)和维持内环境稳定,以减轻心脏负荷为治疗心力衰竭的主要措施;③肺血多的先天性心脏病肺炎合并心力衰竭和呼吸衰竭,常在充血性心力衰竭急性加重基础上导致呼吸衰竭,因此治疗主要是强心、限液、利尿,应用 NCPAP 限制肺血流量和减轻左心后负荷的作用;④急性肺损伤(ALI)和急性呼吸窘迫综合征(ARDS)时伴有的心力衰竭常是多器官功能不全综合征(MODS)的一部分,此时存在心脏和外周循环两方面的因素,临床多表现为休克,须经谨慎扩容试验后(2～3mL/kg)才可判断有效循环血量的状态,进一步决定液体的量和速度。地高辛和血管活性药物是治疗的一部分。

第四节　支气管肺炎

　　支气管肺炎是小儿的一种主要常见病,尤多见于婴幼儿,也是婴儿时期主要死亡原因。支气管肺炎又称小叶肺炎,肺炎多发生于冬春寒冷季节及气候骤变时,但夏季并不例外。甚至有些华南地区反而在夏天发病较多,患病后免疫力不持久,容易再受感染。支气管肺炎由细菌或病毒引起。

一、病因及发病机制

1.好发因素(35%)

　　婴幼儿时期容易发生肺炎是由于呼吸系统生理解剖上的特点,如气管、支气管管腔狭窄、黏液分泌少、纤毛运动差、肺弹力组织发育差、血管丰富易于充血、间质发育旺盛、肺泡数少、肺含气量少、易为黏液所阻塞等。在此年龄阶段免疫学上也有弱点,防御功能尚未充分发展,容易发生传染病、营养不良、佝偻病等疾患,这些内在因素不但使婴幼儿容易发生肺炎,并且比较严重。1 岁以下婴儿免疫力很差,故肺炎易于扩散,融合并延及两肺,年龄较大及体质较强的幼儿,机体反应性逐渐成熟,局限感染能力增强,肺炎往往出现较大的病灶,如局限于一叶则为大叶肺炎。

2.病原菌感染(35%)

　　凡能引起上呼吸道感染的病原均可诱发支气管肺炎,但以细菌和病毒为主,其中肺炎链球菌、流感嗜血杆菌、RSV 最为常见。20 世纪 90 年代以后美国等发达国家普遍接种 b 型流感嗜血杆菌(Hib)疫苗,因而流感嗜血杆菌所致肺炎已明显减少,一般支气管肺炎大部分由于肺炎球菌所致,占细菌性肺炎的 9096 以上。其他细菌,如葡萄球菌、链球菌、流感杆菌、大肠埃希杆菌、肺炎杆菌、铜绿假单胞菌则较少见,肺炎球菌至少有 86 个不同血清型,都对青霉素敏感,所以目前分型对治疗的意义不大,较常见肺炎球菌型别是第 14、18、19、23 等型。

　　有毒力的肺炎球菌均带荚膜,含有型特异性多糖,因而可以抵御噬菌作用。而无症状的肺炎球菌致病型的携带者在散播感染方面起到比肺炎患者更重要的作用,此病一般为散发,但在集体托幼机构有时可有流行。β溶血性链球菌往往在麻疹或百日咳病程中作为继发感染出现,凝固酶阳性的金黄色葡萄球菌是小儿重症肺炎的常见病原菌,但白色葡萄球菌肺炎近几年来有增多趋势,流感杆菌引起的肺炎常继发于支气管炎,毛细支气管炎或败血症,3岁以前较为多见。大肠埃希杆菌所引起的肺炎主要见于新生儿及营养不良的婴儿,但在近年来大量应用抗生素的情况下,此病与葡萄球菌肺炎一样,可继发于其他重病的过程中,肺炎杆菌肺炎及铜绿假单胞菌肺炎较少见,一般均为继发性,间质性支气管肺炎大多数由于病毒所致,主要为腺病毒、呼吸道合胞病毒、流感病毒、副流感病毒、麻疹病毒等,麻疹病程中常并发细菌性肺炎,但麻疹病毒本身亦可引起肺炎,曾自无细菌感染的麻疹肺炎早期死亡者肺内分离出麻疹病毒,间质性支气管肺炎也可由于流感杆菌、百日咳杆菌、草绿色链球菌中某些型别及肺炎支原体所引起。

3.发病机制

由于气道和肺泡壁的充血,水肿和渗出,导致气道阻塞和呼吸膜增厚,甚至肺泡填塞或萎陷,引起低氧血症和(或)高碳酸血症,发生呼吸衰竭,并引起其他系统的广泛损害,如心力衰竭、脑水肿、中毒性脑病、中毒性肠麻痹、消化道出血、稀释性低钠血症、呼吸性酸中毒和代谢性酸中毒等。一般认为,中毒性心肌炎和肺动脉高压是诱发心力衰竭的主要原因,但近年来有研究认为,肺炎患儿并无心肌收缩力的下降,而血管紧张素Ⅱ水平的升高,心脏后负荷的增加可能起重要作用,重症肺炎合并不适当抗利尿激素分泌综合征亦可引起非心源性循环充血症状。

二、临床表现

1.一般肺炎

典型肺炎的临床表现包括:

(1)一般症状:起病急骤或迟缓,骤发的有发热、呕吐,烦躁及喘憋等症状。发病前可先有轻度的上呼吸道感染数天,早期体温多在38~39℃,亦可高达40℃左右,大多为弛张型或不规则发热,新生儿可不发热或体温不升,弱小婴儿大多起病迟缓、发热不高、咳嗽与肺部体征均不明显,常见呛奶、呕吐或呼吸困难,呛奶有时很显著,每次喂奶时可由鼻孔溢出。

(2)咳嗽:咳嗽及咽部痰声,一般在早期就很明显,早期为干咳,极期咳嗽可减少,恢复期咳嗽增多、有痰,新生儿、早产儿可无咳嗽,仅表现为口吐白沫等。

(3)气促:多发生于发热,咳嗽之后,呼吸浅表,呼吸频率加快(2个月龄内>60次/min,2~12个月>50次/min,1~4岁>40次/min),重症者呼吸时呻吟,可出现发绀,呼吸和脉搏的比例自1∶4上升为1∶2左右。

(4)呼吸困难:常见呼吸困难,口周或指甲青紫及鼻翼扇动,重者呈点头状呼吸、三凹征、呼气时间延长等,有些病儿头向后仰,以便较顺利地呼吸,若使患儿被动地向前屈颈时,免疫很明显,这种现象应和颈肌强直区别。

(5)肺部固定细湿啰音:胸部体征早期可不明显或仅呼吸音粗糙或稍减低,以后可闻及固定的中、细湿啰音或捻发音,往往在哭闹、深呼吸时才能听到,叩诊正常或有轻微的叩诊浊音或减低的呼吸音,但当病灶融合扩大累及部分或整个肺叶时,可出现相应的肺实变体征,如果发现一侧肺有明显叩诊浊音和(或)呼吸音降低则应考虑有无合并胸腔积液或脓胸。

2.重症肺炎

重症肺炎除呼吸系统严重受累外,还可累及循环、神经和消化等系统,出现相应的临床表现:

(1)呼吸衰竭:早期表现与肺炎相同,一旦出现呼吸频率减慢或神经系统症状应考虑呼吸衰竭可能,及时进行血气分析。

(2)循环系统:较重肺炎病儿常见心力衰竭,表现为以下几点:

①呼吸频率突然加快,超过 60 次/min。

②心率突然加快,超过 160 次/min。

③骤发极度烦躁不安,明显发绀,面色发灰,指(趾)甲微血管充盈时间延长。

④心音低钝,奔马律,颈静脉怒张。

⑤肝脏显著增大或在短时间内迅速增大。

⑥少尿或无尿,颜面眼睑或双下肢水肿,以上表现不能用其他原因解释者即应考虑心力衰竭,指端小静脉网充盈,或颜面、四肢水肿,则为充血性心力衰竭的征象,有时四肢发凉、口周灰白、脉搏微弱,则为末梢循环衰竭。

(3)神经系统:轻度缺氧常见表现为烦躁、嗜睡,很多幼婴儿在早期发生惊厥,多由于高热或缺钙所致,如惊厥之同时有明显嗜睡和中毒症状或持续性昏迷,甚至发生强直性痉挛、偏瘫或其他脑征,则可能并发中枢神经系统病变如脑膜脑炎或中毒性脑病,脑水肿时出现意识障碍、惊厥、呼吸不规则、前囟隆起、脑膜刺激征等,但脑脊液化验基本正常。

(4)消化系统:轻症肺炎常有食欲不振、呕吐、腹泻等,重症可引起麻痹性肠梗阻,表现为腹胀、肠鸣音消失。腹胀可由缺氧及毒素引起,严重时膈肌上升,可压迫胸部,可更加重呼吸困难,有时下叶肺炎可引起急性腹痛,应与腹部外科疾病鉴别,消化道出血时可呕吐咖啡渣样物,大便隐血阳性或排柏油样便。

三、辅助检查

1.X 线检查

可表现为非特异性小斑片状肺实质浸润阴影,以两肺下野、心膈角区及中内带较多。常见于婴幼儿。小斑片病灶可部分融合在一起成为大片状浸润影,甚至可类似节段或大叶性肺炎的形态。可产生肺不张或肺气肿。在小儿肺炎中肺气肿是早期常见征象之一。可出现肺间质 X 线征象,肺门周围局部的淋巴结大多数不肿大或仅呈现肺门阴影增深,甚至肺门周围浸润。胸膜改变较少。有时可出现一侧或双侧胸膜炎或胸腔积液的现象。

2.血象

细菌性肺炎患儿白细胞总数大多增高,一般可达$(15\sim30)\times10^9/L$,偶可高达 $50\times10^9/L$。中性粒细胞达 $60\%\sim90\%$。病毒性肺炎时,白细胞数多低下或正常。

3.C 反应蛋白

在细菌感染,C 反应蛋白(CRP)的阳性率可高达 96%,并随感染的加重而升高。同时,CRP 还有助于细菌、病毒感染的鉴别。一般来说,病毒感染的患儿 CRP 值较低。

4.血气分析、血乳酸盐和阴离子间隙(AG)测定

对重症肺炎有呼吸衰竭者,可以依此了解缺氧与否及严重程度、电解质与酸碱失衡的类型及程度,有助于诊断治疗和判断预后。

5.病原学检查

(1)细菌直接涂片镜检和细菌分离鉴定:需要注意的是,咽拭子和鼻咽分泌物中分离到的菌株只能代表上呼吸道存在的细菌,并不能代表下呼吸道感染的病原。胸腔积液在化脓性胸膜炎患儿的培养阳性率较高。肺泡灌洗术所取标本采用防污、刷检等技术,能更好地反映下呼吸道病原。也可以使用细菌核酸的检测发现细菌。

(2)病毒病原:可使用鼻咽分泌物的 PCR 测定、免疫荧光测定法、固相免疫测定等。

6.血清学检查

(1)双份血清:适用于抗原性较强,以及病程较长的细菌感染性疾病的诊断。通常采取双份血清,如果 $S_2/S_1 \geq 4$ 倍升高,则可确定为现症感染。

(2)单份血清:包括特异性 IgM 和特异性 IgG 检测。IgM 产生得较早,消失得快,所以能代表现症感染,临床使用较广泛。特异性 IgG 产生得较晚,不能作为早期诊断,但在疾病的某一时期单份血的 IgG 达到一定的水平,也可认为是现症感染。如肺炎衣原体特异性 IgG 效价 $\geq 1:512$,即可认为是现症感染。

四、诊断

根据急性起病、呼吸道症状及体征,一般临床诊断不难。必要时可做 X 线检查。气管分泌物细菌培养、咽拭子病毒分离有助于病原学诊断。其他病原学检查包括抗原和抗体检测。

五、鉴别诊断

在婴儿时期,常须与肺结核及其他引起呼吸困难的病症鉴别:

1.肺结核

鉴别时应重视家庭结核病史、结核菌素试验以及长期的临床观察。肺结核 X 线大多见肺部病变明显而临床症状较少,两者往往不成比例。

2.发生呼吸困难的其他疾病

如喉部梗阻,一般患儿有嘶哑、哮吼、吸气性呼吸困难等症状。如患儿呼吸加深,应考虑是否有酸中毒。支气管哮喘的呼吸困难以呼气相为主。婴儿阵发性心动过速虽有气促、发绀等症状,但有发作性心动过速的特点,可借助于心电图检查。

六、治疗

1.一般治疗

（1）护理：环境要安静、整洁。要保证患儿休息，避免过多治疗措施。室内要经常通风换气，使空气比较清新，并须保持一定温度（20℃左右）、湿度（相对湿度以 60％为宜）。烦躁不安常可加重缺氧，可给镇静剂。但不可用过多的镇静剂，避免咳嗽受抑制反使痰液不易排出。避免使用呼吸兴奋剂，以免加重患儿的烦躁。

（2）饮食：应维持足够的入量，给以流食，并可补充维生素，应同时补充钙剂。对病程较长者，要注意加强营养，防止发生营养不良。

2.抗生素疗法

细菌性肺炎应尽量查清病原菌后，至少要在取过体液标本作相应细菌培养后，开始选择敏感抗生素治疗。一般先用青霉素类治疗，不见效时，可改用其他抗生素，通常按照临床的病原体诊断或培养的阳性病菌选用适当抗生素。对原因不明的病例，可先联合应用两种抗生素。目前，抗生素，尤其头孢菌素类药物发展很快，应根据病情、细菌敏感情况、患者的经济状况合理选用。

儿童轻症肺炎首先用青霉素、第一代头孢菌素、氨苄西林。以上无效时改用哌拉西林、舒他西林、阿莫西林克拉维酸钾等。对青霉素过敏者用大环内酯类。疑为支原体或衣原体肺炎，首先用大环内酯类。

院内获得性肺炎及重症肺炎常由耐药菌引起，选用抗生素如下：①第二代或第三代头孢菌素，必要时可选用碳青霉烯类；②阿莫西林克拉维酸钾或磷霉素；③金黄色葡萄球菌引起的肺炎，选用万古霉素、利福平，必要时可选用利奈唑胺；④肠杆菌肺炎宜用第三代头孢菌素或头孢哌酮舒巴坦，必要时可选用碳青霉烯类，或在知情同意后联合氨基糖苷类。

抗生素应使用到体温恢复正常后 5～7 天。停药过早不能完全控制感染；不可滥用抗生素，否则易引起体内菌群失调，造成致病菌耐药和真菌感染。

3.抗病毒疗法

如临床考虑病毒性肺炎，可试用利巴韦林，为广谱抗病毒药物，可用于治疗流感、副流感病毒、腺病毒以及 RSV 感染。更昔洛韦目前是治疗 CMV 感染的首选药物。另外，干扰素、聚肌胞注射液及左旋咪唑也有抗病毒作用。奥司他节是神经氨酸酶抑制剂，可用于甲型和乙型流感病毒的治疗。

4.免疫疗法

大剂量免疫球蛋白静脉注射对严重感染有良好治疗作用，可有封闭病毒抗原、激活巨噬细胞、增强机体的抗感染能力和调理功能。要注意的是，选择性 IgA 缺乏者禁用。但由于其价格昂贵，不宜作常规治疗。

5.对症治疗

包括退热与镇静、止咳平喘的治疗、氧疗等。对于有心力衰竭者，应早用强心药物。部分患儿出现腹胀,多为感染所致的动力性肠梗阻(麻痹性肠梗阻),一般采用非手术疗法,如禁食、胃肠减压等。弥散性血管内凝血(DIC)的治疗包括治疗原发病,消除诱因,改善微循环,抗凝治疗,抗纤溶治疗,血小板及凝血因子补充,溶栓治疗等。在积极治疗肺炎时应注意纠正缺氧酸中毒、改善微循环、补充液量等。

6.液体疗法

一般肺炎患儿可口服保持液体入量,不需输液。对不能进食者,可进行静脉滴注输液。总液量以 60～80mL/(kg·d)为宜,婴幼儿用量可偏大,较大儿童则应相对偏小。有明显脱水及代谢性酸中毒的患儿,可 1/2～1/3 等渗的含钠液补足累积丢失量,然后用上述液体维持生理需要。有时,病程较长的严重患儿或在大量输液时可出现低钙血症,有手足搐搦或惊厥,应由静脉缓慢注射 10%葡萄糖酸钙10～20mL。

7.激素治疗

一般肺炎不须用肾上腺皮质激素。严重的细菌性肺炎,用有效抗生素控制感染的同时,在下列情况下可加用激素:①中毒症状严重,如出现休克、中毒性脑病、超高热(体温在 40℃以上持续不退)等;②支气管痉挛明显,或分泌物多;③早期胸腔积液,为了防止胸膜粘连也可局部应用。以短期治疗不超过 3～5 天为宜。一般静脉滴注氢化可的松 5～10mg/(kg·d)、甲泼尼龙 1～2mg/(kg·d)或口服泼尼松1～2mg/(kg·d)。用激素超过 5～7 天者,停药时宜逐渐减量。病毒性肺炎一般不用激素,毛细支气管炎喘憋严重时,也可考虑短期应用。

8.物理疗法

对于啰音经久不消的患儿宜用光疗、电疗。

9.并发症的治疗

肺炎常见的并发症为腹泻、呕吐、腹胀及肺气肿。较严重的并发症为脓胸、脓气胸、肺脓肿、心包炎及脑膜炎等。如出现上述并发症,应给予针对性治疗。

七、预防

1.加强护理和体格锻炼

婴儿时期应注意营养,及时增添辅食,培养良好的饮食及卫生习惯,多晒太阳,防止佝偻病的发生。从小锻炼身体,室内要开窗通风,经常在户外活动。

2.预防急性呼吸道感染及呼吸道传染病

对婴幼儿应尽可能避免接触呼吸道感染的患者,注意防治容易并发严重肺炎的呼吸道传染病,如百日咳、流感、腺病毒及麻疹等。对免疫缺陷性疾病或应用免疫抑制剂的患儿更要注意。

3.疫苗接种

RSV 疫苗和腺病毒疫苗均处于研发阶段,流感疫苗较成功。流感嗜血杆菌和肺炎链球菌疫苗可有效预防上述两种细菌感染。

八、预后

取决于患儿年龄、肺部炎症能否及时控制、感染细菌的数量、毒力强弱及对抗生素的敏感程度、患儿机体免疫状况以及有无严重并发症等。年龄越小,肺炎的发病率和病死率越高,尤其是新生儿和低体重儿。在营养不良、佝偻病、先天性心脏病、麻疹、百日咳或长期支气管炎的基础上并发肺炎,则预后较差。肺炎并发脓气胸、气道梗阻、中毒性脑病、心力衰竭和呼吸衰竭时,也使预后严重。

第四章　小儿循环系统疾病

第一节　室间隔缺损

室间隔缺损(VSD)是最常见的先天性心血管畸形,可占先心患者的20%。

一、病理解剖

在所有室间隔缺损的分类方法中,Soto等提出的分类法更有利于理解缺损的转归、累及的瓣膜和类似房室间通道的缺口大小。从右心室面观察,根据缺损边界,可将室间隔缺损分为膜周部缺损、肌部缺损及双动脉下型缺损。

1.膜周部缺损

占室间隔缺损的85%,缺损的边缘由纤维组织构成。缺损可以存在于室间隔肌部、流入部或流出部。若缺损累及房室瓣叶与膜部室间隔之间的接合部,二尖瓣和三尖瓣间的纤维连接将会增强。正常情况下,流入部室间隔将右心室流入部和左心室流出部隔开,当此处的膜部室间隔缺损时,该处的间隔会变小,甚至出现左心室向右心房的分流。流出部室间隔是表面光滑的圆锥隔,当其与肌小梁部的交界缘口偏歪不对线会引起主动脉骑跨;若这种不对线发生在左心室流出道室间隔,会引起主动脉弓梗阻;若发生在右心室会导致肺动脉下梗阻,如法洛四联症。缺损部位可部分或全部被三尖瓣纤维组织覆盖,形成"假性室隔瘤";主动脉瓣脱垂也会盖于缺损的室间隔上,使心室间的分流量减少。此型房室传导束在缺口的后下缘。

2.肌部缺损

肌部缺损约占所有室间隔缺损的10%,边界全由肌性组织组成。缺损可位于心尖部、流入道或流出道的肌部室间隔。它可以呈多发小孔,亦可伴有膜周部或双动脉下缺损。多发小孔的肌部缺损存在于心尖室间隔肌小梁之间,产生"Swiss-cheese"现象,它们可随年龄或肌小梁的肥厚而自行闭合;位于流出道部的肌部缺损也可随周围心肌的生长而自然闭合,此处分流量可为脱垂的主动脉瓣覆盖而减少;开口子流入道的肌部缺损可被三尖瓣瓣叶覆盖。

这种类型缺损与膜周部缺损不同,其传导束位于缺损的前上方。

3.双动脉下型缺损

此型在西方国家较少见,只占室缺的5%,而在东方人中则有30%。其主要特征是在主动脉瓣和肺动脉瓣之间有纤维连接。冠脉瓣脱垂可减少左向右分流,但却常引起主动脉反流。此类型的传导束由缺损部位间接发出。

二、病理生理

室间隔缺损引起心脏左向右分流,其分流程度取决于缺损大小及肺循环阻力。出生早期因肺静脉阻力高,分流量小;而后肺小血管肌层逐渐舒张,肺血管阻力下降,分流量遂增多。大型缺损,因要避免肺血流过多,肺小血管收缩,这一过程往往延迟。若肺静脉回流血增多,会使左心房、左心室负荷增加,心脏容量超负荷及继发性肺高压可最终导致充血性心力衰竭产生。这种代偿机制包括 Frank-Starling 机制、交感兴奋及心肌肥厚。

大型室间隔缺损可引起肺动脉高压;当缺损很大,缺口不能限制左心室的分流来血,使左、右室压力几乎接近,此时分流量决定于体、肺两个循环的阻力。肺动脉血流过多引起肺血管肌层肥厚,内膜增生,可导致肺小动脉结构破坏,产生不可逆的肺血管疾病,此时左向右的分流量可减少。当肺血管破坏进一步发展,肺循环阻力进一步增高,右心室压力明显增加,大于左心室内压力,可以出现右向左分流,体循环缺氧;极少情况下,小儿出生后未有肺小血管平滑肌舒张,肺循环阻力高,左右心室压力相近,存在双向分流而没有充血性心衰的症状和体征。这两种情况,与 Eisenmenger 综合征晚期无多大区别。

除了肺血管疾病以外,其他导致左向右分流量减少的因素有:①右室圆锥部进行性肥厚造成狭窄,右心室流出道梗阻,临床上出现类似法洛四联症表现,而室缺本身症状被掩盖;②缺口由"瘤突"纤维或脱垂的主动脉瓣覆盖,而动脉下缺损常由脱垂的冠脉瓣覆盖,引起分流量的减少;③缺损可能自然缩小或完全关闭。

三、临床表现

1.小型缺损

患儿无症状,通常是在体格检查时意外发现心脏杂音。小儿生长发育正常,面色红润,反应灵活。胸壁无畸形,左心室大小正常,外周血管搏动无异常。主要体征为:胸骨左下缘有一响亮的收缩期杂音,常伴有震颤,杂音多为全收缩期;如系动脉下缺损,杂音和震颤则局限于胸骨左上缘。对于小的肌部缺损,杂音特征为胸骨左下缘短促高亢的收缩期杂音,由于心肌收缩时肌小梁间的孔洞缩小或密闭,杂音于收缩中期终止。心脏杂音的强弱与室间隔缺损的大小无直接关系。

2.中型至大型缺损

患儿常在生后 1～2 个月肺循环阻力下降时出现临床表现。由于肺循环流量大产生肺水肿,肺静脉压力增高,肺顺应性下降,出现吮乳困难,喂养时易疲劳、大量出汗,体重减轻,后渐出现身高发育延迟,呼吸急促,易反复呼吸道感染,进一步加剧心力衰竭形成。体格检查:小儿面色红润,反应稍差,脉率增快强弱正常,但当有严重心力衰竭或有很大的左向右分流时,脉搏减弱。患儿呼吸困难出现呼吸急促、肋间隙内陷。因左心室超容,心前区搏动明显,年长儿可看到明显心前区隆起和哈里森沟。触诊,心尖搏动外移,有左心室抬举感,胸骨左下缘常可触及收缩期震颤。听诊第二心音响亮,如有肺高压时,胸骨左下缘可闻及典型的全收缩期杂音。

如系动脉下缺损型,杂音通常以胸骨左缘第二肋间隙最为明显,当有大的左向右分流时,在心尖部可闻及第三心音及舒张中期隆隆样杂音。

与之相比,当小儿长至 6 月～2 岁,心力衰竭比例反而可以下降。这可能由于缺损自然闭合、瓣膜纤维组织及脱垂的瓣叶覆盖缺口、右室圆锥部狭窄或肺循环阻力增高使左向右分流减少的缘故。随着肺血管压力增高,分流量的减少,心前区搏动逐渐减弱而仅出现严重的肺高压表现:第二心音亢进、单一,收缩期杂音短促最终消失。若有肺动脉反流,在胸骨左缘尚可闻及舒张期杂音;如出现三尖瓣相对关闭不全,有严重三尖瓣反流,则于胸骨左下缘可闻及全收缩期杂音。在十几岁的小儿中,更常见因出现右向左分流而引起的发绀。少数患儿,出生后肺循环压力未降,其主要表现为肺动脉高压,而心力衰竭症状不明显。

当右室圆锥部进行性肥厚,右心室增大的体征可较左心室更明显。如出现右心室流出道梗阻时,第二心音变弱。若狭窄进一步加重,左右心室收缩期压力平衡,全收缩期杂音减弱甚至消失,于胸骨左上缘可闻及响亮的收缩期喷射性杂音。

主动脉瓣脱垂可引起主动脉反流,因左心室舒张末期容量增加,可出现洪脉,心尖搏动外移及特征性的胸骨左缘高亢的舒张期吹风样杂音。

四、辅助检查

1.心电图检查

小型室间隔缺损患者及大型限制性室隔缺损在出生后婴儿的心电图可在正常范围。心电图检查可间接反映血流动力学状况。大型非限制的室隔缺损伴肺血流量增多的婴儿可为正常窦性节律,窦性心动过速,额面 QRS 波电轴正常,双室增大。左胸前导联 QRS 波呈左室优势伴深 Q 波为左室容量超负荷的表现。P 波有切凹,V_1 P 波双向,向下的部分不小,提示左向右分流引起左房增大,亦间接反映左室的容量负荷。婴儿右胸前导联 T 波直立高耸提示右心室增高达体循环水平。如已有右室肥厚图形并伴左室容量超负荷,则提示左向右的分流量仍相当大。合并肺动脉高压者可呈电轴右偏,右室收缩期超负荷图形。在出生后数月系统随访检查心电图较单次心电图更能提供有关病情及预后的信息。新生儿电轴往往在 $+90°～+130°$,如数月内电轴逐渐向左进入 $+75°$、$+60°$、$+30°$ 的角度,则可提示肺循环的阻力已逐渐下降,如电轴继续朝右偏,反映肺循环阻力未降或逐步增高,在高分流的患儿中,观测电轴的动向对估量预后尤其有价值。电轴左偏(朝上向量)往往提示多发性缺损、流入道部位的缺损。在两岁内约有半数心电图上示双室增大,二岁后左室占优势渐多,也有随着缺损的相对或绝对缩小而在心电图上渐趋正常。如有肺动脉高压或右室流出道梗阻则可表现电轴右偏,右室肥厚而无左室肥厚。

2.X 线检查

对估量分流量和肺循环的阻力可有帮助,如配合体征和心电图,对随访病程发展和判断预后亦有参考价值。典型的改变为心脏增大和肺动脉主干及其分支增粗。分流量大者左房左室增大,伴肺动脉压高者右室增大,右房一般不大,如原有左房左室增大,肺动脉压增高后因分流量减少,左房左室增大减轻。在 2 岁以内患儿,约有 70％的心胸比例大于 55％,但到 10 岁时大于 55％者即降至 20％。其原因为:①正常小儿肺容量和胸廓的增长较心脏快,所以心胸比例由婴儿到儿童应有所下降;②室缺的口径有相对或绝对地缩小;③肺部的血管床容量增长很快,所以即使缺损大小不变,肺血管容量可增加承纳分流;④发生肺血管有梗阻性病变,分流量减少,左房左室的容量负荷下降,心脏增大减轻甚至不大。心脏明显增大可压迫左主支气管而引起左下肺不张。小型或限制型室隔缺损者胸部 X 线片正常。

肺血管影可反映分流量多少和肺动脉压力高低,如分流量很大而肺循环阻力不高时,肺血管影增多增粗,肺门有明显搏动;如有肺血管病变,分流量减少,肺门搏动减弱,肺门血管粗大,但周围分支管径锐减。如合并右室流出道梗阻,中央及周围肺动脉均减少,肺动脉主干增宽罕见。在一岁内的婴儿 X 线上心影的大小及形态表现无特征性改变;心影或正常或扩大到左胸壁,心尖或翘起或向左下延伸,无肯定规律。

3.超声心动图检查

在二维超声切面中见到室间隔各部连续中断为诊断缺损的依据。室间隔中断,断端粗钝而影浓密,并能在多种切面中见到的则诊断缺损比较可靠。各种切面中所见室间隔的解剖组成不尽相同,检查时可从多种切面及不同方向扫描来确定缺损的部位进行分型诊断。室间隔的膜部较薄,通常在心尖及剑突下四腔加主动脉根部切面中可以见到,位于主动脉瓣下,延续于室间隔肌部。胸骨旁左室长轴切面中邻近主动脉瓣的室间隔为流出道部分。肌部室间隔流入道部分可见于心尖或剑突下四腔切面,上自三尖瓣环附着处,下至三尖瓣腱束附着点,其余可见的室间隔为小梁部。膜周型室间隔缺损包括膜部室间隔及其他部位肌部室间隔缺损,肌部室间隔缺损周边为肌肉,而膜部室间隔完整。双动脉下型 VSD 的上缘为主动脉瓣环与肺动脉瓣环纤维连接,两个动脉瓣处于相似水平。左室长轴切面偏向右室流出道,或从主动脉短轴转向长轴切面过程能够清楚显示双动脉下型 VSD 的特征,剑突下右室流出道切面也可见到上述特征。心尖四腔切面中看不到双动脉下型 VSD,膜部室间隔完整。经过多种切面检查,二维超声心动图对 VSD 的分型诊断与手术观察比较总符合率达 90％～97.5％。结合彩色血流显像检查也有助于 VSD 的分型诊断。在主动脉根部短轴切面,向流入道缺损者其分流血流与三尖瓣环平行,小梁部缺损者其分流血流朝向右室体部,流出道缺损者分流血流朝向流出道。室间隔的大小不等,还受心肌舒缩及邻近组织黏附的影响。大部分缺损为单个,也有多发性,最常见于小梁部肌部室间隔缺损。也有膜周型 VSD 与小梁部肌部 VSD 同时存在。二维超声心动图对 VSD 诊断敏感性很高,但小型 VSD(＜2mm),近心尖部的 VSD 或多发性 VSD 易被遗漏,如同时应用彩色血流显像有助发现上述类型的 VSD。动物实验及临床应用结果证明,三维超声心动图在显示室间隔缺损部位、大小及形状等方面优于二维超声心动图。

假性膜部室隔瘤常见于膜周流入道型 VSD,剑突下或心尖四腔加主动脉根部切面中均可观察。心室收缩时突向右室呈瘤状,舒张期回复于缺损平面。随着假性膜部室隔瘤的形成,分流逐渐减少,分流多在瘤的下部。但 VSD 的边缘仍保持原来大小,彩色血流显像可以清楚显示分流的部位及范围。

　　应用二维及多普勒超声心动图技术可以估测 Qp/Qs。通过测量三尖瓣反流速度,肺动脉瓣反流速度估测右心室收缩压及肺动脉舒张压外,还可应用连续波多普勒超声直接测量经 VSD 分流血流的流速来了解左、右心室收缩压的压差(ΔP),进一步可估测右心室收缩压。不存在右心室流出道梗阻时,肺动脉收缩压与右心室收缩压相似。因此可以评估肺动脉高压。M 型超声用于测量心腔内径,间接反映室隔缺损的血流动力学状况,也可测得左心室功能。

　　手术或停体外循环后及时进行经食管超声心动图检查可确定是否存在残余分流或残余梗阻。室间隔缺损时术后即刻经食管超声心动图检查有残余分流可达 1/3 病例,其中 2/3 病例在出院时可消失。残余分流束宽≥4mm 者需要再次手术修补。残余分流束宽为 3mm 者需要结合左向右分流量(Qp/Qs)决定。流出道部位的室间隔缺损时常合并主动脉瓣脱垂及反流,术中经食管超声心动图检查可以评估纠治后各个主动脉瓣叶脱垂情况及反流程度提高手术效果。

　　超声心电图检查尚有助于发现合并的右室流出道梗阻及主动脉瓣脱垂、反流,以及其他合并畸形如房隔缺损、动脉导管未闭等。

　　4.CT 和 MRI

　　单纯的室间隔缺损一般也不需要作 CT 和 MRI 检查。MRI 检查一般以自旋回波 T_1W 图像为主来观察室间隔连续性是否中断,若同时在梯度回波电影序列上发现有异常的分流血流存在,则是诊断室间隔缺损可靠的依据,梯度回波电影序列还可用来观察有无伴随的主动脉瓣关闭不全等。CT 和 MRI 检查对于发现肌部的小缺损还是比较敏感的,其中多层螺旋 CT 的空间分辨率更高一些。CT 和 MRI 检查还可清楚地显示左心房增大、左心室增大、右心室增大、肺动脉扩张等室间隔缺损的间接征象。

　　5.心导管及心血管造影

　　由于超声心动图及 MRI 等无创性影像诊断技术已经能够有效地诊断室隔缺损的部位及血流动力学改变,目前单纯室隔缺损很少再需要心导管及心血管造影作为手术前的诊断方法。当诊断不明确,特别合并重度肺动脉高压而不能确定是否适合手术治疗时,心导管检查则有重要的诊断价值。通过心导管检查测定心腔压力及体、肺循环血流量可计算肺血管阻力,并可根据吸入纯氧或者扩张肺血管药物(如一氧化氮、前列腺素等)干预下肺动脉压分流量及阻力的变化评估肺血管的反应性,以了解肺动脉高压的程度及性质。

　　左心室造影轴向投照有助于显示缺损部位。长轴斜位投照时,X 线与前部室间隔相切,对最常见的膜周型室间隔缺损及小梁区肌部缺损显示最好。长轴斜位左室造影也可显示位于流入道的肌部缺损。但肝锁位左室造影对流入道肌部缺损的直接征象显示更好。多发性室间隔缺损也以长轴斜位左室造影显示最佳。左室造影右前斜位 30°~45°投照,X 线与漏斗部室间隔基本相切,是漏斗部缺损的最佳造影体位,可显示漏斗部缺损的直接征象。右前斜位左室造影片上,漏斗部缺损由主动脉瓣下方向肺动脉瓣下方喷射的造影剂束显示。根据进入右室时造影剂束上缘是否紧靠肺动脉瓣,判断是肺动脉瓣下型缺损还是流出道肌部缺损。右前斜位左室造影不仅能显示漏斗部缺损的直接征象,还能显示伴随的主动脉瓣脱垂及主动脉瓣脱垂的程度。为排除或诊断伴发的主动脉瓣关闭不全或动脉导管未闭可加做升主动脉造影。右心室造影适应于怀疑右室流出道梗阻时。

五、治疗

1.内科治疗

中型及大型 VSD 婴儿出生后 2～3 个月随着左向右分流量及肺血流量显著增加,可相继出现呼吸急促、喂养困难等心功能不全的临床表现。此时须给予利尿剂及血管紧张素转换酶抑制剂等药物治疗。利尿剂如速尿(呋塞米)排钠利尿可减少心脏的前负荷,可使肺水肿得到缓解。呋塞米可能增加钾离子的排泄及影响电解质平衡,需要补充钾离子或同时加用螺内酯。临床研究证明血管紧张素转换酶抑制剂(ACEI)卡托普利可降低体循环血管阻力,而对肺循环血管阻力无明显影响,使左向右分流量减少,肺血流量减少,临床症状改善。Rp/Rs 较低的病例,用药后 Qp/Qs 降低,而 Rp/Rs 较高的病例用药后 Qp/Qs 反而增高。高排低阻的左向右分流先天性心脏病合并心力衰竭是应用 ACEI 的主要适应证。高排低阻不合并心力衰竭则疗效不定。卡托普利 0.1～0.3mg/kg,每日三次口服,ACEI 的剂量逐渐增加,应用过程可以出现低血压和肾功能障碍。大量左向右分流型先天性心脏病合并心力衰竭时应用地高辛尚有争议。已有研究结果发现室隔缺损合并心力衰竭时大多数病例的左室心肌收缩力正常,少数病例(13%～15%)LVEF 降低也因心室负荷增加所致。因此,对应用正性肌力药物地高辛提出疑问。然而临床经验也发现经过地高辛治疗部分病例心力衰竭临床表现得到明显改善。地高辛调节神经体液的药理作用可能对改善室隔缺损合并心力衰竭的临床表现更为重要。实际,地高辛发挥调节神经体液的作用早于增强心肌收缩的作用。也有研究发现,在不同血管阻力的情况下,地高辛对 Qp/Qs 影响不同,肺血管阻力(Rp)及体血管阻力(Rs)增高的病例,地高辛使 Qp/Qs 增高,Rp、Rs 不增高病例,地高辛使 Qp/Qs 减少,可改善容量负荷过重。地高辛 0.01mg/(kg·d),分 2 次口服,不必首剂采用饱和剂量。通常卡托普利与地高辛联合应用的效果较单独用药好。

液体的摄入亦须限制,每日<120mL/kg;热量每日约 140kcal/kg,必要时插胃管点滴营养液。患婴的症状和体征很难排除合并有肺部感染的继发,引起可应用适当的抗生素。供氧虽属常规治疗,但必须注意,氧对肺循环的作用为血管扩张,对体循环为血管收缩,所以如用氧过度可增加分流量。在有肺水肿时供氧可改善缺氧,但如血氧不低,不必持续供氧。严重的呼吸窘迫可用持续正压呼吸。

在药物治疗过程中需要临床评估心力衰竭的表现及超声心动图评估室隔缺损血流动力学、肺动脉高压状况。如果临床表现改善,出生后的肺动脉高压下降而趋于正常提示病情好转,鉴于相当部分的室隔缺损有自然缩小或闭合的机会可以继续内科治疗随访观察。如果药物治疗后仍然喂养困难、体重不增或肺动脉高压持续时则应考虑及时外科手术治疗。

部分中型及大型室隔缺损婴儿 6 个月左向右分流量减少而临床表现改善,其中部分患儿系因室隔缺损自然缩小,而使分流量减少,但也可能因为合并肺动脉高压或右室流出道肌肉肥厚梗阻而使左向右分流量减少。特别是重度肺动脉高压致使分流量减少形成临床好转的假象会延误手术治疗的时机。因此,超声心动图检查评估病情非常重要。至2岁以后很少因左向右分流而发生心力衰竭,如有心力衰竭可能由于呼吸道感染、感染性心内膜炎或主动脉瓣反流引起,需要针对病因进行治疗。

小型 VSD,无症状也无肺动脉高压征象,则不需治疗,也不必应用抗生素预防感染性心内膜炎。

大型 VSD 合并重度肺动脉高压患者如就医太晚失去手术机会,将逐渐发展为 Eisenmenger 综合征,出现发绀,运动能力减退。对症治疗仅改善症状,肺血管扩张药物很少获得理想效果。

2.外科治疗

室隔缺损外科手术修补始于 1954 年。随着体外循环技术进步,深低温停循环技术的应用,室隔缺损外科手术修补已不受年龄及体重的限制。大型室隔缺损合并肺动脉高压患儿也可在生后早期获得及时手术治疗,目前单纯室隔缺损的外科手术死亡率为<1%。

室隔缺损外科手术治疗的指征为:①中型或大型室隔缺损合并心力衰竭经过药物治疗无改善,喂养困难,生长迟缓,反复呼吸道感染;②大型室隔缺损合并肺动脉高压,即使无临床症状;③年长室隔缺损患儿,随访过程缺损不见缩小,Qp/Qs>2:1,即使无临床症状;④室隔缺损合并主动脉瓣脱垂及反流或右室流出道梗阻。

小型室隔缺损可占所有室隔缺损的 70%~80%,是否应该手术治疗尚无统一意见。小型室隔缺损的自然闭合率可高达 75%~80%,该类患儿无任何临床症状,生长发育正常,运动能力不受限制,唯有室隔缺损的心脏杂音,寿命与正常人相似。以往曾认为室隔缺损增加发生感染性心内膜炎的风险。在所有室隔缺损患者中,感染性心内膜炎的发生率约为每 1000 例每年 1~2 例,在 70 岁以前发生感染性心内膜炎的风险约为 1/10,多数在 20 岁以后。缺损大小对发生率无影响。单纯 VSD 死于感染性心内膜炎的占 2%~3%。手术闭合缺损并不能预防感染性心内膜炎的发生。手术后,如有残余分流则为感染性心内膜炎的高危因素。多数认为小型室隔缺损不必手术治疗。也有认为目前手术效果好可考虑手术修补消除心脏杂音。某儿童医院统计出生后发现有室隔缺损者最后需手术治疗仅占 15%,原有症状者占 25%。

如合并严重肺血管病变是室隔缺损手术治疗唯一的禁忌证。经过心导管检查,肺血管阻力超过 $8wood/m^2$ 通常认为是不宜手术的。如果肺血管阻力 $4\sim8Wood/m^2$ 则需要经过吸入纯氧或其他肺血管扩张剂(如 NO 吸入)干预检测肺血管反应性确定肺动脉高压是否可逆再决定是否需要手术治疗。肺血管病变很少见于 1 岁内。

手术治疗的适宜时间主要取决于室隔缺损的病情及部位。中型或大型室隔缺损患儿出生后早期合并心力衰竭经过药物治疗而无改善的,应早期(6 个月内)手术治疗,如 6 个月以后肺动脉高压仍然持续的,应在 1 岁内手术治疗。双动脉下或肺动脉下型室隔缺损很少自然缩小或闭合,而且常合并主动脉瓣脱垂及反流,应早期手术治疗避免发生主动脉瓣反流。如果已经合并主动脉瓣反流,但无心脏扩大或心力衰竭,最好延至青年期手术以适应需要瓣膜置换的可能;已有心脏扩大及心力衰竭者不论年龄均应手术治疗;心脏扩大(左室收缩末期内径＞29mm/m²)即使无临床症状也应及时手术治疗。其他类型室隔缺损,如无肺动脉高压或临床症状,手术时间则不限定。但是,中-大型室隔缺损手术后随访研究发现,手术时平均年龄5岁,术后1.6年复查无残余分流,LVEDV为正常的118%,LV mass为正常的278%,LVEF为正常的85%;手术时平均年龄12个月,术前P_{RV}/P_{LV}为1.0,右室压力96mmHg,术后1.5年复查,LVEDV从正常的278%降至113%,LV mass从正常的136%降至98%,LV_{EF}正常。由此可见,早期手术对左室结构及功能的恢复有利。

单纯VSD的手术治疗有2种选择,即先行肺动脉环缩,以后再修补室隔缺损,或直接修补室隔缺损。肺动脉主干环束可减为肺血流量减轻肺充血,防止肺动脉高压的发展,是有效而安全的减状手术。但是肺动脉主干环束可能导致肺动脉瓣下狭窄,主动脉下狭窄,而且存在2次手术风险。随着外科手术技术的进步,目前基本采用直接修补室隔缺损的方法。肺动脉主干环束手术仅用于小婴儿伴多发性室隔缺损或流入道缺损,直接修补可能损伤房室瓣装置或传导束时。缺损修补手术可经心室切开或心房切开经三尖瓣进行,流出道部位的缺损则可经肺动脉切开后修补。心尖肌部缺损的暴露比较困难,有时需要心尖部左室切开修补,住院死亡率达7.7%。联合心导管介入方法堵闭肌部缺损为目前常用的治疗方法。

绝大部分单纯室隔缺损患者经过外科手术治疗后能够正常生活及具有正常的运动能力。少数患者术后有残余分流及心脏传导阻滞。术后有残余分流的约占10%～25%,残余分流多种缺损补片边缘,绝大部分残余分流不影响血流动力学,而且有消失的可能。如果分流量较大者则需要闭合处理,约占1%～2%病例。伴有残余分流者必须接受预防感染性心内膜炎的措施。室隔缺损外科修补后发生心脏传导阻滞的约占5%,损伤房室结或希氏束而导致持续完全性房室传导阻滞仅占<1%,需要安装起搏器治疗。术后曾有暂时性心脏传导阻滞者以后发生严重心律失常及猝死的机会较高,即使恢复后无症状也应定期(每年或每6个月)接受24小时动态心电图检查。术后曾有室性早搏者也应复查监测心电图。心室内传导障碍见于大部分心脏直视手术患者。右束传导阻滞见于26%室隔缺损术后患者,包括经心房或心室修补缺损者。长期随访结果显示右束支传导阻滞不影响心室收缩功能,可能影响心室舒张功能。如果右束支传导阻滞合并心电轴左偏及P-R建起延长,特别在术后曾有暂时性完全房室传导阻滞的,则为晚期发生完全性房室传导的预兆,需要密切随访观察。

部分术后患者左心室持续增大,心室功能减低但无临床症状,长期预后尚不明确。晚期出现主动脉瓣反流,可见于术前伴或不伴主动脉瓣脱垂及反流者。术后三尖瓣反流可因合并三尖瓣异常或缺损补片影响所致。

3.经心导管介入治疗

应用特制的堵闭器经心导管封堵肌部室隔缺损始于1988年。堵闭器可直接经心室或经皮穿刺实施封堵,主要用于心尖肌部室隔缺损或多发性肌部室隔缺损。美国注册资料显示,经皮放置堵闭器成功率为87%,12个月缺损闭合率为97%,合并症发生率为11%。膜周型室隔缺损经心导管介入治疗始于1994年。国内临床经验显示,对适宜的病例,介入治疗也有较高成功率。室隔缺损外科手术后残余分流,如需闭合治疗时,介入治疗则是一种选择。但是安置膜周型室隔缺损堵闭器有可能损伤主动脉瓣、三尖瓣及心脏传导束。完全性房室传导阻滞的发生率为 2.90/0～5.7%,传导阻滞可发生于当时或安置堵闭器后≥1 年。介入治疗的严重合并症仍是临床关切的问题。

第二节　房间隔缺损

房间隔缺损(ASD)是指心房间隔任何部位出现缺损造成心房水平的交通。发生率为1/1500,临床上较常见,占所有先心病的 6%～10%,以女性多见,男女比例约为 2∶1。有少数家庭中可发现有基因异常。最近 Benson 等发现部分家族性房间隔缺损 5p 染色体可有基因突变。

一、病理解剖

在胚胎发育达 4mm 时,原始心房内相继长出第一及第二房间隔,经与中心心内膜垫会合后,将单腔的原始心房一分为二。在房间隔发育的同时,静脉窦也不断发育和移位,静脉窦移至右心房并扩大成为右心房的主要部分,使上腔静脉、下腔静脉、冠状静脉窦分别开口于右心房内,构成右心房的静脉窦部,而原始的右心房侧发育成为右心耳及右心房外侧壁,构成右心房的体部。心房形成及分隔过程出现异常,就可出现相应的畸形,根据胚胎发生,将房间隔缺损分为四个类型:

1.原发孔型房间隔缺损

房室瓣未被累及,少见。缺损位于冠状静脉窦开口的前方,缺损的下缘即为左右房室环的接合部,前方接近主动脉壁,后缘接近房室结。

2.继发孔型房间隔缺损(中央型)

占总数约 70%,可以呈单孔,少数为多发型,也有筛孔状者。

3.静脉窦型房间隔缺损

占 4%,其上方为上腔静脉开口,下缘为房间隔,卵圆窝和冠状静脉窦口均存在。几乎均伴有右上肺静脉异位引流。可分为三种亚型:①上腔静脉窦型房间隔缺损:位于上腔静脉入口处,多数伴有 1 支或数支右上肺静脉或右肺上、中叶静脉向上移位,进入上腔静脉根部;②下腔静脉窦型房间隔缺损:此型罕见。在卵圆窝后下方腔静脉入口处出现裂隙状小缺损,Kirklin等称之为后房间隔缺损,常伴有右下肺静脉 1 支或数支向下移位进入下腔静脉中。因右下肺静脉造影时右心下缘呈弯刀状放射影,也称为弯刀综合征。③冠状窦口型房间隔缺损:此型罕见。位于正常冠状窦口处,缺损后缘为心房壁。有两种亚型:冠状静脉窦顶盖部分或全部缺如,伴残存左上腔静脉入冠状静脉窦或左房者占 90%;异位肺静脉入冠状静脉窦(三房心的一种),不伴左上腔静脉。

4.单心房

此型多并发其他复杂性先天性心脏病。

二、病理生理

除非缺损较小,通常通过房间隔缺损分流方向及分流量取决于两个下游心室的相对顺应性,与房间隔缺损的大小无关。通常右心室顺应性较左心室佳,因此,多数情况下为左向右分流。

在婴儿期,由于右心室肥厚、顺应性不佳,心房水平的左向右分流少。在出生后第一周,随着肺血管阻力下降,右心室顺应性改善,左向右分流增加。绝大多数的单纯房间隔缺损婴儿无临床症状,亦有出现心功能衰竭的报道,但此类患儿心导管检查除心房水平左向右分流外,多无其他异常发现,心力衰竭的发病机制尚不明了,且易伴发心外畸形、生长发育迟缓。后者即使在房隔缺损关闭后亦不改善。通常情况下,患儿肺动脉血流量较正常高 $3\sim4$ 倍,而肺动脉压力仅轻度升高,肺血管阻力维持正常范围。但亦有在出生后 3 个月即发现有肺动脉阻塞性疾病的报道。房间隔缺损伴有由肺动脉阻塞性疾病所致的严重发绀少见。继发孔型房间隔缺损患儿出现发绀的另一种原因是较大的冠状窦静脉瓣、欧氏瓣或塞氏瓣直接将血流从下腔静脉导入房间隔缺损。此时,必须手术关闭房间隔缺损。

三、临床表现

(一)症状

症状出现的早晚和轻重取决于缺损的大小。婴儿期因左右心室壁的厚度差距不大,左右室舒张期的充盈阻力差别不如年长儿的悬殊,分流量不致过大,所以临床上发现较少。通常不到 1/10 的患者在两岁内有症状而就诊。患儿生长发育大多正常,体型多属瘦长,仅在体检或其他疾病检查时闻及杂音进一步超声检查而诊断。

缺损小者可终身无症状,缺损较大者症状出现较早,吃奶、剧烈哭吵时可出现暂时性发绀,活动后心悸、气促及易疲倦。多数房缺患儿至二三十岁仍能生活如常。少数患者有咳嗽、咯血、肺小叶不张及频发呼吸道感染,如有肺动脉过度扩张可压迫左喉返神经而引起声音嘶哑。偶有患婴以阵发性室上性心动过速为最早表现,如早年出现房颤或房扑,则缺损必然很大。

(二)体征

(1)心前区较饱满,搏动活跃,剑突部亦很显著,肺动脉的搏动在胸骨左缘第二肋间能清楚触得,患儿取前倾坐位时更为明显。少数患儿(10%)于肺动脉瓣区可扪及震颤,提示右室与肺动脉之间有较大的压力阶差存在。患儿的脊柱如有侧凸,常伴有二尖瓣脱垂。

(2)胸骨左缘第二、三肋间可听到喷射性收缩期柔和杂音,常不超过 3/6 级,向两肺传导。杂音在婴幼期可无或很轻;杂音并非直接由房间隔缺损分流形成,而是因通过肺动脉瓣口的血流量太多,产生相对性的肺动脉瓣狭窄所致。此外,肺动脉的主干扩张,血流射入后产生漩涡,可能亦为杂音产生的原因之一。在胸骨左缘的下部第一心音亢进,由于三尖瓣的关闭特响。肺动脉压虽不高,但其瓣膜关闭音常响亮。最为特征性的听诊发现为肺动脉瓣音区第二音常呈固定的分裂(0.05秒以上),年龄越大越明显。正常人呼吸可影响第二音分裂的程度,吸气时腔静脉回心血流增加,右室容量增加,收缩泵血费时较长,肺动脉瓣关闭于是延迟;同时肺的吸气膨胀,使肺血管床容量增加,回左心的流量一时减少,左室泵血提早完成,所以主动脉瓣关闭提前。这样第二音的分裂随呼吸周期而有所变动。但在房间隔缺损的情况下,呼吸对左右心室容量影响不复存在,第二音分裂的时距即固定不变;换言之,呼气和吸气时右室的超容状态固定不变,房缺时右室的血源除由体循环静脉而来外,尚有由左房向右房分流的来血。在吸气时腔静脉回心血增多,设以 A 代表;呼气时减少,以 a 代表。分流量在吸气时因回左房血少,所以分流量减少,以 b 代表,而呼气时回左房血多,分流量大,以 B 代表。这样右室不论在呼气吸气右室的容量增多总是固定不变;A+b(吸气时右室容量)=a+B(呼气时右室容量),所以产生第二音的固定分裂。但事实上心室超容而使收缩期延长很少存在;另一解释为本病因肺血流量多致肺血管皆呈扩张状态,舒张时所产生的张力逆向关闭肺动脉瓣因此延迟,呼吸对此影响很小,所以第二音固定分裂。在婴儿期固定分裂不易听出,至三四岁即趋明显。

其他可能出现的杂音有:分流量大者于心尖与胸骨左缘之间有一舒张中期杂音,系由于通过三尖瓣口流量洪大,造成相对性的狭窄所致;三尖瓣如有反流,在胸骨左缘下部可听到粗糙的收缩期杂音;如年长后发生肺动脉高压,第二音分裂的时距缩短,胸骨左缘上部收缩期杂音减轻,三尖瓣相对性狭窄的舒张中期杂音消失。如有肺动脉瓣关闭不全,在胸骨左缘中部可听到舒张早期杂音。呼吸与体位对所有与房间隔缺损有关的杂音影响很小。

四、辅助检查

(一)X 线检查

婴幼儿患者心脏大小可正常或稍有增大,肺血增多亦不明显;如缺损很大,分流量很多,右房、右室、肺动脉总干及其分支均扩大,搏动强烈;左室和主动脉相对较小。左房因有向右房的分流,所以不大,此与室缺和动脉导管未闭等有别。在平片上有时右室与左室增大不易明辨,可在左侧位片上看,如进右房的下腔静脉影暴露在心缘外,则为右室增大,如下腔静脉影包含在心影以内,则为左室增大。

肺血管影粗大,肺动脉干膨出,肺门影增大,透视下除肺门外肺野的血管也有搏动,称"肺门舞蹈"。由心脏的大小和肺血管影的粗密可以估测分流量。分流量大者肺静脉影与正常不同,肺野上部的静脉回流量可与下部相仿甚至超过下部。

(二)心电图

大多病例有右室增大伴有右束支传导阻滞的图形,V_1 上有 rsR' 样图形。实际上右束支传导功能仍正常,只是因为右室扩大,所以传导延时,R' 波为右室流出道最后除极所产生。P-R 间期可延长(20%),系由于右房增大所致的 P-H 间期延长所致。

P 波的额面电轴朝向左下;如系静脉窦型房缺,P 波电轴可朝向左上,即 P 波在 Ⅱ、Ⅲ、

aVF 导联上倒置,可能系正常窦房结部位有缺损所致。

中年后(1/4)可发生房性的心律失常如房颤、房扑及房速等。至老年可有完全性右束支传导阻滞。

(三)超声心动图

M 型超声上继发孔缺损可示右室增大,室间隔大多有矛盾运动,二尖瓣运动多属正常,与房室隔缺损时二尖瓣在舒张时穿过室间隔不同。二维超声可以查见各型的房间隔缺损,当声束垂直房间隔的切面中可见特征性的回声失落,剑突下切面最为多用。年长后剑突下探查可能不能满意,可加用胸骨旁位以观察房间隔。心尖四腔位亦可显示房间隔,但因声束与房间隔平行,卵圆窝的房间隔又较薄(婴儿 0.2mm,儿童 0.4mm),可以发生回声失落的假象。此外,二维超声可显示右房右室及肺动脉扩大,和室间隔的矛盾运动。体静脉的连接情况如左上腔静脉的存在、下腔静脉中断、奇静脉延续至上腔静脉等亦可查实。肺静脉有的虽可查见,但仍以用彩色多普勒检查为佳。

脉冲多普勒超声可显示通过房缺的异常血流,分流主要发生于收缩晚期和舒张早期,因左右房之间压差很小,又非限制性,所以分流的流速不快。脉冲多普勒超声可估测肺循环与体循环血流量比(Qp/Qs)。应用脉冲多普勒超声测量肺动脉及主动脉口处血流平均速度或流速时间积分及截面积可以分别估算肺循环血流量(Qp)与体循环血流量(Qs),与心导管检查结果相差不多。彩色多普勒超声可直接看到经过房缺的血流,对多发的筛孔型缺损尤为有助。对肺静脉与心房的连接情况可予显示,胸骨旁短轴可看到左右两侧的下肺静脉,左上肺静脉亦可由胸骨旁探查,当然胸骨上探查亦佳。彩色多普勒超声可显示异常的肺静脉回流。如有左上腔静脉和无顶冠状静脉窦,于左臂注射显影剂,可见显影剂在左房出现较右房为早。

年长儿经胸超声(TTE)探查房间隔可能不能令人满意,经食管超声(TEE)较为理想,因探头距房间隔很近,且与房间隔垂直,如辅以造影剂更能证实。在介入法关闭房缺时,可以指导放置封堵器、观察有无残余分及对二尖瓣、三尖瓣的影响。近年来开展的实时三维超声(RT-3D-TTE)可更准确显示房缺的大小,房缺口与卵圆窝上缘与下缘及房室瓣的关系。

(四)心导管及心血管造影

由于接受了自左房分流的血氧饱和度高的血液,右房的血氧升高,与腔静脉之间的血氧饱和度差超过 10% 对诊断有意义。因下腔静脉血液在不同节段和不同时间的血氧差异很大,所以用上腔静脉与右房对比较为可靠。但如上腔静脉血氧特高,饱和度超过 85%,应考虑有肺静脉异位回流,可用右锁骨下静脉对比。由血氧差算出的分流量小者,Qp/Qs 约 2:1 左右,大者可达 4:1 甚至 5:1。由肺动脉的血氧饱和度可粗估分流量的大小,如 80%~85%,为小分流量;85%~90%,为中等量;90%以上为大分流量。右房的血氧高于腔静脉尚须排除下列情况:室缺伴三尖瓣反流,左室与右房交通,部分性或完全性房室隔缺损,部分性或完全性肺静脉异位连接,及乏氏窦破入右房等。如同时伴有肺静脉异位连接到上腔静脉,则上腔静脉与右房的血氧差即不明显。

导管如由大隐静脉循下腔静脉上插,较易通过房缺而入左房,但这不能排除导管是推开卵圆孔的帘膜而入左房的可能,后者实际并无分流存在。如导管确系通过房缺而入左房,右房与上腔静脉须有明显氧差,左右房压差缩小或消失方有意义。如通入左房的位置特低,应考虑"原发孔"缺损,此时很易插入左室,但不易插入肺静脉。

右肺静脉回流入右房的畸形在病理生理上与房缺相仿,临床上亦无法区分。心导管检查时如已插入右肺静脉,抽出时仔细观察,如心导管端始终朝向右侧,则可提示右肺静脉直接连接右房,彩超可协助诊断。

房间隔缺损患者肺动脉压往往稍高,肺循环阻力可不高。导管通过肺动脉瓣口时,可能有收缩压的阶差;分流量大者,右室与肺动脉压力阶差可达 20～30mmHg(2.6～4kPa),而并无器质性的肺动脉瓣狭窄存在,房缺术后压差消失。

临床表现与非入侵性的检查如能确诊者,可省略心导管检查而直接进行手术或介入法治疗。

五、治疗

房缺随年龄增长可发生肺动脉高压,如分流量大(Qp/Qs 超过 1.5),心影增大,心电图上 Vl 的 R 波很高均应早期手术治疗。修补时打开右房先查看缺损的位置,查得下腔静脉开口后由下而上修补,慎勿将下腔静脉开口残存的欧氏瓣误认为卵圆窝缘而打补片,使下腔静脉与缺损口相通,造成下腔静脉向左房分流而产生术后发绀。鉴于成年后发生心衰或肺动脉高压后手术死亡率较高,所以宜在儿童期尚未出现并发症时即进行修补,如在学龄前手术,患儿可健康成长。

虽然外科手术修补房缺疗效确切,但创伤较大、需体外循环、术后恢复时间较长、需要输血、会遗留瘢痕等。介入治疗克服了上述缺点,得到患者和家长青睐。有报道 1195 例房缺病例,经外科手术修补 221 例(19.5%),应用堵闭器封堵 974 例(81.5%)。因此,大部分继发孔房缺适于经导管介入封堵。我国开展先心病介入治疗始于 20 世纪 80 年代中期,房缺封堵的成功率已达 94.2%～99.4%。继发孔型房缺,缺损边缘至上、下腔静脉,冠状动脉窦、右上肺静脉之间距离≥5mm,至房室瓣距离≥7mm,年龄>2 岁者可以选择介入治疗。应严格掌握介入治疗的适应证,减少介入相关并发症的发生。有报道介入封堵 2392 例房缺病例,发生各种并发症 184 例(7.69%)。房缺封堵术前应注意排除合并畸形,如部分性或完全性肺静脉异位引流、多孔型房缺、冠状动脉起源异常、心肌疾病及小直径房缺合并肺动脉高压等。另外,封堵术后应定期随访观察,警惕晚发并发症的发生。

Pawelec-Wojtalik 等比较儿童房缺介入封堵与外科手术后两组超声心动图随访结果,介入封堵组的右心室舒张末直径指数(RVEDI 1.00＋/－0.20)小于手术组(RVEDI 1.18＋/－0.20)(P=0.001),左心室舒张末期指数(LVEDI 1.04＋/－0.08)大于手术组(LVEDI 0.99＋1－0.07)(P=0.022),外科手术组等容舒张时间(IVRT 42.5＋/－8.95)较介入封堵组(IVRT 50.00＋/－9.65)短(P=0.02),因此作者认为,房缺介入封堵术后随访在左室舒张功能改善、左右心室大小改变方面优于外科手术。

第三节 动脉导管未闭

动脉导管是由第六对支气管动脉弓远端演化而成。在胎儿循环时,它将大部分右室入肺动脉的血流导入降主动脉送往胎盘进行氧合。出生后,动脉导管未闭可作为一个独立病变存在(可单独存在),也可与其他心血管畸形合并存在,如主动脉弓缩窄或中断、严重的主动脉狭窄、左心发育不全综合征及肺动脉闭锁,严重的肺动脉狭窄或者作为血管环的一部分。单纯的动脉导管未闭占所有先天性心脏病的 12%,占活产婴儿的 0.04%~0.06%。

一、病理解剖

动脉导管常位于左侧,肺动脉端开口起自左肺动脉近主肺动脉分叉处,主动脉端开口位于主动脉弓与降主动脉之间。如为右位主动脉弓,动脉导管可位于右侧。少数左位动脉导管发生于右位主动脉弓,连接左肺动脉与左头臂动脉。极少数动脉导管为双侧。

组织学上,动脉导管管壁中段主要由数层环状的沿长轴方向排列的平滑肌构成,而与肺动脉和主动脉连接之处主要由环状的弹力纤维构成。出生后 12 小时,由于中层平滑肌收缩,动脉导管出现功能性关闭。此后,由于内皮细胞增生、肌纤维由纤维组织替代而最终转化成纤维索,形成动脉韧带导致解剖性关闭,此过程约需 3 周到 3 个月。

二、病理生理

单纯的动脉导管未闭的血流方向通常由降主动脉向肺动脉分流,从而形成左向右分流。分流量取决于导管的粗细和体循环与肺循环血管阻力之间的压差。生后早期肺血管阻力较高,分流量较小。2 个月后,随着肺血管阻力的降低,左向右分流逐渐增加。如导管管径较粗,左向右分流量多,肺静脉回流增多,则使左心容量负荷过重,左心房、左心室扩大。左心室容量负荷过重使左室舒张末期压力增大,导致继发性左心房压力增高,最终出现左心衰竭症状。

粗大的动脉导管未闭使肺循环血量增加过多,可造成肺动脉压力增高,体、肺循环的压力接近相等。此时,左向右分流量取决于体肺循环之间的相对阻力差。肺血流量的增多将会进一步减慢或阻止肺小动脉平滑肌的退化,导致持续肺动脉高压。持续的大型左向右分流可使肺小动脉中膜增厚,内膜增生,导致肺小动脉破坏,形成不可逆性的肺血管病变。此时,左向右分流减少。随着肺血管的进一步破坏以及肺血管阻力的增加,出现右向左分流,导致体循环血氧含量降低。

为维持正常体循环血量,机体进行了一系列的代偿。如通过 Frank Starling 机制左心室舒张末期容量增大以增加每搏量;增强交感神经兴奋性以增加心率和心肌收缩力,使心输出量进一步增加。年长儿代偿机制较完善,新生儿、早产儿较差。在存在中等流量的左向右分流时,早产儿比足月儿更早出现心力衰竭。肺毛细血管通透性增加可致肺水肿。此外,大的动脉导管在心脏舒张期的窃血现象可造成肠系膜动脉在舒张期出现血流缺如甚至逆向血流,易导致坏死性小肠结肠炎。

三、临床表现

1.早产儿

血氧分压升高可使动脉导管收缩，而前列腺素 E 可使之扩张，此反应的灵敏程度与胎龄有关。早产儿动脉导管未闭的发病率极高。在 1750g 以下的早产儿约有半数伴有动脉导管未闭，而在体重不到 1200g 者发生率可达 80% 左右。肺泡表面活性剂的应用改善了呼吸窘迫综合征的症状，使肺血管阻力降低，临床症状常在生后 3～4 天左右才开始出现。最初可在胸骨左缘第 2 肋间闻及短促、柔和的收缩期杂音，随着左向右分流的增加，周围血管搏动增强，心前区搏动活跃，杂音增强且延长至舒张期。在年长儿常见的典型连续性机器样杂音并不多见。肺动脉瓣区第二心音增强。未用呼吸机的患儿可表现为三凹征，腹部检查多有肝脏肿大。

2.婴儿和年长儿

婴儿或年长儿，较小的动脉导管未闭可不引起任何症状，只是在常规体检时偶然发现心脏杂音才引起重视，生长发育不受影响。心搏出量正常或轻度增加，无心脏肥大或心脏搏动异常，第一、第二心音正常。胸骨左上缘或左锁骨下可听到特征性的连续性杂音，杂音起初柔和，强度逐渐增强，到第二心音最响，至舒张期逐渐减弱。细小的导管未闭临床可能仅表现为局限于收缩期的柔和的喷射性杂音。

动脉导管中等或较大的婴儿，因肺血管阻力逐渐降低，左向右分流增加，生后 1～2 月可出现心力衰竭症状。此类患儿喂养困难，多汗，吸奶时呼吸短促，体重增长较慢，身长亦低于正常儿。可有呼吸急促及肋间隙凹陷等呼吸系统体征，大量左向右分流时可见哈里森沟。由于脉压增大，婴儿可表现为周围血管搏动增强，而年长儿则表现为搏动减弱。心前区心尖搏动增强，呈抬举样搏动及心脏肥大的征象。胸骨左上缘或左侧锁骨下可触及收缩期震颤。在有肺动脉高压时，右心室肥大，于胸骨左侧可触及心脏搏动。听诊第二心音亢进，第一、第二心音可被响亮的动脉导管杂音所掩盖，胸骨左上缘可闻及多发的收缩期喀喇音，乃因来自动脉导管与右心室的相对血流冲撞产生湍流所致。典型杂音为连续粗糙的机器样杂音，于收缩晚期最响。

少数未经治疗而存活的动脉导管粗大的患儿，由于肺血管阻力增加，将发生不可逆的肺血管病变。此时临床症状和体征将发生变化。由于肺血管阻力的增加，左向右分流逐渐减少，左心衰竭症状减轻。症状的改变常出现于生后 8～16 个月，表现为脉搏减弱，心前区搏动减弱，第二心音增强且单一，舒张期杂音消失，收缩期杂音时相变短并逐渐消失。随着右向左分流的产生，肢体末端出现发绀明显，心前区体征呈严重肺动脉高压时的表现。生后 15～18 个月，肺血管即可发生不可逆性改变。

四、辅助检查

1.心电图

心电图的改变取决于左室容量负荷和右室压力负荷的严重程度。动脉导管较细者心电图大致正常;粗大动脉导管未闭者,可出现电轴左偏、左室肥厚;伴有肺动脉高压时可出现双室肥厚,年长后如有梗阻性肺动脉高压,可有电轴右偏、右室肥厚。在某些肢体导联和左心前导联 P 波可有切迹、双峰或增宽,均提示肺血流量增多而使左房增大。左室容量负荷过重在年长儿的心电图上有特征性图形,Ⅱ、Ⅲ、aVF、V_5、V_6 导联 R 波高耸,Q 波深及 T 波高尖;S-T 段抬高呈弯钩状,V_1 导联的 S 波深。大量左向右分流肺动脉压升高时心电图示双室增大,在 $V_1 \sim V_6$ 上可表现为上下幅度相仿的 RS 波。

2.胸部 X 线

心脏的大小与分流量直接有关,婴儿期有心衰症状者,心脏明显增大,心胸比例多超过 0.6;幼儿和儿童患者约有 1/4 心脏大小正常,大多有心脏轻度增大,约有 10% 心胸比例超过 0.6,有肺动脉高压时可见肺动脉干突出,左右心室增大。升主动脉在婴儿期往往正常,年长后渐渐增粗,主动脉结亦大,此与其他左向右分流型先心病不同;但至动脉导管开口处因一部分主动脉血分流入肺动脉,所以入降主动脉的流量锐减,管径趋小,似漏斗,为本病特征性改变。

3.超声心动图

二维超声心动图及彩色多普勒超声对动脉导管的诊断有十分重要的作用,两者结合是目前最常用的无创诊断技术。M 型超声可显示左心容量负荷增加的表现:左心房、左心室扩大。经胸二维超声心动图可显示主动脉横断面、肺动脉增宽,在肺动脉分支处与降主动脉相连接的动脉导管,可测量未闭动脉导管的内径、长短,观察其形态,确定其类型。根据分流血流的速度可以估测肺动脉压。细小或扭曲的动脉导管在二维超声图像上可能不明显,然而彩色多普勒超声可显示其分流,有助于诊断。

4.CT 和磁共振显像

CT 和 MRI 可以较好地显示动脉导管未闭的直接征象,同时也能清楚显示主动脉弓等心脏结构对动脉导管未闭及合并畸形的诊断有重要价值,必要时作为超声心动图的辅助诊断技术。

5.心导管和造影检查

大部分 PDA 病例不需要心导管检查,如有肺动脉高压或有伴发其他畸形征象者,可进行心导管检查。如肺动脉(左分支尤明显)的血氧超过右室 0.6%～1.0% 容量者有诊断意义,但如肺动脉内压力升高,血氧差即缩小,甚至有降主动脉血氧低于升主动脉的反向分流证据。右心导管由右室至肺动脉,易入降主动脉,此为未闭导管存在的明证;造影可以确诊,宜将造影剂注射至降主动脉的导管口稍下,这样在舒张期造影剂可回入导管内。此外,经股动脉插管至主动脉峡部或近动脉导管开口处行左侧位造影,可清楚观察 PDA 的形态。

五、鉴别诊断

本病的特征为连续性杂音,典型者确诊不难,下列情况可有相似的杂音,要注意鉴别。

1.婴儿室间隔缺损合并主动脉瓣关闭不全

此杂音为收缩期舒张期双期杂音,但非连续性,非机器样,不向颈部传导,而向心尖传导,超声心动图检查可鉴别。

2.主动脉窦瘤破裂

破入右室或右房后产生连续性杂音,但破裂时有突发的休克样症状,杂音位置低,多在心前区最响,超声心电图显示扩张的主动脉窦并突入某心腔,升主动脉造影可见升主动脉与窦瘤破入的心腔同时显影。

3.主-肺动脉窗

杂音与动脉导管未闭类似,但位置低,以胸骨左缘三、四肋间明显,超声心动图在胸骨旁大动脉短轴切面显示升主动脉横断面与肺动脉主干之间回声缺失,右心导管在主肺动脉易直接进入升主动脉,同时升主动脉造影见肺动脉和升主动脉同时显影。

4.动-静脉瘘

如冠状动脉瘘,可产生与动脉导管相似的连续性杂音,但位置低,在胸骨左缘第四肋间明显,舒张期较收缩期明显,超声心动图可见扩大的冠状动脉及瘘入相应心腔的分流血流,升主动脉造影可见扩张的冠状动脉及瘘入相应心腔同时显影。肺内动静脉瘘可于不寻常部位听到连续性杂音,但如分流量之大足以发出可闻的杂音,则必有发绀。其他如一侧肺动脉起源于主动脉,动脉单干的肺动脉起源狭窄等,亦可有连续性杂音。

5.完全性肺静脉异位连接

肺静脉汇总后通过垂直静脉入左无名静脉,如无梗阻,由于流量很大,转弯又急,在左胸上部可听到连续性杂音,但由心电图,X线及超声检查不难鉴别。

6.静脉杂音

颈静脉回锁骨下静脉的流向急转可产生连续性的唔唔声,但头颈的转动、体位和呼吸变化均有影响,压迫颈静脉和平卧可使杂音消失。

六、治疗

动脉导管未闭的治疗主要包括外科手术治疗和介入治疗。外科手术可分为两种,未闭动脉导管结扎术和未闭动脉导管离断并缝闭术,后者适合于动脉导管特别短而粗者。自1938年Gross结扎动脉导管首告成功后,至今手术治疗已经普及。手术简便,效果好。

PDA的介入治疗始于1967年,当时Postmann首先采用动脉-动脉导管-静脉轨道法应用泡沫塑料堵塞动脉导管未闭成功,以后各国学者继续发展了多种介入性方法治疗PDA,主要有Postmann法、Rashkind双面伞法、Sideris纽扣法、弹簧栓子法、Amplatzer法等。其中前三种因封堵器材的不成熟而临床不再应用。目前主要应用后两种,其中尤以1997年推出的Amplatzer蘑菇伞封堵器的出现进一步推进了动脉导管未闭介入治疗的临床应用。对于2mm以下的PDA可应用弹簧圈堵闭,既经济又达到良好效果。近年来,随着国产PDA封堵器的成功研制和开发,大大降低了PDA介入治疗的费用。近年来,关闭动脉导管趋向首选介入疗法。动脉导管血管瘤须手术治疗,不宜介入治疗。

在小儿,动脉导管未闭可能并发生长发育迟缓,反复呼吸道感染,心脏增大和心力衰竭,肺叶气肿或不张,感染性动脉内膜炎,以及发展为不可回逆的肺动脉高压等,所以手术不宜犹豫延迟。在婴儿期如有心衰,可先用利尿剂、血管扩张剂及强心苷等治疗,心衰控制后择期手术;如心衰顽固,术前可先用肾上腺素、异丙肾上腺素或多巴胺等静脉滴注,使患婴循环稳定后,急症手术结扎动脉导管。年长儿如分流量不大,可无症状,但约有 40% 的患者在 45 岁以前死亡。手术或介入治疗均属安全,所以学龄前有患者都应堵闭,能有健康的条件开始学校生活。对已有肺动脉高压者术前必须谨慎思考,如心导管检查时肺动脉压力对血管扩张剂有反应者可以手术,如反应很小或毫无反应者,可插球囊导管堵塞动脉导管,以观察肺动脉的压力反应,如见下降可以手术;亦可于开胸后先束紧动脉导管,以观测阻断后对肺动脉压力的影响,临时决定切断与否。有的患儿反应虽小,但切断后肺动脉压力逐日下降。对已有右向左分流引起差异性发绀者手术应属禁忌。

如合并其他左向右分流型先天性心脏病如室间隔缺损、房间隔缺损等应同时手术治疗。

依赖动脉导管的严重心血管畸形,如肺动脉闭锁或主动脉闭锁,其肺循环或体循环的血源完全要依靠动脉导管供血,在此情况动脉导管不但不可以切断,而且吸氧也要慎重(因新生儿提高血氧可促使导管关闭)。相反,保持动脉导管畅通的措施对患婴有利,如用前列腺素 E_1 静脉点滴,使患婴有较好的条件接受手术。事实上,对肺血太少的发绀型先天性心脏病采用体、肺分流术,在功能上宛如建立动脉导管未闭。

七、早产儿动脉导管未闭

早产儿因关闭动脉导管的结构发育未臻成熟,而且对出生后关闭动脉导管最重要的刺激(肺开始呼吸后血氧提高)反应力很弱,早产后很多未能及时关闭;又加早产儿肺动脉分支的管壁平滑肌未充分发育,阻力很小,所以分流量很大,易致心衰甚至死亡。随着近年来诊疗技术的提高,又如辅助呼吸机的精良和静脉高营养的成功,使早产儿的呼吸和消化功能稚弱得到补救,于是对早产儿心力衰竭主要原因的动脉导管未闭遂引起儿科界的广泛兴趣。

1. 临床表现

早产儿发育愈不成熟,PDA 发病率愈高,体重在 1750g 以下者,PDA 约占 45%,体重不到 1200g 者约占 80%,其症状轻重取决于左向右的分流多少和早产儿对肺血增多和左室超容的耐受能力,临床表现大致有三种类型。

(1)未伴发肺部疾病:患婴体重超过 1500g,出生一周左右先发现杂音,以后愈趋响亮和延长,心尖区可能有舒张期杂音,可致心衰,表现为心动过速,呼吸急促,肺底可能有啰音,动脉血 $PaCO_2$ 升高。如病程进展,可能发生心动过缓和呼吸暂停的发作。

(2)发生于肺部疾病的恢复期:体重多为 1000~1500g,出生数小时后发生呼吸窘迫综合征,于第三、四日缓解而出现动脉导管未闭的左向右分流表现。由于肺部疾病时肺循环阻力较高,分流量较小;肺部情况好转后阻力下降,发生了大量左向右分流。按理讲肺部疾病好转后血氧提高可促成导管关闭,但因早产儿对氧的反应迟钝,所以仍保持开放。这类患婴大多正在用呼吸机,宜在停用呼吸机时仔细听心脏杂音,肺部情况虽有好转但时有反复,所以杂音可时有时无。

鉴于早产儿的肺透明膜病大多伴有动脉导管未闭,两者相辅相成构成临床危象,所以有人认为早产儿的呼吸窘迫综合征是两种因素组成,一为缺乏表面活性物质,待二、三日呼吸窘迫好转,肺循环阻力下降,动脉导管即发生大量左向右分流,造成肺水肿,呼吸继续困难,即使应用表面活性物由气管给药,患婴因导管未闭仍不能脱离险境。

(3)与肺部疾病同发:此组患婴体重多不足 1200g,须用呼吸机以维持生命,但因导管未闭,所以需要较高的压力和频率。动脉 PCO_2 往往升高,杂音可能听不到,呼吸窘迫的症状因肺部情况或导管分流不易辨认,只能根据周围血管体征以识别。

2.诊断

早产儿体重 1500g 以内如有左向右分流迹象者大多为动脉导管未闭,当然不除外其他畸形的可能性。X 线和心电图无法鉴别动脉单干或主-肺动脉隔缺损,除非合并其他畸形如主动脉弓右位等可为动脉单干的旁证。二维超声和多普勒超声可助鉴别,如有两组半月瓣,可排除动脉单干。通常不必行心导管或造影检查。

早产儿的未闭动脉导管即使分流量不很多,亦可导致舒张期体动脉的倒流,体循环血供减少,脉压很宽,血压偏低,使多脏器灌注不足,产生临床症状,如颅内供血不足或脉压增宽可产生颅内出血、肾功能减退、心肌尤以心内膜下的心肌供血不足、肠壁缺血致坏死性小肠结肠炎。动脉导管未闭的早产儿喂哺前应测量腹围和胃的容量及注意粪便有无血迹,早期关闭导管可以降低死亡率。所以早产儿凡有腹胀、喂前残留物增多、粪便或胃残留物中有血、肠蠕动音减弱尤以肠壁积气者应趁早关闭导管。

3.治疗

有贫血者应予以治疗,使血细胞比容在 45% 以上,以增加血液的携氧能,减轻稚弱心脏的负担。胎儿血红蛋白的氧离曲线左移,此有利于低氧时取氧,但不利于在组织中释氧,所以少量多次输成人血可使血流在组织中释氧便捷。电解质、葡萄糖及营养需要及时补充,必要时用静脉营养。钠和水的摄入须有控制,强心苷在早产儿效果不明显,大多不用。

药物治疗首推吲哚美辛,口服或静脉注射。本品可抑制前列腺素的合成,有关闭导管的作用。最好在生后 10 天内用药,剂量各家大同小异,一般初剂为 0.2mg/kg,由胃管鼻饲或静脉给药。以后的剂量依开始治疗时年龄而异,如不到 48 小时,以后两剂各为 0.1mg/kg;如为 2～7 天,0.2mg/kg;如超过 7 天用 0.25mg/kg;共三剂,间隔 12～24 小时,密切观察尿量,如尿量减少,给药间隔时间延长或剂量减少。如杂音消失后又出现杂音,应予第二疗程。鉴于常有复通,有学者主张小剂量维持数日。如有肾功能减退(肌酐>1.6mg/kg,或尿素氮>20mg/kg)、出血、休克、坏死性小肠结肠炎或心电图上有心肌缺血等为用药禁忌证。对肾脏的不良反应最为重要,所以用药的剂量应准确无误,如用药中过分限水,可致无尿;但大多低钠、少尿仅短暂存在,不留后遗。如体重不到 1000g,出生 72 小时内即显症状者应立即进行治疗。有学者主张出生第一天低出生体重者进行预防性给药,但并非所有早产儿都未闭,分流量不多者无心衰症状,自动关闭为日后意料中事,似不必进行预防。如内科治疗 48～72 小时心衰仍未控制,应予手术治疗。

第四节　心律失常

一、期前收缩

期前收缩(过早搏动,简称早搏)是指在正常心律或异位心律的基础上提早发生的心脏搏动。按其发生的部位分为房性、房室交接区性(结性)及室性期前收缩。

早搏多见于无器质性心脏病的小儿,但也可发生于有先天性心脏病、心肌炎等的小儿。另外急性感染、电解质紊乱、强心苷类药物过量等亦可引起早搏。

(一)诊断要点

1.临床表现

临床多无症状,年长儿偶诉心悸或心前区不适等。听诊可发现心律不齐,心脏搏动提前,其后常有一定时间的代偿间歇,第一心音强弱也不一致。

2.实验室和其他检查

心电图检查为主要诊断依据。摄胸片,作 ECG 运动试验、超声心动图、必要的化验检查,如心肌酶谱等。有条件者,作 24 小时动态心电图监护。

(二)治疗

1.一般治疗

生活规律,睡眠充足,避免过累与紧张。

2.病因治疗

心力衰竭时的早搏,如非强心苷引起,应用强心苷治疗。强心苷中毒发生的早搏,停用强心苷,给予氯化钾及苯妥英钠。风湿性心肌炎引起者可用肾上腺皮质激素。

3.抗心律失常药物的应用

(1)室上性早搏:健康新生儿和早产儿易伴各类早搏,可暂不用药,定期随访。如随访中发现心房扑动,必须治疗。1 岁以下婴儿在 24 小时心电图检测中见室上性心动过速,亦需治疗。幼儿和年长儿房性早搏频发,有阵发性室上性心动过速先兆时给予治疗,可先使用地高辛,如治疗后房性早搏仍频发,可酌情加用或改用普萘洛尔每日 $1\sim3mg/kg$,分 3 次口服;维拉帕米每日 $2\sim3mg/kg$,分 3 次口服;普罗帕酮每次 $5\sim7mg/kg$,每 8 小时或 6 小时 1 次口服;交接区性早搏的处理同房性早搏。

(2)室性早搏:

①小儿无症状,无器质性心脏病,室性早搏为单源性、配对时间固定,Q-T 间期正常,运动试验后早搏消失或减少,一般无需抗心律失常药物治疗,宜定期随访。

②有严重器质性心脏病,Q-T 间期延长,运动后早搏增多,24 小时动态心电图或运动试验后见短阵室性心动过速,应积极治疗。

③多源性室性早搏、形态和方向相反的成对室性早搏、室性早搏发生在 T 波上或并发完

全性房室传导阻滞或长 Q-T 间期综合征时,多为室性心动过速或室性颤动的先兆,应及时处理。心室率缓慢者慎用异丙基肾上腺素,每分钟 $0.05\sim0.5\mu g/kg$,静脉维持,好转后减量,停药;或阿托品每次 $0.01\sim0.02mg/kg$,每 $4\sim6$ 小时 1 次,口服或注射。室性早搏口服药可选用普萘洛尔、普罗帕酮或胺碘酮等。

二、阵发性室上性心动过速

(一)概述

阵发性室上性心动过速(PSVT)是儿科心血管疾病中最为常见的一种快速心律失常,其特点为突然发作和突然终止,每次发作持续数分钟或数小时至数天不等。患儿易并发心力衰竭和(或)心源性休克,为儿科心血管疾病的急重症。

(二)病因

本病患者绝大多数无器质性心脏病,常发生在有房室旁路或房室结双径路患儿,临床上以前者多见,文献报道显性预激综合征占 25% 左右;少数可因激动房内折返、窦房折返以及心房自律性增加所致。某些心脏病患儿易伴发本病,如先天性心脏病 Ebstein 畸形、先天心脏病术后等。PSVT 可由上呼吸道感染、情绪激动、过度劳累等因素诱发;心导管检查、手术麻醉、败血症、洋地黄中毒及电解质紊乱等可引起 PSVT 发作。

(三)诊断

1.临床表现

小儿常常以突然的烦躁不安,面色苍白、青灰,皮肤湿冷,呼吸增快,脉搏细弱为表现,常伴有干咳,有时呕吐。年长儿童或可自诉胸闷、心慌、心悸、心前区不适、头晕等。发作时心率突然增快在 $160\sim300$ 次/分,一次发作可持续数秒钟至数天,发作停止时心率突然减慢,恢复正常。此外,听诊时第一心音强度完全一致,发作时心率较固定而规则等为本病的特征。发作持续超过 24 小时者,易引发心力衰竭。

2.辅助检查

①心电图检查可确诊,QRS 波呈室上型,QRS 波时限正常,快而整齐,房室折返(含显性和隐性预激综合征)者多在 QRS 波后可见到逆行的 P'波,R-P'>110 毫秒,而房室结折返性室上速者 QRS 波后多无 P'波(P'波融于 QRS 波中),R-P'<70 毫秒,有时可见假 sS 或假 rR 波。但房室折返性室上速逆传型、室上速伴有室内差异性传导及原有束支或室内阻滞的阵发性室上性心动过速,QRS 波呈宽大畸形。②经由食管调搏检查,多数患者能诱发室上速,明确诊断,并可初步分型。③超声心动图,可以显示心内结构和血流有无异常以及检测心腔(房、室内径)大小和功能。

(四)鉴别诊断

在临床上尤其须注意房室折返性室上速逆传型、室上速伴室内差异性传导或原有束支阻滞的室上速,QRS 波群常呈宽大畸形,应与室性心动过速相鉴别。

（五）治疗

应根据患儿病因、心功能及心律失常发生机制，选择适当方法终止急性发作，同时注意消除病因及纠正血流动力学改变。

首先给予一般治疗中的吸氧、镇静，控制输液量及速度。然后可根据患儿情况选择如下治疗：

1.兴奋迷走神经

通过血管压力感受器反射性增强迷走神经张力，延缓房室传导而终止发作。兴奋迷走神经有致血压下降、心搏骤停的可能，应监测心电图及血压，心动过速终止后，立即停用。适用于发病早期、无器质性心脏病及窦房结功能正常者。方法如下：①按压颈动脉窦，用于较大儿童。患儿取仰卧位，头略后仰，侧颈。按压颈动脉窦，位于下颌角，向颈椎横突方向用力，每次5～10秒。不可同时按压双侧颈动脉窦。②屏气法：适用于较大儿童。令患儿吸气后用力屏气10～20秒。③冰袋法：对新生儿及小婴儿效果较好。用装有4～5℃冰水的冰袋或用冰水浸湿的毛巾快速敷于患儿整个面部。可每隔3～5分钟施行一次，每次10～15秒，共用3次。较大儿童可令其深吸一口气，屏住呼吸，然后将面部浸入冰水盆中，每次15～20秒。

注：升压药适用于并发低血压及应用上述方法无效者，临床上很少应用。去氧肾上腺素0.01～0.1mg/kg加入生理盐水10mL，缓慢静脉注射。如血压较用药前升高1倍或发作终止，应立即停药。压迫眼球法可致视网膜脱落，已摒弃。

2.抗心律失常药

静脉用药应监测心电图，转复后静脉滴注或口服以维持疗效。

（1）逆传型房室折返性及房室结折返性心动过速常用下列药物：①普罗帕酮（心律平）：静脉注射每次1mg/kg，加入10%葡萄糖液10mL缓慢静脉推注，首剂无效，间隔15～20分钟给第二剂，一般不超过3次。北京儿童医院PSVT患儿应用普罗帕酮转复率达89%，平均复律时间为8分钟，不良反应小，是目前治疗PSVT首选药。有明显心功能不全及传导阻滞者禁忌使用。②维拉帕米（异搏定）：静脉注射每次0.1mg/kg，一次量不宜超过5mg，加入葡萄糖液10mL中缓慢注射，15～20分钟后未转复者可再给一剂。并发心力衰竭及低血压者禁用。严禁与β阻滞剂联合应用。疗效与普罗帕酮（心律平）相似，但不良反应较大。新生儿及小婴儿易致血压下降、心脏停搏。③腺苷：国内用三磷酸腺苷，快速静脉注射。有强烈兴奋迷走神经作用，可阻断房室结前向传导并抑制窦房结的自律性，静脉注射首剂40～50μg/kg，2秒内快速注射，首剂无效，隔3～5分钟可加倍递增用量重复应用，但最大量不超过250μg/kg。有效率达80%～100%，作用迅速，但易复发。注射后20秒起效，不良反应有脸红、呼吸困难、恶心、呕吐、头痛、窦性心动过缓、窦性静止、完全性房室阻滞，偶有发生室性心动过速，但持续短暂，多自行恢复。有房室阻滞、窦房结功能不全及哮喘患者不宜选用。腺苷对终止房室结折返的PSVT成功率高，而对房性心动过速无效，故可用于鉴别这两型室上性心动过速。④洋地黄制剂：伴有心力衰竭时，洋地黄制剂为首选药物，首剂用饱和量的1/2，余量分两次，每6～8小时一次。此药有正性肌力作用，起效慢，转复率低。洋地黄制剂可缩短房室旁路前传不应期,使冲动加速传导到心室,可导致室性心动过速或心室颤动,故逆传型房室折返性心动过速禁用。⑤胺碘酮:用于上述药物转复无效的顽固性 PSVT 病例,静脉注射每次 2.5～5mg/kg 加入 10%葡萄糖液中缓慢注射。有心力衰竭及高度房室阻滞禁用。由于不良反应多,故不作为第一线抗心律失常药。⑥其他药物:如普萘洛尔(心得安)、氟卡尼也可选用。

(2)逆传型房室折返性心动过速药物首选普罗帕酮或胺碘酮。禁用洋地黄制剂,因可引起严重室性心律失常而发生猝死。如并发心功能不全,应立即用同步直流电击复律或起搏治疗。

本病易复发,急性发作终止后应注意预防复发。新生儿及小婴儿患者不易早期发现,常并发心力衰竭、心源性休克,故终止发作后应用药预防复发,酌情选用地高辛、普罗帕酮维持量。此年龄组大多数患者常于 1 岁自行缓解,故预防用药至 1 岁以后可以逐渐停用。学龄儿童及青少年心脏无病变的患者,发作时有自觉症状,随即应用兴奋迷走神经手法可终止发作或药物控制发作,除反复发作和持续发作者外多不需用药预防复发。伴有晕厥、心力衰竭、心动过速心肌病的 PSVT,尽量首选射频消融术根治。对于发作心动过速 2 次以上的较大儿童,家长要求也可行射频消融术根治。

3.电学治疗

它可采用:①同步直流电击复律:对并发心力衰竭、心源性休克或心电图示宽 QRS 波不能与室性心动过速区别者为首选。电击复律作用快,效果好,较安全。电能量 0.5～1J/kg,如未复律,可加大电能量重复电击,但不宜超过 3 次。②心房起搏:用食管心房起搏或右心房内起搏,以短阵快速起搏终止发作。

4.射频消融术

广泛用于治疗小儿室上性心动过速,可达到根治,避免长期服药。目前国内对小儿的房室旁路折返及房室交界性折返性心动过速的成功率达 90%以上。由于部分患儿随着年龄增长可自愈,而且过量的 X 线照射对小儿有不良影响,以及射频消融的并发症问题难于面对,故应掌握适应证:①频繁发作 2 次以上,影响正常生活;②发作时有严重血流动力学障碍;③药物治疗无效或不能耐受。对婴幼儿患者应更加慎重。由于设备的不断改进,操作技术日益熟练,儿科射频消融术成功率的提高,透视时间的缩短和并发症的下降,与 20 世纪 90 年代初比较均有明显改善。

5.外科手术

手术切割旁路或用冷冻法阻断旁路可根治预激综合征并发 PSVT。由于开胸手术不易为患者接受,近年手术治疗已被射频消融术所代替,仅有少数介入性治疗有困难或失败的病例以及伴有先天性心脏需手术矫治者,才用外科治疗。

三、室性心动过速

(一)概述

阵发性室性心动过速(PVT)是一种严重的快速心律失常,可引起心脏性猝死,小儿 PVT 不多见,近年由于心内手术的开展及诊断技术改善,发病率有上升趋势,小儿 PVT 从病因、发病机制、临床表现、心电图特点、预后及治疗反应上包括一组不同性质的室性心动过速,而心电图有以下共同的改变:①连续 3 次以上的室性期前收缩,QRS 波宽大畸形、婴儿 QRS 时间可不超过 0.08 秒,心室率 150～250 次/分;②可见窦性 P 波,P 波与 QRS 波各自独立,呈室房分离,心室率快于心房率;③可出现室性融合波及心室夺获。小儿 PVT 分为阵发性室性心动过速、特发性室性心动过速、婴幼儿无休止室性心动过速及遗传性长 QT 综合征并发尖端扭转型室性心动过速等。

(二)病因

(1)器质性心脏病如冠心病、心肌病、心肌炎、心肌梗死等。

(2)药物中毒如抗心律失常药物、氯喹、洋地黄及锑剂,拟交感神经药物过量等。

(3)低血钾或低血镁。

(4)低温麻醉、手术及心导管检查等机械刺激诱发。

(5)部分见于无器质性心脏病,原因不明,为特发性室性心动过速。

(6)心肌普肯耶细胞瘤导致的婴幼儿无休止室性心动过速。

(7)遗传性长 QT 综合征并发尖端扭转型室性心动过速。

(三)诊断

1.临床表现

在心脏病的基础上发生的 PVT,临床上为危重症,可发生心源性休克或猝死;可呈阵发性发作、持续发作或间歇阵发性发作。临床上常见原发病为暴发性或重症心肌炎、扩张性心肌病晚期、先天性心脏病术后,伴有器质性心脏病的室性心动过速。

特发性室性心动过速患儿,临床上表现不重,部分仅有头晕,面色苍白,心慌、心悸、心跳快等心前区不适症状,多不伴有严重的血流动力学改变,心力衰竭和心源性休克少见;临床上按照其起源部位分为:右室流出道来源的右心室特发性室性心动过速,和来源于左室间隔部位的左心室特发性室性心动过速。特发性室速发作具有突发突止的特点,心电图均为单形性 QRS 图形,心室率婴儿 160～300 次/分,平均 200 次/分,儿童 120～180 次/分,平均 172 次/分。左室 IVT:QRS 波呈右束支阻滞型,伴电轴左偏;少数起源于左前分支普肯耶纤维网内,QRS 波呈右束支阻滞型,伴电轴右偏。右室 IVT:QRS 波呈左束支阻滞型,伴心电轴正常或右偏(+90°～360°),多数异位激动起源于右室流出道。

婴幼儿无休止的室性心动过速部分是由心肌普肯耶细胞瘤引起,部分患儿临床上无明显不适,严重可出现烦躁不安、哭闹、食欲缺乏等症状,重者可发生心力衰竭、心源性休克甚至猝死。曾报告心肌普肯耶细胞瘤 20 例,发病年龄＜26 个月,平均 10 个月,均呈无休止性 VT,15 例发生心搏骤停或心力衰竭。新生儿 PVT 与母亲用药、窒息、感染有关,消除病因多数可自行恢复,预后较好。

遗传性长 QT 综合征发病者多见于幼儿和青少年。其临床特点为突然发生晕厥、抽搐甚至心搏骤停。多数在情绪激动(激怒、惊吓)或运动时发生,可呈反复发作。患儿出现尖端扭转型室性心动过速,往往是导致遗传性长 QT 综合征患儿猝死的原因。

PVT 预后主要取决于基础心脏病及其严重程度。

2.辅助检查

心电图检查可确诊,其心电图特点为连续 3 次以上的室性期前收缩、QRS 波宽大畸形、婴儿 QRS 时间可不超过 0.08 秒,心室率 150～250 次/分;P 波与 QRS 波各自独立出现,呈房室分离状态,心室率快于心房率;可出现室性融合波及心室夺获。洋地黄中毒呈双向性室性心动过速;婴儿 PVT 心率可达 300 次/分或更快,ORS 波可不增宽,但形状与窦性 QRS 波不同。

(四)鉴别诊断

阵发性室性心动过速应与加速性室性逸搏心律(非阵发性室性心动过速)区别,后者是一种加速的室性自主心律,其心室率与窦性心律接近或略快于窦性心律,不易引起血流动力学改变,患儿可无症状。另外,应与伴 QRS 波群增宽的阵发性室上性心动过速鉴别。

(五)治疗

1.积极治疗原发病,迅速解除病因。

2.有血流动力学障碍者

首选体外同步直流电击复律,电能量 2J/kg。婴儿用电击能量 25J,儿童 50J。无效时,隔 2～3 分钟可重复应用,一般不超过 3 次。洋地黄中毒者禁忌。如无电击复律条件,可在纠正异常血流动力学状态的同时加用药物复律。

3.无血流动力学障碍者

药物复律,药物选择如下:①利多卡因:1～2mg/kg 稀释后缓慢静脉注射,每隔 10～15 分钟可重复使用,总量不超过 5mg/kg。PVT 控制后以 20～50μg/(kg·min)静脉滴注维持。②普罗帕酮(心律平):1～2mg/kg 稀释后缓慢静脉注射,每隔 20 分钟可重复使用,但不超过 3 次。复律后以每次 5mg/kg,每 8 小时或 6 小时 1 次口服维持。③美西律(脉律定):1～3mg/kg 稀释后缓慢静脉注射有效后可每分钟 20～40μg/kg 静脉滴注维持。④普萘洛尔(心得安):0.05～0.15mg/kg 稀释后缓慢静脉注射,1 次量不超过 3mg。⑤胺碘酮:2.5～5mg/kg 稀释后缓慢静脉注射,可重复 2～3 次。⑥维拉帕米:仅用于左室间隔来源特发性室速,0.1～0.2mg/kg 稀释后缓慢静脉注射,每隔 20 分钟可重复使用,但不超过 3 次。复律后以 3～5mg/(kg·d),每 8 小时 1 次口服维持。

4.射频消融术

应用于特发性室性心动过速,发作频繁超过 2 次,家长要求可考虑使用射频消融术根治,成功率可达到 90% 以上。

5.植入性复律除颤器(ICD)

对于部分年长儿童的药物治疗无效,并且无法实施射频消融治疗的患儿可考虑。

6.预防

积极预防先心病,积极治疗原发病,防止电解质紊乱和酸碱失衡,如各种胃肠疾患、尿毒症、风湿热、病毒性心肌炎、心肌病、川崎病、神经系统因素、低温、麻醉与药物中毒等引起的心律失常。

第五章　小儿消化系统疾病

第一节　急性腹泻

一、概述

腹泻是一个症状,在小儿时期极为常见。根据 1987 年世界卫生组织统计亚非拉地区(中国除外)每年死于小儿腹泻的 5 岁以下儿童有 500 万,即约每分钟死亡 10 个。近年来腹泻的发病率与病死率均有明显下降,但仍有大量儿童因腹泻而死亡。2003 年 Black 统计全球每年死于腹泻儿童有 200 万。腹泻患者可引起水、电解液和酸碱紊乱;迁延性腹泻和慢性腹泻可引起蛋白质能量营养不良(PEM)和各种维生素和微量元素缺乏,严重影响小儿健康。由于维生素和微量元素缺乏,使患儿免疫力低下容易继发其他疾病。

(一)腹泻的定义

腹泻是指大便每日超过 3 次并且有大便性质的改变。性质改变是大便含水量多或大便中有脓、血、黏液或脱落的肠黏膜。必须指出母乳喂养儿童大便可呈糊状,大便次数每日 2~5 次也属正常。也有学者提出粪便量超过每日每平方米体表面超过 200mL 为腹泻;也有学者提出成人粪便超过 200g、婴儿每日大便量超过 10g/kg 为腹泻。

(二)急性、迁延性、慢性腹泻

我国的腹泻防治方案规定腹泻<2 周为急性腹泻,2 周至 2 个月为迁延性腹泻,>2 个月为慢性腹泻。国外有的文选和教科书把迁延性腹泻和慢性腹泻统称为慢性腹泻。

(三)腹泻病

腹泻是一个症状,急性腹泻中 70% 是感染引起的,少数是其他原因引起的;慢性腹泻中约半数是感染引起的。腹泻病因明确为感染引起的称为肠炎,如轮状病毒肠炎;明确不是感染引起的称腹泻,如双糖水解酶缺乏性腹泻;对未检查病因或检查后未能明确的称为腹泻病。由于腹泻病因检查较困难,需要一定设备条件,因此临床上多数腹泻患儿就诊断为腹泻病。

必须指出不能因为大便常规检查只有脂肪球或有少数白细胞就认为不是感染引起的,因为很多感染性腹泻大便中无脓细胞、白细胞、红细胞,而只有脂肪球和少数白细胞,如病毒性肠炎、毒素性大肠杆菌肠炎、致病性大肠杆菌肠炎、贾第鞭毛虫肠炎等。

二、病因

小儿腹泻病因极为复杂,且有些病例明确病因很困难。慢性腹泻病因更为复杂,明确病因难度更大。常见病因有以下几个方面:

(一)感染性腹泻

是小儿腹泻的主要原因,有些是急性腹泻,如病毒性腹泻,有些是慢性腹泻,如肠结核、贾兰鞭毛虫、阿米巴痢疾等,多数是可急性亦可慢性。

1.细菌性肠炎

如细菌性痢疾、沙门菌肠炎、耶尔森菌肠炎、空肠弯曲菌肠炎、埃希大肠杆菌肠炎、霍乱、铜绿假单胞菌肠炎、伤寒等。2009 年据报告广州地区 2006 年 1 月至 2007 年 12 月两年中广州地区 2409 例腹泻患儿培养出病原菌 448 株,阳性率18.6％,其中志贺菌 159 株,致病大肠埃希菌 141 株,沙门菌 76 株,致泻弧菌 11 株,空肠弯曲株菌 20 株,真菌 41 株。

2.病毒性肠炎

如轮状病毒肠炎、诺沃克病毒肠炎等。

3.原虫性肠炎

如阿米巴痢疾、隐窝孢子虫肠炎、蓝氏贾第鞭毛虫肠炎等。

4.真菌性肠炎

如白念珠菌肠炎等。

5.肠道感染后吸收不良症

肠道感染后 2 个月内又发生慢性腹泻。腹泻发生机制有:①肠道病原微生物感染治愈后,原来的致病病原微生物感染复发或其他病原微生物肠道感染;②肠炎后肠道黏膜损伤导致继发性双糖水解酶缺乏所致渗透性腹泻;③肠炎后肠黏膜损伤导致肠道对食物过敏所致分泌性腹泻。

(二)抗生素相关性腹泻

婴幼儿长期使用抗生素可使有些肠道病原微生物,如隐窝孢子虫、真菌、梭状芽孢杆菌(伪膜性肠炎)等繁殖而致病,亦可使肠寄生的条件致病菌大量繁殖而致病。

(三)过敏性腹泻

是一组由过敏引起的腹泻,包括:①食物过敏性肠病:有明确的食物致敏原,多数为急性腹泻,但也有慢性腹泻,如乳糜泻,乳糜泻又称麸质敏感性肠病,是一种由于遗传易感个体摄入麦麸后引起的机体免疫应答。典型表现为腹泻、腹痛、腹胀等消化道症状;②食物蛋白诱导的小肠结肠炎综合征(FPIES);③过敏性结肠炎:是一种摄入外源性蛋白引起的,免疫介导反应导致的慢性腹泻。变应原不明确,确诊根据结肠组织病理学检查黏膜各层有嗜酸性粒细胞浸润,在固有层轻中度浸润为主。

(四)消化酶缺乏性腹泻

这组病包括双糖水解酶活力减低或单糖转运障碍、胰腺囊性纤维化所致脂肪酶缺乏、乳糖不耐发症,蔗糖酶-异牙糖酶缺乏、葡萄糖-半乳糖吸收不良症、先天性氯化物腹泻等。由于消化酶缺乏使糖、脂肪等在小肠大量积聚,使水分由肠细胞渗透到肠腔,形成渗透性腹泻。以上疾病均为慢性腹泻。

(五)炎症性肠病(IBD)

这组病均为慢性腹泻,2009 年报告 179 例慢性腹泻患儿中,明确病因 154 起,本病占 35.2%。本病包括非特异性溃疡性结肠炎(UC)、克罗恩病(CD),本病确切病因不明,虽病理检查有炎细胞浸润,但至今未找到病原微生物。

(六)其他

其他原因引起的腹泻还有:①免疫缺陷儿的慢性腹泻;②肿瘤引起的慢性腹泻;③内分泌疾病引起的慢性腹泻等。

三、临床表现

1.腹泻的共同临床表现

(1)轻型:常由饮食因素及肠道外感染引起。起病可急可缓,以胃肠道症状为主,食欲缺乏,偶有溢乳或呕吐,大便次数增多,但每次大便量不多,稀薄或带水,呈黄色或黄绿色,有酸味,常见白色或黄白色奶瓣和泡沫。无脱水及全身中毒症状,多在数日内痊愈。

(2)重型:多由肠道内感染引起。常急性起病,也可由轻型逐渐加重、转变而来,除有较重的胃肠道症状外,还有较明显的脱水、电解质紊乱和全身感染中毒症状,如发热、精神烦躁或萎靡、嗜睡,甚至昏迷、休克。①胃肠道症状:食欲不振,常有呕吐,严重者可吐咖啡色液体;腹泻频繁,大便每日十余次至数十次,多为黄色水样或蛋花汤样便,含有少量黏液,少数患儿也可有少量血便。②水、电解质及酸碱平衡紊乱:由于吐泻丢失体液和摄入量不足,使体液总量尤其是细胞外液量减少,导致不同程度(轻、中、重)脱水。由于腹泻患儿丧失的水和电解质的比例不尽相同,可造成等渗、低渗或高渗性脱水,以前两者多见。出现眼窝、囟门凹陷,尿少泪少,皮肤黏膜干燥、弹性下降,甚至血容量不足引起末梢循环的改变,如四肢末梢发凉、发花、毛细血管再充盈时间延长＞2 秒。

急性腹泻患儿易合并代谢性酸中毒的原因:①腹泻丢失大量碱性物质;②进食少,肠吸收不良,热卡不足使机体得不到正常能量供应导致脂肪分解增加,产生大量酮体;③脱水时血容量减少,血液浓缩使血流缓慢,组织缺氧导致无氧酵解增多而使乳酸堆积;④脱水使肾血流量亦不足,其排酸、保钠功能低下使酸性代谢产物滞留体内。患儿可出现精神不振、口唇樱红、呼吸深大、呼出气有丙酮味等症状,但小婴儿症状可以很不典型。

低钾血症也很常见:其发生原因有:①胃肠液中含钾较多,呕吐和腹泻丢失大量钾盐;②进食少,钾的摄入量不足;③肾脏保钾功能比保钠差,缺钾时仍有一定量钾继续排出,所以腹泻病时常有体内缺钾。但在脱水未纠正前,由于血液浓缩、酸中毒时钾由细胞内向细胞外转移、尿少而致钾排出量减少等原因,体内钾总量虽然减少,但血清钾多数正常。随着脱水、酸中毒被纠正、排尿后钾排出增加、大便继续失钾以及输入葡萄糖合成糖原时使钾从细胞外进入细胞内等因素使血钾迅速下降,出现不同程度的缺钾症状,如精神不振、无力、腹胀、心律失常、碱中毒等。

低钙血症和低镁血症亦不少见:腹泻患儿进食少,吸收不良,从大便丢失钙、镁,可使体内钙、镁减少,活动性佝偻病和营养不良患儿中更多见。但是脱水、酸中毒时由于血液浓缩、离子钙增多等原因,不出现低血钙的症状,待脱水、酸中毒纠正后则出现低钙症状(手足搐搦和惊厥)。

极少数久泻和营养不良患儿输液后出现震颤、抽搐,用钙治疗无效时应考虑有低镁血症可能。

2.几种常见类型腹泻的临床特点

(1)轮状病毒肠炎:是秋、冬季婴幼儿腹泻最常见的病原,故曾被称为秋季腹泻。呈散发或小流行,经粪-口传播,也可通过气溶胶形式经呼吸道感染而致病。潜伏期1~3天,多发生在6~24个月婴幼儿,4岁以上者少见。起病急,常伴发热和上呼吸道感染症状,无明显感染中毒症状。病初1~2天常发生呕吐,随后出现腹泻;大便次数多、量多、水分多,黄色水样或蛋花汤样便带少量黏液,无腥臭味。常并发脱水、酸中毒及电解质紊乱。近年报道,轮状病毒感染亦可侵犯多个脏器,可产生神经系统症状,如惊厥等;有的患儿表现为血清心肌酶谱异常,提示心肌受累。本病为自限性疾病,数日后呕吐渐停,腹泻减轻,不喂乳类的患儿恢复更快,自然病程约3~8天,少数较长。大便显微镜检查偶有少量白细胞,感染后1~3天即有大量病毒自大便中排出,最长可达6天。血清抗体一般在感染后3周上升。病毒较难分离,有条件可直接用电镜检测病毒,或用ELISA法检测病毒抗原和抗体,或PCR及核酸探针技术检测病毒抗原。

(2)诺沃克病毒性肠炎:主要发病季节为9月至次年4月,多见于年长儿和成人。潜伏期1~2天,起病急慢不一。可有发热、呼吸道症状。腹泻和呕吐轻重不等,大便量中等,为稀便或水样便,伴有腹痛。病情重者体温较高,伴有乏力、头痛、肌肉痛等。本病为自限性疾病,症状持续1~3天。粪便及周围血象检查一般无特殊发现。

(3)产毒性细菌引起的肠炎:多发生在夏季。潜伏期1~2天,起病较急。轻症仅大便次数稍增,性状轻微改变;重症腹泻频繁,量多,呈水样或蛋花汤样混有黏液,镜检无白细胞。伴呕吐,常发生脱水、电解质和酸碱平衡紊乱。自限性疾病,自然病程3~7天,亦可较长。

(4)侵袭性细菌(包括侵袭性大肠杆菌、空肠弯曲菌、耶尔森菌、鼠伤寒杆菌等)引起的肠炎:全年均可发病,多见于夏季。潜伏期长短不等。常引起志贺杆菌性痢疾样病变。起病急,高热甚至可以发生热惊厥。腹泻频繁,大便呈黏液状,带脓血,有腥臭味。常伴恶心、呕吐、腹痛和里急后重,可出现严重的中毒症状如高热、意识改变,甚至感染性休克。大便显微镜检查有大量白细胞及数量不等的红细胞。粪便细菌培养可找到相应的致病菌。其中空肠弯曲菌常侵犯空肠和回肠,且有脓血便,腹痛甚剧烈,易误诊为阑尾炎,亦可并发严重的小肠结肠炎、败血症、肺炎、脑膜炎、心内膜炎和心包炎等。另有研究表明吉兰-巴雷(格林-巴利)综合征与空肠弯曲菌感染有关。耶尔森菌小肠结肠炎,多发生在冬季和早春,可引起淋巴结肿大,亦可产生肠系膜淋巴结炎,症状可与阑尾炎相似,也可引起咽痛和颈淋巴结炎。鼠伤寒沙门菌小肠结肠炎,有胃肠炎型和败血症型,新生儿和<1岁婴儿尤易感染,新生儿多为败血症型,常引起暴发流行,可排深绿色黏液脓便或白色胶冻样便。

(5)出血性大肠杆菌肠炎:大便次数增多,开始为黄色水样便,后转为血水便,有特殊臭味。粪便显微镜检查有大量红细胞,常无白细胞。伴腹痛,个别病例可伴发溶血尿毒综合征和血小板减少性紫癜。

(6)抗生素诱发的肠炎:①金黄色葡萄球菌肠炎,多继发于使用大量抗生素后,病程与症状常与菌群失调的程度有关,有时继发于慢性疾病的基础上。表现为发热、呕吐、腹泻、不同程度中毒症状、脱水和电解质紊乱,甚至发生休克。典型大便为暗绿色,量多带黏液,少数为血便。大便显微镜检查有大量脓细胞和成簇的革兰阳性球菌,培养有葡萄球菌生长,凝固酶阳性。②伪膜性小肠结肠炎,由难辨梭状芽孢杆菌引起。除万古霉素和胃肠道外用的氨基糖苷类抗生素外,几乎各种抗生素均可诱发本病。可在用药1周内或迟至停药后4~6周发病。亦见于外科手术后或患有肠梗阻、肠套叠、巨结肠等病的体弱患者。此菌大量繁殖,产生毒素A(肠毒素)和毒素B(细胞毒素)致病。表现为腹泻,轻症大便每日数次,停用抗生素后很快痊愈;重症频泻,黄绿色水样便,可有假膜排出,为坏死毒素致肠黏膜坏死所形成的假膜。黏膜下出血可引起粪便带血,可出现脱水、电解质紊乱和酸中毒,伴有腹痛、腹胀和全身中毒症状,甚至发生休克。对可疑病例可行结肠镜检查。大便厌氧菌培养、组织培养法检测细胞毒素可协助确诊。③真菌性肠炎,多为白色念珠菌所致,2岁以下婴儿多见。常并发于其他感染或肠道菌群失调时。病程迁延,常伴鹅口疮。大便次数增多,黄色稀便,泡沫较多带黏液,有时可见豆腐渣样细块(菌落)。大便显微镜检查有真菌孢子和菌丝,如芽孢数量不多,应进一步以沙氏培养基作真菌培养确诊。

四、诊断

根据发病季节、病史(包括喂养史和流行病学资料)、临床表现和粪便性状可以做出临床诊断。必须判定有无脱水(程度和性质)、电解质紊乱和酸碱失衡。

五、治疗

腹泻病的治疗原则:预防脱水、纠正脱水、继续饮食、合理用药。

1.饮食疗法

腹泻时进食和吸收减少,而肠黏膜损伤的恢复,发热时代谢旺盛,侵袭性肠炎丢失蛋白等因素使得营养需要量增加,如限制饮食过严或禁食过久常造成营养不良,并发酸中毒,以致病情迁延不愈影响生长发育。故应强调继续饮食,满足生理需要,补充疾病消耗,以缩短腹泻后的康复时间。有严重呕吐者可暂时禁食4~6小时(不禁水),好转后继续喂食,由少到多,由稀到稠。病毒性肠炎多有继发性双糖酶(主要是乳糖酶)缺乏,对疑似病例可暂停乳类喂养,改为豆奶、发酵奶或免乳糖配方奶粉以减轻腹泻,缩短病程。腹泻停止后逐渐恢复营养丰富的饮食,并每日加餐1次,共2周。

2.纠正水、电解质紊乱及酸碱失衡

(1)口服补液:口服补液盐(ORS)可用于腹泻时预防脱水及纠正轻、中度脱水。轻度脱水口服液量约 $50\sim80mL/kg$,中度脱水约 $80\sim100mL/kg$,于 $8\sim12$ 小时内将累积损失量补足。脱水纠正后,可将 ORS 用等量水稀释按病情需要随意口服。新生儿和有明显呕吐、腹胀、休克、心肾功能不全或其他严重并发症的患儿不宜采用口服补液。

(2)静脉补液:适用于中度以上脱水、吐泻严重或腹胀的患儿。输用溶液的成分、量和滴注持续时间必须根据不同的脱水程度和性质决定,同时要注意个体化,结合年龄、营养状况、自身调节功能而灵活掌握。第 1 天补液:①总量,包括补充累积损失量、继续损失量和生理需要量,一般轻度脱水为 $90\sim120mL/kg$、中度脱水为 $120\sim150mL/kg$、重度脱水为 $150\sim180mL/kg$,对少数合并营养不良,肺炎,心、肾功能不全的患儿应根据具体病情分别做较详细的计算。②溶液种类,溶液中电解质溶液与非电解质溶液的比例应根据脱水性质(等渗性、低渗性、高渗性)分别选用,一般等渗性脱水用 1/2 张含钠液,低渗性脱水用 2/3 张含钠液,高渗性脱水用 1/3 张含钠液。若临床判断脱水性质有困难时,可先按等渗性脱水处理。③输液速度,主要取决于脱水程度和继续损失的量和速度,对重度脱水有明显周围循环障碍者应先快速扩容,先给 $20mL/kg$ 等渗含钠液,$30\sim60$ 分钟内快速输入。累积损失量(扣除扩容液量)一般在 $8\sim12$ 小时内补完,约每小时 $8\sim10mL/kg$。脱水纠正后,补充继续损失量和生理需要量时速度宜减慢,于 $12\sim16$ 小时内补完,约每小时 $5mL/kg$。若吐泻缓解,可酌情减少补液量或改为口服补液。④纠正酸中毒,因输入的混合溶液中已含有一部分碱性溶液,输液后循环和肾功能改善,酸中毒即可纠正。也可根据临床症状结合血气测定结果,另加碱性液纠正。对重度酸中毒可用 1.4%碳酸氢钠扩容,兼有扩充血容量及纠正酸中毒的作用。⑤纠正低血钾,有尿或来院前 6 小时内有尿即应及时补钾;浓度不应超过 0.3%;每日静脉补钾时间,不应少于 8 小时;切忌将钾盐静脉推入,否则导致高钾血症,危及生命。细胞内的钾浓度恢复正常要有一个过程,因此纠正低钾血症需要一定时间,一般静脉补钾要持续 $4\sim6$ 天。能口服时可改为口服补充。⑥纠正低血钙、低血镁:出现低钙症状时可用 10%葡萄糖酸钙(每次 $1\sim2mL/kg$,最大量≤10mL)加葡萄糖稀释后静脉注射。低血镁者用 25%硫酸镁按每次 $0.2mL/kg$ 深部肌内注射,每 6 小时 1 次,每日 $3\sim4$ 次,症状缓解后停用。

第 2 天及以后的补液:经第 1 天补液后,脱水和电解质紊乱已基本纠正,第 2 天及以后主要是补充继续损失量(防止发生新的累积损失)和生理需要量,继续补钾,供给热量。一般可改为口服补液。若腹泻仍频繁或口服量不足者,仍需静脉补液。补液量需根据吐泻和进食情况估算,并供给足够的生理需要量,用1/3~1/5张含钠液补充。继续损失量按"丢多少补多少"、"随时丢随时补"的原则,用 1/2~1/3 张含钠溶液补充。将这两部分相加于 $12\sim24$ 小时内均匀静脉滴注。仍要注意继续补钾和纠正酸中毒的问题。

3.药物治疗

(1)控制感染:①水样便腹泻患者(约占 70%)多为病毒及非侵袭性细菌所致,一般不用抗生素,应合理使用液体疗法,选用微生态制剂和黏膜保护剂。如伴有明显中毒症状不能用脱水解释者,尤其是对重症患儿、新生儿、小婴儿和衰弱患儿(免疫功能低下)应选用抗生素治疗。②黏液、脓血便者(约占 30%)多为侵袭性细菌感染,应根据临床特点,针对病原经验性选用抗菌药物,再根据大便细菌培养和药敏试验结果进行调整。大肠杆菌、空肠弯曲菌、耶尔森菌、鼠伤寒沙门菌所致感染常选用抗革兰阴性杆菌抗生素,如头孢菌素。金黄色葡萄球菌肠炎、假膜性肠炎、真菌性肠炎应立即停用原使用的抗生素,根据症状可选用新青霉素、万古霉素、利福平、甲硝唑或抗真菌药物治疗。

(2)肠道微生态疗法:有助于恢复肠道正常菌群的生态平衡,抑制病原菌定植和侵袭,控制腹泻。常用双歧杆菌、嗜酸乳杆菌、粪链球菌、需氧芽孢杆菌、蜡样芽孢杆菌等制剂。

(3)肠黏膜保护剂:能吸附病原体和毒素,维持肠细胞的吸收和分泌功能,与肠道黏液糖蛋白相互作用可增强其屏障功能,阻止病原微生物的攻击,如蒙脱石散。

(4)避免用止泻剂,如洛哌丁醇,因为它有抑制胃肠动力的作用,增加细菌繁殖和毒素的吸收,对于感染性腹泻有时是很危险的。

(5)补锌治疗:世界卫生组织(WHO)/联合国儿童基金会最近建议,对于急性腹泻患儿(>6 个月),应每日给予元素锌 20mg,疗程 10~14 天,6 个月以下婴儿每日 10mg,可缩短病程。锌有以下作用:有利于缩短病程、能减轻疾病严重程度、能防止腹泻愈后复发、改善食欲、促进生长。

第二节　呕吐

呕吐是新生儿时期常见症状,大部分由内科性疾病引起。外科性疾病引起的呕吐虽是一小部分,但必须及时诊断才不致延误手术时机。

一、病因及临床特点

1.内科性疾病引起的呕吐

(1)溢乳:由于新生儿食管的弹力组织及肌肉组织发育不全所致,不伴腹部肌肉强烈收缩,溢出时冲力不大,不属于真正的呕吐,不影响生长发育。见于喂养不当、食管闭锁、胃食管反流等。随着年龄的增长,于生后 4~6 个月内消失。

(2)喂养不当:约占新生儿呕吐的 1/4。主要由于哺喂不定时、哺乳量过多或不足、配方奶配制浓度及温度不适宜、喂奶前剧哭吞入过多空气、奶头孔过小或奶头未充盈奶汁、哺喂后即平卧或过多、过早翻动新生儿等不良喂养史。母亲乳头下陷、乳头过大或过小均可引起呕吐。改进喂养方法即可防止呕吐。

(3)咽下综合征:约占新生儿呕吐的 1/6。主要由于分娩过程中,尤其有宫内窘迫时吞咽污染的羊水或母血刺激胃黏膜所致。特点为:①多有宫内窘迫或出生窒息史;②可在生后尚未进食即出现呕吐,开奶后加重;③呕吐物为泡沫样黏液或咖啡色液体;④经 1~2 天,将吞入液体吐净后呕吐即可终止,严重者可于洗胃后停止。

(4)感染性疾病:新生儿腹泻常伴呕吐,多为胃内容物,也可有胆汁。控制感染、补液后呕吐多先消失。消化道外感染如上呼吸道感染、肺炎、化脓性脑膜炎、先天性肾盂积水伴肾盂肾炎等也都可引起呕吐,呕吐轻重不等,呕吐物不含胆汁。治疗原发病后呕吐缓解。

(5)颅内压增高:如脑膜炎、脑积水、颅内出血(尤其硬脑膜下出血)、缺氧缺血性脑病等所致的颅内压增高。呕吐呈喷射性,同时有神志改变、抽搐、尖叫、前囟张力增高、颅缝增宽或裂开、原始神经反射异常等神经系统症状体征。颅内高压缓解后呕吐停止。

(6)贲门-食管松弛症:与食管神经肌肉发育不全有关,有时与食管裂孔疝并存,或合并反流性食管炎和(或)食管溃疡。特点为:①常表现为溢乳,重者也可为喷射性呕吐。②呕吐物不带胆汁,如并发反流性食管炎,呕吐物可带有鲜血或咖啡样物。③24 小时食管 pH 值监测是诊断为食管反流的最可靠、最敏感的方法,pH 值<4 所占时间超过总时间 10%,提示有病理性反流存在;碘油造影透视下可见碘油反流至食管。④采取半卧及右侧卧位后即停止呕吐,生后 1~2 个月可痊愈。

(7)幽门痉挛:由于幽门括约肌阵发性痉挛所致。特点为:①呕吐多在生后 1 周内开始,常为间歇性,呈喷射性,呕吐物不含胆汁;②无明显腹胀,胃型及蠕动波均较少见;③试用阿托品治疗,症状缓解者支持本病诊断。

(8)胎粪性便秘:多与胎粪排出延迟有关。特点为:①常发生于早产儿、母亲产前用过麻醉剂或硫酸镁的新生儿,或有呼吸窘迫、颅脑损伤、败血症、甲状腺功能减退症、巨结肠等病的新生儿;②呕吐物呈褐绿色或褐黄色粪便状物,生后数日排便极少,或胎便排出时间延长,常伴有腹胀,并可触及粪块;③肛查或生理盐水灌肠排便后呕吐停止。

(9)遗传代谢病:多为顽固性呕吐,常伴其他症状,如氨基酸代谢障碍者可有精神症状、酸中毒、生长发育障碍、尿有特殊气味等;糖代谢障碍者可有腹胀、黄疸、肝大或白内障等;肾上腺皮质增生可有性征异常、色素沉着、失水等,并可有肾上腺危象。

2.外科性疾病引起的呕吐

(1)食管闭锁:①出生时有羊水过多史;②出生后即出现过多的流涎吐沫,或唾液积聚在咽部滚滚作响,喂乳后即呕吐,甚至发生吸入性肺炎;③下胃管受阻而由口腔或鼻腔反出,应高度怀疑;④碘油造影可明确诊断。

(2)幽门肥厚性狭窄:①出生后 2~3 周方出现呕吐,呈喷射状,呕吐物不含胆汁,量多;②右上腹可能触及坚硬活动的橄榄样肿块;③稀钡餐检查可见胃扩大,胃排空时间延长,若见到鸟嘴状的幽门管入口及延长而狭窄的幽门管,即可确诊。

(3)胃旋转:因为新生儿胃韧带松弛,胃呈水平位,故易发生胃扭转而呕吐。特点为:①多于生后 1~3 天发病;②进食后即刻发生呕吐,呕吐物为奶,可伴轻度腹胀,但无明显蠕动波;③钡餐造影见胃大弯位于胃小弯之上、有双胃泡双液面,可明确诊断。

(4)膈疝:食管裂孔疝以呕吐或呕血为主要症状,有呼吸困难、发绀表现,稀钡餐造影可明确诊断。

（5）肠梗阻：①梗阻部位越高，呕吐出现越早，呕吐物多含有胆汁；②多伴有腹胀，梗阻部位越低，腹胀越明显；③立位腹平片有助于明确梗阻部位，并根据肠道有无气体决定梗阻类型。

（6）先天性巨结肠：①先有胎便排出延迟、腹胀，而后出现呕吐；②肛检或灌肠后有大量气体及胎便排出，腹胀减轻，呕吐缓解；③钡剂灌肠常能明确诊断。

二、诊断

根据下列几点作出初步诊断。

1.详细询问病史

（1）生产史中羊水过多常提示消化道闭锁。

（2）从喂养史可了解喂养是否恰当。

（3）从呕吐开始时间可区别肠道闭锁或幽门肥厚性狭窄。

（4）呕吐方式如喷射状可能为先天性消化道畸形，溢乳则可能为贲门松弛。

（5）从呕吐物性质可帮助诊断梗阻部位，如只有黏液和唾液提示梗阻在食管，有乳汁或乳块提示梗阻在幽门或在十二指肠壶腹以上，呕吐物含胆汁表明梗阻在壶腹以下，如含粪质说明梗阻在小肠下部或在结肠。

（6）了解伴发疾病和呕吐的关系，如肺炎、肾盂肾炎等都可发生呕吐。

2.体格检查

（1）检查腹胀的部位、程度、胃型和肠型，对诊断梗阻的部位有帮助。幽门和十二指肠梗阻时腹胀仅限于上腹部，可看到胃型。梗阻部位越低腹胀越广泛，且可见肠型。

（2）幽门肥厚性狭窄时，在近脐部右上方可扪到橄榄大小硬块。肾盂积水可在一侧腰部扪及一软而大的块状物。

（3）身体其他部位的检查如有感染病灶，则呕吐可能是感染性疾病时的一个症状。

（4）肛门指检查对诊断肛门狭窄、先天性巨结肠、胎粪性便秘有重要意义。

（5）诊断脱水、酸中毒程度与液体治疗有关。

3.X 线检查

直立位腹部平片可提示完全性梗阻的部位。对不完全性梗阻则须进一步用碘剂或钡餐检查，早产儿和体弱儿则以用碘剂为妥，因如发生呕吐和吸入时影响较少。疑有幽门肥厚性狭窄可作稀释钡剂检查以证实，诊断巨结肠可做钡剂灌肠。

4.特殊检查

如对肾上腺皮质增生症可做尿 17-酮类固醇测定，硬脑膜下出血可做硬膜下穿刺等。

三、治疗

1.明确诊断，治疗基本病因

喂养不当者，指导合理喂养；羊水吞入引起呕吐可用生理盐水或 1% $NaHCO_3$ 洗胃；幽门痉挛可在喂奶前 10～15 分钟服 1：1000 阿托品 1 滴，每天增加 1 滴至面红为止，持续一段时间;胃食管反流可体位治疗并用多潘立酮(吗丁啉)每次0.2mg/kg,或西沙比利每次0.2mg/kg,奶前20分钟口服,一天2～3次。胃肠道先天畸形应及早手术治疗。

2.对症治疗

(1)内科性疾病引起呕吐者一般宜采取上半身抬高、右侧卧位,以防呕吐物呛入引起窒息或吸入性肺炎。

(2)外科性疾病引起呕吐者应禁食;腹胀明显应做胃肠减压。巨结肠患儿做结肠灌洗,一般不必禁食。

(3)纠正水电解质紊乱,供给适当热能。

第三节　腹胀

腹胀是一种主观感觉,自觉全腹部或局部胀满感,亦可为通过客观检查而发现的全腹部或局部胀满。正常小儿的腹部外形略显膨隆,形成"锅状腹",在婴幼儿期更为明显。腹部的大小可用腹围来衡量,测量方法为使小儿处于仰卧位,用皮尺经脐绕腹一周的长度。婴儿期腹围与胸围近似,随着年龄增大,腹围逐渐小于胸围。若小儿腹围大于胸围,提示有腹胀。视诊可见腹壁高于剑突与耻骨联合平面。正常情况下,脐在腹部正中,上下相等,左右对称。脐与腹壁相平或稍凹陷。腹胀在儿科疾病中常见且为不具特异性的症状和体征,可出现在各年龄组患儿,并涉及内、外科多系统疾病。

一、发生机制

1.胃肠道胀气

小儿腹胀以胃肠胀气为主,由于胃肠道内产气过多或排气障碍而发生腹腔胀气。一般胃肠道内的气体主要来源于哭闹、吸吮或鼻塞等吞咽的大量气体,和消化道内经细菌作用产生的气体;在肺炎患儿存在呼吸功能障碍时,静脉血二氧化碳分压高于肠腔内二氧化碳分压,气体可向肠腔内弥散,发生腹胀。肠腔内气体在消化过程中部分被肠壁吸收,部分经肛门排除。当肠道发生炎症或蠕动变慢,甚至麻痹及梗阻时,则影响其吸收,发生胀气。

2.肠管蠕动功能障碍

正常肠管蠕动使肠道内气体和液体随时被吸收或向下推进。交感神经兴奋对肠蠕动有抑制作用。当重症患儿如重症肺炎、肠炎或脓毒症等交感神经过度兴奋,抑制肠蠕动而发生肠麻痹,发生腹胀。

3.腹腔积液

腹腔内集聚过多的液体,当进入腹腔内的液体速度超过腹膜吸收的速度,则形成腹水。小儿腹水常见原因是低蛋白血症,此外如肝硬化、腹腔内炎症或肿瘤均可使腹腔内液体增加,超过一定限度引起腹胀。

4.腹腔内占位性病变

巨脾、卵巢囊肿、肿瘤或肾盂积水等占据腹腔内一定位置,压迫肠道,影响排气,均可引起腹胀。

二、病因

患儿主观感觉、腹围改变,腹腔内容物变化及腹部肌肉的运动,构成腹胀的病理生理四个因素,独立或联合起作用引起腹胀。生理情况下婴幼儿常见腹胀可由哭闹、进食时吸吮大量气体或食物不消化所致。而引起腹胀的病因较多,不同系统的疾病都有可能引起腹胀。

1.感染性腹部疾病

急性胃肠炎、急慢性肝炎、急慢性胰腺炎、细菌性痢疾、原发性腹膜炎、消化道穿孔、肠道/胆道感染引起的继发性腹膜炎、气腹、急性坏死性小肠结肠炎、肠套叠、蛔虫毒素反应、幽门/肠梗阻和慢性萎缩性胃炎等。

2.非感染性腹部疾病

先天性巨结肠、先天肥厚性幽门狭窄、胃翻转、肛门直肠畸形、乳糜腹、肾积水、胆总管囊肿、急性胃扩张、胃轻瘫、假性肠梗阻、肠易激综合征、功能性便秘、肠扭转、脾曲综合征、小儿痉挛症、腹部肿瘤、尿潴留、血管栓塞和腹水等。

3.腹外疾病

重症肺炎、重症脑炎、伤寒、脓毒症或感染性休克等可以导致腹胀。非感染性因素包括窒息、创伤、急性中毒、药物作用、结缔组织病、脊髓病变、心绞痛或心律失常亦可引起反射性腹胀、肿瘤、电解质紊乱(低钾)、心力衰竭、缩窄性心包炎、先天性甲状腺功能减退等。

4.小儿肠痉挛

多见于 3~4 个月以下的婴儿,其发生可能与小儿中枢神经系统发育不完善、肠道功能不成熟、喂养食品及方法不当或寒冷饥饿等因素有关。患儿突发阵发性腹部绞痛,以脐周明显,发作时因小儿不能诉说,则以突发哭闹、烦躁不安表达。腹部检查全腹胀,腹肌紧张,可历时数分钟至数十分钟缓解入睡,间歇期如正常儿一样。应与外科疾病肠套叠、肠扭转及腹膜炎鉴别。必要时做腹部透视、胃肠钡餐、空气或钡餐灌肠等检查。

5.肠套叠

80%发生于 2 岁以下小儿,病因不清,以腹痛、血便、呕吐、腹胀及肿块为表现,严重者可呈现全身衰竭状态。腹部 B 超可见横切面"同心圆"或靶环状影,纵切面"套筒"块影。

6.先天性巨结肠

由于结肠远端无神经节细胞,直肠或结肠远端持续痉挛,粪便淤积近端结肠,以致肠管扩大肥厚而形成巨结肠。临床表现为胎便排出延缓、顽固性便秘和腹胀,呕吐、营养不良和发育迟缓,直肠指检壶腹部空虚,拔出后可排出恶臭气体及大便。

7.肠易激综合征

由精神、遗传、感染、食物、肠道分泌及蠕动功能紊乱等多因素引起的慢性、反复发作的,以肠道运动功能障碍为主,无器质性病变的肠道功能紊乱综合征。临床表现为腹痛、腹胀、腹泻、便秘及肠鸣音增强等。

8.假性肠梗阻

为肠道肌肉神经病变,引起消化道运动功能障碍,临床表现为恶心、呕吐、腹胀、腹痛等肠梗阻表现,病程持久者可引起营养不良,并影响生长发育。临床可由于肠平滑肌或神经系统病变或者 EB 病毒、巨细胞病毒、肠道病毒等病毒感染所致。常无机械性肠梗阻证据。

三、诊断思路

(一)了解患儿的特点

1.年龄特点

年龄不同,出现腹胀的原因也不一样,新生儿及小婴儿有腹胀应考虑胃肠道畸形、幽门梗阻、先天性巨结肠及严重感染等,小儿腹胀以胃肠胀气为主,一般胃肠道内的气体主要来源于吞咽下的气体及消化道内经细菌作用产生的气体。先天性肥厚性幽门狭窄患儿常于出生后2～4周出现症状。

2.性别特点

如遇女童发热、腹痛、下腹胀、排尿痛及排尿困难,应注意尿道感染。对青春期后女性患儿应注意妇科疾病引起的腹胀。

3.食物特点

进食过量豆类、花生、薯类等食物易引起腹胀。若患儿有乳糖酶缺乏、乳糖不耐受或食物过敏的患儿接触过敏原也可引起腹胀。

4.病程特点

对急性起病,时间短者需要考虑肠套叠、肠梗阻、消化道穿孔、腹膜炎或重症感染等所致,而反复腹胀,病程长的患儿需要考虑如肠易激综合征,肾病综合征,结缔组织疾病,营养性、肝性、肿瘤性、代谢性疾病等所致腹水。

(二)观察腹胀的形状

1.视诊

(1)腹胀范围:要注意是全腹胀、中腹胀、下腹胀、偏左或偏右侧的腹胀。引起全腹胀的内科病多见于胃肠炎、感染、中毒或电解质紊乱引起的肠麻痹;全腹胀常见的外科原因是低位性肠梗阻、气腹、血腹、腹腔感染及各种原因引起的腹水。全腹胀呈均匀圆形隆起,而脐部凹陷,应考虑肥胖或胃肠胀气、麻痹性肠梗阻等。若脐部凸起则多为腹水或腹内肿物。局限性腹胀常与该部位的脏器有关,如先天性胆管扩张症常表现右上腹的局限性腹胀。右上腹胀见于肝、胆肿大,中上腹胀胃肠道疾患,左上腹胀常由脾肿大、急性胃炎、功能性消化不良、肝硬化、幽门梗阻、胃扩张或血液系统等引起,下腹胀见于尿潴留,右下腹胀可能为阑尾周围脓肿。

(2)胃肠道蠕动:胃型及蠕动波提示幽门或十二指肠近端梗阻;小肠型常表示相应部位的小肠梗阻;先天性巨结肠则表现为沿结肠走行的宽大结肠型。

2.触诊

腹部触诊时要注意有无压痛及压痛部位。因年幼儿不能用语言表达,而年长儿因有惧怕心理不能如实表达,所以在判断腹部压痛时,要注意观察患儿对触压腹部的反应,以此判断有否压痛。压痛部位可协助判断原发病器官,如胰腺炎时左上腹压痛,胆囊炎时右上腹压痛,阑尾炎时右下腹压痛。肌紧张和反跳痛是腹膜炎的表现,往往提示存在外科疾病,但个别内科疾病也可致腹肌紧张,如糖尿病并发酮症酸中毒,应注意鉴别。触诊对腹部占位病变的诊断很有帮助,可了解囊性包块张力、实性肿物质地及表面光滑度,还可了解包块与脏器的关系,以确定肿物来源。

3.叩诊

腹部叩诊可提示腹胀是由气体、液体还是实性物引起。叩诊时气体为鼓音,液体为浊音,实性物为实音。少到中量气体位于肠腔内或腹腔,常需结合其他辅助检查确定,大量气腹可致肝浊音界消失而提示诊断。中量腹水时叩诊可发现移动性浊音。

4.听诊

腹部听诊对鉴别机械性肠梗阻或麻痹性肠梗阻意义最大,机械性肠梗阻时肠鸣音亢进,并可听到气过水音;而麻痹性肠梗阻时肠鸣音减弱或消失。如果发热腹胀患儿,发展为腹壁发红,并伴腹部压痛和肌紧张,肠鸣音消失,往往提示肠穿孔的可能。

(三)注意伴随症状

1.腹胀伴腹痛

伴剧烈腹痛时应考虑急性胆囊炎、胰腺炎、肠梗阻、急性腹膜炎.肠系膜血管栓塞或血栓形成、肠扭转、肠套叠等病变的可能。腹胀伴肠型或异常蠕动波多见于肠梗阻,如胃部有振水音时,多考虑为胃潴留或幽门梗阻。

2.腹胀伴呕吐

多见于幽门梗阻、肠梗阻等病变,其次可见于肝胆道及胰腺病变,功能性消化不良及吞气症等功能性病变有时也可发生呕吐。

3.腹胀伴暖气

常见于吞气症性消化不良,慢性萎缩性胃炎、溃疡病及幽门梗阻等。腹胀伴肛门排气增加多见于食物在肠道发酵后结肠内气体过多、肠易激综合征等。

4.腹胀伴便秘

见于习惯性便秘,肠易激综合征(便秘型),肠梗阻,先天性巨结肠等。

5.腹胀伴腹泻

多见于急性肠道感染,肝硬化,慢性胆囊炎、慢性胰腺炎,吸收不良综合征等。

6.腹胀伴发热

多见于伤寒,急性肠道炎症,肠结核,结核性腹膜炎及败血症、脓毒症等。

（四）辅助检查

1.实验室检查

血常规、CRP、血沉及降钙素原等检查可提示患儿是否存在全身、肠腔内、腹腔或脏器的感染。尿、便常规可鉴别是否为尿路或肠道感染。对腹水患儿应首先通过腹水常规检查,确定为漏出液或渗出液。有时通过腹腔穿刺抽出少量液体即可确诊为炎症、出血、消化道或胆道穿孔。另外,腹腔肿瘤或转移瘤时,可在穿刺液中找到肿瘤细胞。

2.X 线腹部立位片

由于正常新生儿和小婴儿腹部存在生理积气,因此无论气体增多或减少均提示可能存在病变。肠梗阻时腹部立位片可显示阶梯状液平面,直肠或结肠无气提示完全性肠梗阻;腹腔渗液增多,肠绊张力低,可能为绞窄性肠梗阻。腹部立位片如显示有腹下游离气体,可确诊胃肠道穿孔。因此,当怀疑肠梗阻胃肠道穿孔时应首选腹部立位片。腹部 CT 检查对因腹部肿物或肿瘤引起的腹胀具有诊断意义。CT 检查不仅可测量肿物大小,还可确定肿物为实性或囊性,确定囊壁的厚度及囊内容物大概情况。但 CT 检查为静态图像,对功能方面的显示常不如B 超。

3.腹部 B 超

B 超检查易于显示软组织(如肝、脾)、液体、肾积水及胆总管囊肿、腹腔脓肿等囊性病变。对发现腹部占位性病变,并确定其性质及其与腹腔脏器的关系非常有意义。彩色多普勒可显示脏器血液供应和脉管系统形态,并可提示血流方向和速度,与 CT 和腹平片比有独到之处。在肠套叠早期,腹部 B 超比 X 线片更为敏感,并能为急性阑尾炎提出诊断依据。

四、治疗

根据临床表现及辅助检查确定。如属内科疾病引起者可采取积极的非手术疗法,如系外科疾病所致应迅速采取外科疗法及手术治疗。另外可采取对症治疗措施如肛管排气、胃肠减压、清洁灌肠,应用增强肠蠕动的药物,另外如抽放腹水、排除腹腔内游离气体等。

第四节　肝脾大

肝脏大在新生儿并不少见,除肝脏疾病本身以外,许多非肝脏疾病也可引起肝脏增大。临床遇到新生儿肝脏肿大应尽快查找原因,区别是良性自限性疾病,或是恶性病变。肝脏增大的病理改变有充血、库普弗细胞增生、脂肪浸润、炎性反应、某些物质沉积和肝内肿瘤等。脾脏增大最常见的病理改变是淋巴组织增生和脾静脉窦充血。

一、病因

1.按临床是否常见

新生儿肝脾大最常见的病因是感染和溶血。新生儿败血症和新生儿肝炎可使肝脾均肿大。新生儿血型不合溶血病是新生儿期最常见的溶血性疾病,其次是 G-6-PD 酶缺陷、遗传性球形红细胞增多症、珠蛋白生成障碍性贫血(地中海贫血)和镰状细胞贫血。其他可引起脾大的疾病,如大理石骨病、戈谢病(高雪病)、黏多糖病等均少见。

新生儿肝脾大的原因很多,按临床是否常见,排列顺序如下:

(1)感染性:如由各种细菌感染引起的败血症,宫内或产时感染引起的新生儿肝炎,原虫感染的弓形虫病等。引起新生儿肝炎的病毒较常见的有乙型肝炎病毒、巨细胞病毒、风疹病毒和带状疱疹病毒等。

(2)血液病:如新生儿母婴血型不合溶血病、遗传性球形红细胞增多症、珠蛋白生成障碍性贫血等。

(3)心脏病:肝脏增大由充血性心力衰竭引起,可见于窒息后缺氧缺血性心肌损害,也可见于各种先天性心脏病如大型室间隔缺损、大血管移位、左心室发育不良和主动脉狭窄等。

(4)胆道疾病:主要为先天性胆道畸形。

(5)遗传代谢性疾病:如糖原贮积症、半乳糖血症、高脂血症和类脂质贮积症等。

(6)细胞增生和肿瘤:如先天性白血病、恶性组织细胞增生症、淋巴网状细胞肉瘤、肝脏囊肿与肝脏肿瘤等。

2.按是否伴有黄疸

新生儿肝脏肿大的病因按是否伴有黄疸分为两大类。伴有黄疸的有新生儿肝炎、新生儿溶血病、败血症、肝外胆道闭锁、胆总管囊肿、遗传代谢性疾病等。不伴有黄疸的有心力衰竭、免疫性与非免疫性胎儿水肿、糖原贮积症、溶酶体病和肝脏囊肿等。

二、临床表现

1.检查方法

(1)新生儿期扪到肝脏并不表示肝大,正常新生儿肝脏下缘约在右侧肋弓下 2.0cm,剑突下更易扪及,也为 2.0cm 左右。肝脏位置下降见于肺过度膨胀、胸廓变形、胸腔占位性病变,如积液、气胸或脓肿;此外,当腹壁肌肉松弛如周身肌张力减退或先天性腹壁缺损时,肝脏位置也下降。触诊新生儿肝脏时用力要轻。新生儿腹壁很薄,肝组织质地较软,用力触诊时,使指尖位置过深,到达肝脏边缘的下面,因而在呼吸时指尖无法感觉到肝脏的边缘。肝脏上缘通常由叩诊确定,若肝上缘在右锁骨中线第五肋间,扪到肝下缘在肋弓下 2.0cm 以上,表明肝脏确实增大;若肝上缘低于第 5 肋间,扪到肝脏可能是因胸腔疾病将肝脏向下推移所致。若肝脏上缘无法清楚地从叩诊确定,可采用抓刮法检查,即将听诊器放在肝脏中央部位,用手指轻轻抓刮胸部皮肤,从肝区外逐渐向肝区内移动,当听到的声音从遥远、低钝变成清晰的抓刮声时,肝脏边缘便可确定。声音的变化是因肝脏为实质性脏器,对声音的传导较周围充气组织更好。肝的长度即肝脏在右锁骨中线上的高度,每个有肝脏增大的婴儿都必须测量。新生儿正常肝脏长度有个体差异,最高可达 8.0cm。除了确定肝脏大小和位置外,还应检查肝脏的硬度,表面是否光滑或有结节,以及肝脏边缘是否锐利。脂肪肝的特点是质地软,表面光滑,边缘钝;纤维化肝质地硬,表面有结节,边缘清楚锐利;糖原贮积症的肝脏像干土样硬;肝脏肿瘤表面常有结节;肝脏有血管瘤时在肝区可听到血管音。

(2)正常新生儿约 1/4 可触及脾的下缘,其特点为质地软,位置表浅,不被结肠遮盖,脾的上部在肋弓后面,不能触及。

2.肝脏肿大的程度

肝脏肿大的程度可分轻、中、重三度。轻度指肝在肋下可以触知或肝脏下缘在锁骨中线肋缘点与脐连线的中点水平线以上;中度为肝脏下缘在该连线中点以下到脐水平之间;重度为肝下缘在脐水平以下。肝脏中度到重度肿大者要考虑由各种病原体引起的感染,充血性心力衰竭,先天性胆道畸形,肝糖原贮积症,黏多糖病,类脂质病和半乳糖血症等。

三、实验室检查

实验室检查对确定肝脾大的原因和判定肝脏功能极为重要,有时临床症状并不明显但化验检查已显示肝功能异常。实验室检查对评估肝脏损害程度及其预后也是必不可少的。

测定血清胆红素浓度是新生儿肝脏肿大最常做的化验,新生儿期血液病是新生儿黄疸最常见原因之一,很多肝大伴有黄疸的疾病都需要与其鉴别,尤其在生后第 1 周内。若血清胆红素持续增高至生后 2 周以上,并且以直接胆红素增高为主,便应考虑为肝脏疾病。

肝功能试验中的脑磷脂絮状试验、硫酸锌浊度试验等在新生儿期常不呈阳性反应。丙氨酸氨基转移酶(ACT)和天冬氨酸氨基转移酶(AST)在心脏和肌肉组织中含量也较多,窒息缺氧后此类酶可大量释放至血流。乳酸脱氢酶在肝炎时增高,阻塞性黄疸时不增高,提示胆汁淤积的酶有碱性磷酸酶、亮氨酸氨基转肽酶和 γ-谷氨酰转肽酶等,血清 5'-核苷酸酶在胆道闭锁时也明显增高。

为确诊血型不合溶血病须做抗人球蛋白直接试验、游离抗体测定和抗体释放试验。疑有糖代谢异常者应测定血糖及糖耐量试验。考虑有血液病或恶性细胞增生时应做骨髓穿刺,对诊断不明的肝脾肿大或疑为肿瘤者可考虑肝脾穿刺后取活体组织检查。

四、影像诊断

应用超声扫描可观察肝脏位置、形态、大小,检查横膈运动,显示肝脏与相邻器官的关系。

B型超声对肝囊肿、肝脓肿和肝肿瘤等肝内肿物的鉴别极有用,肝硬化、脂肪肝和淤血肝也能在超声图像下区别。超声检查可以观察脾脏的位置、形态和大小,新生儿合作程度、腹肌紧张和腹水等因素对其影响较小。利用超声检查判断脾大较触诊更敏感和正确,并可显示内部结构,可区别淤血性脾肿大、淋巴肉芽肿、脾的原发性肿瘤和脾被膜下血肿等。

放射性核素检查也可用于肝脾肿大的诊断,胶体^{99m}Tc注入静脉,可显示肝影像,用于了解肝脏的位置、形态、大小和探测肝内有无占位病变。脾脏可与肝同时显影,脾功能正常时,脾影较肝右叶淡;脾功能亢进时,脾影可浓于肝影,对脾内占位病变和浸润病变的诊断,也很有用。

五、治疗

寻找病因,根据病因进行治疗。对于巨脾应绝对避免挤压腹部,防止发生脾破裂。

第六章 女性生殖系统炎症的护理

第一节 非特异性外阴炎

各种病原体侵犯外阴均可引起外阴炎,以非特异性外阴炎多见。

一、诊断标准

1.临床表现

(1)病史:糖尿病、尿瘘、粪瘘,阴道灌洗史等。

(2)症状:外阴部瘙痒、疼痛及灼热感,阴道分泌物增多。

(3)妇科检查:急性炎症时小阴唇内外侧红肿,可呈片状湿疹,严重时可见脓疱形成或浅小溃疡。慢性炎症时外阴皮肤粗糙增厚,可出现皲裂以及腹股沟淋巴结肿大。

2.辅助检查

须排除特异性外阴炎。

(1)阴道分泌物生理盐水悬液检查滴虫、真菌,除外特异性阴道炎引起的外阴炎。

(2)阴道分泌物检查清洁度、pH(一般清洁度多为Ⅲ度,pH>4.5);宫颈分泌物检查衣原体、淋病奈瑟菌。必要时行阴道分泌物细菌培养及药物敏感试验。

(3)外阴部溃疡必要时做活体组织病理检查及梅毒血清学检查。

(4)检查尿糖及血糖。

二、治疗原则

1.一般治疗

(1)保持外阴干燥,避免搔抓。

(2)0.02%高锰酸钾溶液坐浴,每日2~3次;或3%~5%硼酸水坐浴,每日1~2次。

2.药物治疗

应针对病原体选择抗生素治疗。

三、护理评估

1.病史评估

评估患者本次发病的诱因,有无合并症状,目前的治疗及用药;评估既往病史、家族史、过敏史、手术史、输血史,有无糖尿病或粪瘘、尿瘘;了解患者有无烟酒嗜好、性格特征等。

2.身体评估

评估患者意识状态、神志与精神状况、生命体征、营养及饮食情况、BMI、排泄型态、睡眠型态、强迫体位、外阴皮肤情况,有无皮疹、破溃等。

3.风险评估

患者入院 2 小时内进行各项风险评估,包括患者压疮危险因素评估、患者跌倒/坠床危险因素评估、日常生活能力评定。

4.心理-社会评估

了解患者的文化程度、工作性质、患者家庭状况以及家属对患者的理解和支持情况。

5.其他评估

评估患者的个人卫生、生活习惯、对疾病认知以及自我保健知识掌握程度。

四、护理措施

1.一般护理

(1)皮肤护理:外阴皮肤出现皮疹破溃的患者,密切观察皮损大小、严重程度及消退情况,保持皮肤清洁,床单位平整。告知患者内裤应柔软洁净,须每日更换,污染的内裤单独清洗,避免交叉、重复感染。

(2)饮食:禁酒;优化膳食结构,避免进食油腻、辛辣刺激性食物。

(3)生活护理:如患者因局部皮肤破溃活动受到限制时,协助患者大小便,将呼叫器置于患者易触及处,并采取预防跌倒、坠床护理措施;保持会阴部清洁,遵医嘱给予会阴擦洗、冲洗、烤灯等;及时更换清洁病号服、床单位及中单等。

2.病情观察

(1)皮肤:关注患者主诉;密切观察外阴皮肤有无皮疹、破溃、局部充血、肿胀(包括皮损大小,严重程度及消退情况)。

(2)分泌物:观察患者外阴皮损及阴道分泌物的性质、气味、量,警惕异常情况预防感染。

3.应用高锰酸钾的护理

(1)药理作用:本品为强氧化剂,对各种细菌、真菌等病原体有杀灭作用。

(2)用法:取高锰酸钾加温水配成 1∶5 000 约 40℃ 溶液,肉眼观为淡玫瑰红色进行坐浴,每次坐浴15~30分钟,每天 2 次。

(3)适应证:用于急性皮炎或急性湿疹,特别是伴继发感染时的湿敷及清洗小面积溃疡。

(4)禁忌证:月经期禁用、禁口服。

(5)注意事项

①本品仅供外用,因其腐蚀口腔和消化道,出现口内烧灼感、上腹痛、恶心、呕吐、口咽肿胀等。

②本品水溶液易变质,故应临用前用温水配制,并立即使用。

③配制时不可用手直接接触本品,以免被腐蚀或染色,切勿将本品误入眼中。

④应严格在医生指导下使用,长期使用高锰酸钾,会引起阴道菌群紊乱。如浓度过高会刺激皮肤及黏膜。

⑤用药部位如有灼烧感、红肿等情况,应停药,并将局部药物洗净,必要时向医生咨询。

⑥不可与碘化物、有机物接触或并用。尤其是晶体,否则易发生爆炸。

(6)不良反应:高浓度反复多次使用可引起腐蚀性灼伤。

4.心理护理

倾听患者主诉,耐心解答患者的疑问,消除患者顾虑,使其积极配合治疗。许多非特异性外阴炎的患者普遍觉得羞于启齿,患者在医生为其检查、治疗等过程中易产生复杂的心理反应,为了尽快使患者适应陌生的环境,护士应有针对性地实施有效的心理护理。对患者的尊重与关爱是建立良好医患关系的关键,护士应给予患者安全感和信任感,在态度上应该和蔼可亲。通过身心护理使患者得到人性化的服务,提高医疗和护理服务的质量。

5.健康教育

(1)饮食

①禁烟酒。

②优化膳食结构,避免进食辛辣刺激性食物(辣椒、姜、葱、蒜等)。应多食新鲜蔬菜和水果,以保持大便通畅。

③多饮水,防止合并泌尿系感染。

(2)休息与活动:急性期应卧床休息。养成劳逸结合的生活习惯。避免骑自行车等骑跨类运动,减少摩擦。

(3)高锰酸钾坐浴指导:注意配制的浓度不宜过高,以免灼伤皮肤,每次坐浴 15~30 分钟,每天 2 次。坐浴时要使会阴部浸没于溶液中,月经期禁止坐浴。

(4)出院指导:指导患者注意个人卫生,勤换内裤,保持外阴清洁干燥。局部严禁搔抓,勿用刺激性药物或肥皂擦洗。做好经期、孕期、分娩期及产褥期卫生,不穿化纤类及过紧内裤。

(5)感染防控:外阴破溃者要预防继发感染,使用柔软无菌会阴垫,减少摩擦和混合感染的机会。外阴溃疡或烧灼感时,建议硼酸粉坐浴、VE 霜外用。

第二节　滴虫性阴道炎

一、病因

滴虫性阴道炎是由阴道毛滴虫引起的常见阴道炎症。阴道毛滴虫适宜在温度 25~40℃、pH 5.2~6.6 的潮湿环境中生长,在 pH 5 以下或 7.5 以上的环境中则不生长。滴虫的生活史简单,只有滋养体而无包囊期,滋养体生存力较强,能在 3~5℃生存 21 日,在 46℃生存 20~60

分钟,在半干燥环境中约生存 10 小时,在普通肥皂水中也能生存 45～120 分钟。滴虫有嗜血及耐碱的特性,故于月经前、后阴道 pH 发生变化(经后接近中性)时,隐藏在腺体及阴道皱襞中的滴虫于月经前、后常得以繁殖,引起炎症发作。滴虫能消耗、吞噬阴道上皮内的糖原,并可吞噬乳杆菌,阻碍乳酸生产,使阴道 pH 升高。滴虫阴道炎患者的阴道 pH 5～6.5。滴虫不仅寄生于阴道,还常侵入尿道或尿道旁腺,甚至膀胱、肾盂以及男方的包皮皱褶、尿道或前列腺中。滴虫性阴道炎往往与其他阴道炎并存,美国报道约 60% 同时合并细菌性阴道病。

二、传播途径

1.性交直接传播

与女性患者有一次非保护性交后,近 70% 男子发生感染,通过性交男性传染给女性的概率可能更高。由于男性感染滴虫后常无症状,易成为感染源。

2.间接传播

经公共浴池、浴盆、浴巾、游泳池、坐式便器、衣物、污染的器械及敷料等间接传播。

三、发病机制

早在 1938 年研究人员即发现了阴道毛滴虫,但直到 1947 年才认识到阴道毛滴虫可引起阴道炎。由于缺乏理想的动物模型,对滴虫阴道炎的发病机制了解较少。滴虫主要通过其表面的凝集素(AP65、AP51、AP33、AP23)及半胱氨酸蛋白酶黏附于阴道上皮细胞,进而经阿米巴样运动的机械损伤以及分泌的蛋白水解酶、蛋白溶解酶的细胞毒作用,共同摧毁上皮细胞,并诱导炎症介质的产生,最后导致上皮细胞溶解、脱落、局部炎症发生。

四、临床表现

潜伏期为 4～28 日。感染初期 25%～50% 的患者无症状,其中 1/3 将在 6 个月内出现症状,症状轻重取决于局部免疫因素、滴虫数量多少及毒力强弱。主要症状为阴道分泌物增多及外阴瘙痒,间或有灼热、疼痛、性交痛等。分泌物特点为稀薄脓性、黄绿色、泡沫状、有臭味。分泌物呈脓性是因为分泌物中含有白细胞;呈泡沫状、有臭味是因为滴虫无氧酵解碳水化合物,产生腐臭气体。瘙痒部位主要为阴道口及外阴。若尿道口有感染,可有尿频、尿痛,有时可见血尿。阴道毛滴虫能吞噬精子,并能影响精子存活,可致不孕。检查见阴道黏膜充血,严重者有散在出血斑点,甚至宫颈有出血点,形成“草莓样”宫颈,后穹窿有多量白带,呈灰黄色、黄白色稀薄液体或黄绿色脓性分泌物,常呈泡沫状。带虫者阴道黏膜无异常改变。

五、诊断

典型病例容易诊断,若在阴道分泌物中找到滴虫即可确诊。最简单的方法是生理盐水悬滴法:显微镜下见到呈波状运动的滴虫及增多的白细胞,有症状者阳性率达 60%～70%。对可疑患者,若多次悬滴法未能发现滴虫时,可送培养,准确性达 98% 左右。取分泌物前 24～48 小时避免性交、阴道灌洗或局部用药,取分泌物时窥器不涂润滑剂,分泌物取出后应及时送检并注意保暖,否则滴虫活动力减弱,造成辨认困难。目前聚合酶链反应(PCR)也可用于滴虫的诊断,敏感性 90%,特异性 99.8%。

六、治疗

因滴虫性阴道炎可同时有尿道、尿道旁腺、前庭大腺滴虫感染,欲治愈此病,需全身用药,主要治疗药物为甲硝唑及替硝唑。

1.全身用药

初次治疗推荐甲硝唑 2g,单次口服;或替硝唑 2g,单次口服。也可选用甲硝唑 400mg,每日 2 次,连服 7 日;或替硝唑 500mg,每日 2 次,连服 7 日。女性患者口服药物的治愈率为 82%～89%,若性伴侣同时治疗,治愈率达 95%。服药后偶见胃肠道反应,如食欲减退、恶心、呕吐。此外,若出现头痛、皮疹、白细胞减少等时应停药。治疗期间及停药 24 小时内禁饮酒,因其与乙醇结合可出现皮肤潮红、呕吐、腹痛、腹泻等戒酒样反应。甲硝唑能通过乳汁排泄,若在哺乳期用药,用药期间及用药后 24 小时内不宜哺乳。服用替硝唑者,服药后 3 日内避免哺乳。

2.性伴侣的治疗

滴虫性阴道炎主要由性行为传播,性伴侣应同时进行治疗,治疗期间禁止性交。

3.随访

治疗后无症状者无须随诊,有症状者须进行随诊。部分滴虫性阴道炎治疗后可发生再次感染或于月经后复发,治疗后须随访至症状消失,对症状持续存在者,治疗后 7 日复诊。对初次治疗失败患者增加药物剂量及疗程仍有效。初次治疗失败者可重复应用甲硝唑 400mg,每日 2～3 次,连服 7 日。若治疗仍失败,给予甲硝唑 2g,每日 1 次,连服 3～5 日。

4.妊娠期滴虫阴道炎治疗

妊娠期滴虫性阴道炎可导致胎膜早破、早产及低出生体重儿、但甲硝唑治疗能否改善以上并发症尚无定论。妊娠期治疗可以减轻症状,减少传播,防止新生儿呼吸道和生殖道感染。美国疾病控制中心建议甲硝唑 2g,单次口服,中华医学会妇产科感染协作组建议甲硝唑 400mg 口服,每日 2 次,共 7 日,但用药前最好取得患者知情同意。

5.顽固病例的治疗

有复发症状的病例多数为重复感染。为避免重复感染,内裤及洗涤用的毛巾,应煮沸 5～10 分钟以消灭病原体,并应对其性伴侣进行治疗。对极少数顽固复发病例,应进行培养及甲硝唑药物敏感试验,可加大甲硝唑剂量及应用时间,每日 2～4g,分次全身及局部联合用药(如 1g 口服,每日 2 次,阴道内放置 500mg,每日 2 次),连用 7～14 日。也可应用替硝唑或奥硝唑治疗。

6.治愈标准

滴虫性阴道炎常于月经后复发,故治疗后检查滴虫阴性时,仍应每次月经后复查白带,若经 3 次检查均阴性,方可称为治愈。

七、评估和观察要点

1.评估要点

①健康史:了解个人卫生习惯,评估是否有诱发滴虫阴道炎的相关因素;既往有无阴道炎相关病史;月经周期与发病的关系。②身体评估:评估患者有无外阴瘙痒、分泌物增多等症状。

2.观察要点

①观察患者外阴情况,有无阴道黏膜充血、出血点等;②观察阴道分泌物的量、性状、气味。

八、护理措施

1.指导患者进行自我护理

①保持外阴清洁干燥,勤换内裤,避免搔抓外阴部,以免皮肤破损继发感染;②患者及其性伴侣治愈前避免无保护性行为;③患者内裤、坐浴等用物应煮沸 5～10 分钟消灭病原体,以避免交叉及重复感染的概率。

2.告知患者正确用药

甲硝唑:用药期间及停药 24 小时内,禁止饮酒;哺乳妇女用药期间及停用药 24 小时内应停止哺乳;如服药期间发生胃肠道反应及皮疹,应即时告知医师。替硝唑:用药期间及停药 72 小时内,禁止饮酒;哺乳妇女服药后 72 小时内应停止哺乳。

3.指导患者配合检查

取分泌物前 24～48 小时避免性生活、阴道清洗或局部用药。

4.指导患者预防感染

滴虫阴道炎主要由性行为传播,应建议患者性伴侣同时治疗,避免相互传染,影响治疗效果。

5.治愈标准

为连续 3 次月经干净后,复查阴道分泌物中滴虫均为阴性。

九、健康教育

(1)告知患者取分泌物前 24～48 小时避免性生活、阴道清洗或局部用药,以免影响检查结果。

(2)给予患者个人卫生指导,保持外阴清洁、干燥。内裤、毛巾等个人专用物品清洗后宜煮沸 5～10 分钟,消灭病原体。

(3)告知患者阴道内用药方法,注意浓度、剂量。经期暂停阴道冲洗、坐浴和阴道内用药。

(4)告知患者治疗后须定期复查,了解治疗效果。

第三节 细菌性阴道炎

细菌性阴道病(BV)为阴道内正常菌群失调所致的一种混合感染。但临床及病理无炎症改变。正常阴道内以产生过氧化氢的乳杆菌占优势。细菌性阴道病时,阴道内能产生过氧化氢的乳杆菌减少,导致其他细菌大量繁殖,主要有加德纳菌、厌氧菌(动弯杆菌、普雷沃菌等)及人型支原体,其中以厌氧菌居多,厌氧菌数量可增加 $100 \sim 1\,000$ 倍。促使阴道菌群发生变化的原因仍不清楚,推测可能与频繁性交、多个性伴侣或阴道灌洗使阴道碱化有关。

一、临床表现

$10\% \sim 40\%$ 患者无临床症状,有症状者主要表现为阴道分泌物增多,有鱼腥臭味,尤其性交后加重,可伴有轻度外阴瘙痒或烧灼感。分泌物呈鱼腥臭味是由于厌氧菌繁殖的同时可产生胺类物质所致。检查见阴道黏膜无充血的炎症表现,分泌物特点为灰白色,均匀一致,稀薄,常黏附于阴道壁,但黏度很低,容易将分泌物从阴道壁拭去。

细菌性阴道病除导致阴道炎症外,还可引起其他不良结局,如妊娠期细菌性阴道病可导致绒毛膜羊膜炎、胎膜早破、早产;非孕妇可引起子宫内膜炎、盆腔炎、子宫切除术后阴道顶端感染。

二、诊断

目前使用最广泛的是 Amsel 诊断标准。

(1)均质、稀薄、白色阴道分泌物,常黏附于阴道壁。

(2)线索细胞阳性:取少许阴道分泌物放在玻片上,加一滴 0.9% 氯化钠溶液混合,高倍显微镜下寻找线索细胞,与滴虫阴道炎不同的是白细胞极少。线索细胞即阴道脱落的表层细胞与细胞边缘贴附颗粒状物,即各种厌氧菌,尤其是加德纳菌,细胞边缘不清。

(3)阴道分泌物 pH>4.5。

(4)胺臭味试验阳性:取阴道分泌物少许放在玻片上,加入 10% 氢氧化钾溶液 $1 \sim 2$ 滴,产生烂鱼肉样腥臭气味,系因胺遇碱释放氨所致。

具备上述标准的 3 条就可诊断 BV,其中第 2 条是必备的。其中阴道的 pH 是最敏感的指标,胺臭味试验是最具有高度特异性的指标,但该方法在实际工作中却常受到多种因素的干扰而影响临床诊断的准确性。除临床诊断标准外,还可应用革兰染色,根据各种细菌的相对浓度进行诊断。细菌性阴道病为正常菌群失调,细菌定性培养在诊断中意义不大。本病应与其他阴道炎相鉴别(表6-1)。

表 6-1　细菌性阴道病与其他阴道炎鉴别

	细菌性阴道病	外阴阴道假丝酵母菌病	滴虫阴道炎
症状	分泌物增多,无或轻度瘙痒	重度瘙痒,烧灼感	分泌物增多,轻度瘙痒
分泌物特点	白色,均质,腥臭味	白色,豆腐渣样	稀薄、脓性、泡沫状
阴道黏膜	正常	水肿、斑块	散在出血点
阴道 pH	>4.5	<4.5	>5
胺试验	阳性	阴性	阴性
显微镜检查	线索细胞,极少白细胞	芽生孢子及假菌丝,少量白细胞	阴道毛滴虫,多量白细胞

三、治疗

治疗原则为选用抗厌氧菌药物,主要有甲硝唑、克林霉素。甲硝唑抑制厌氧菌生长,不影响乳杆菌生长,是较理想的治疗药物,但对支原体效果差。

1.口服药物

首选甲硝唑 400mg,每日 2 次,口服,共 7 日,或克林霉素 300mg,每日 2 次,连服 7 日。甲硝唑 2g 顿服的治疗效果差,目前不再推荐应用。

2.局部药物治疗

含甲硝唑的栓剂,每晚 1 次,连用 7 日;或 2%克林霉素软膏阴道涂布,每次 5g,每晚 1 次,连用 7 日。口服药物与局部用药效果相似,治愈率 80%左右。

3.微生物及免疫治疗

国内外大量研究证实,传统抗生素的应用或多或少地影响了阴道菌群的恢复,而应用乳酸杆菌制剂治疗细菌性阴道病及预防其复发效果显著。因此,从微生态学的角度出发,通过生态制剂调整疗法,扶正和保护阴道内的正常菌群的组成和比例,恢复其自然的免疫外来菌侵扰的能力,促进其本身的自净作用是治疗此类疾病的趋势。目前临床上常用的阴道用乳杆菌活菌胶囊(定君生)即为此类制剂,用法:每日 1 粒,用 10 日,阴道置入。

4.性伴侣的治疗

本病虽与多个性伴侣有关,但对性伴侣给予治疗并未改善治疗效果及降低其复发率,因此,性伴侣不需要常规治疗。

5.妊娠期细菌性阴道病的治疗

由于本病与不良妊娠结局如绒毛膜羊膜炎、胎膜早破、早产有关,任何有症状的细菌性阴道病孕妇及无症状的高危孕妇(有胎膜早破、早产史)均须治疗。由于本病在妊娠期有合并上生殖道感染的可能,多选择口服用药,甲硝唑 200mg,每日 3 次,连服 7 日;或克林霉素 300mg,每日 2 次,连服 7 日。

6.随访

治疗后无症状者不须常规随访。细菌性阴道病复发较常见,对症状持续或症状重复出现者,应告知患者复诊,接受治疗。可选择与初次治疗不同的药物。

四、评估和观察要点

1.评估要点

①健康史:询问患者有无诱发细菌性阴道病的相关因素;②身体评估:评估患者有无外阴瘙痒、烧灼感等症状及其程度。

2.观察要点

观察患者外阴情况,皮肤有无搔抓痕迹或破溃;阴道分泌物的量、性状、气味等。

五、护理措施

(1)指导患者遵医嘱按照治疗方案周期正确用药。

(2)注意个人卫生,使用流动水清洁外阴,勤洗换内裤,避免搔抓会阴部造成皮肤损伤。

(3)治疗期间禁止游泳、盆浴,防止逆行感染。

(4)指导患者治疗期间性行为应采取保护性措施,防止交叉感染。

(5)指导选择清淡易消化、高维生素饮食,忌辛辣刺激性食物。

(6)给予患者心理护理及疾病知识的宣教,提高患者治疗的依从性,减少疾病的复发。

六、健康教育

(1)给予患者个人卫生指导,保持外阴清洁,禁用肥皂清洗外阴,不宜经常使用药液清洗阴道;勤洗换内裤,不穿化纤内裤和紧身衣;避免不洁性行为。

(2)告知患者规范治疗的重要性,进行用药治疗指导。

第四节　前庭大腺炎

前庭大腺位于两侧大阴唇的后 1/3 处深部,腺管开口于小阴唇内侧,邻近处女膜处。育龄妇女多见,幼女及绝经后妇女少见。主要病原体为内源性病原体,如葡萄球菌、大肠埃希菌、链球菌、肠球菌;性传播疾病的病原体主要为淋病奈瑟菌及沙眼衣原体等。前庭大腺可分泌黏液,滑润生殖器。在外阴受污染时易被细菌感染而发炎,称为前庭大腺炎。如腺管肿胀或渗出物凝聚而阻塞,脓液不能外流而形成脓肿,称为前庭大腺脓肿。

一、病因

(1)前庭大腺因解剖部位的特点,在性交、分娩或其他情况污染外阴部时,病原体易侵入而引起感染。其病原体多为葡萄球菌、链球菌、大肠埃希菌或淋球菌等混合感染。

(2)前庭大腺导管因炎症堵塞,引起腺体扩张而形成前庭大腺囊肿。前庭大腺脓肿未经治疗,急性炎症消退后,脓液吸收也可形成前庭大腺囊肿,可反复急性发作或破溃排脓。

二、诊断

(一)临床表现

1.症状

感染多为单侧,急性期局部疼痛、肿胀,甚至不能走路,形成脓肿时疼痛剧烈,常有发热,有时大小便困难。

2.体征

(1)检查发现大阴唇后 1/3 处有红肿硬块,触痛明显。若形成脓肿,肿块可增至鸡蛋大小,皮肤发红、变薄,可触及波动感,周围组织水肿,相应区域的淋巴结增大。

(2)如囊肿未合并感染,则在前庭大腺部位有向外突出的无痛性肿物,多为单侧发生。肿物外形呈椭圆形或圆形,大小不定,有囊性感,无压痛,其内容物为清亮透明的黏液。

(二)实验室检查

外周血中白细胞计数增高,尤其是中性粒细胞增高。取前庭大腺开口处或尿道口、尿道旁腺处的分泌物,做刮片染色或细菌培养,可获得致病菌。

(三)鉴别诊断

1.与大阴唇腹股沟斜疝相鉴别

斜疝与腹股沟相连,挤压后可复位,包块消失。用力屏气肿块胀大,质地较软,界限也不十分清楚。

2.与中肾管囊肿相鉴别

中肾管囊肿一般体积较小,表浅,不易发生感染,切除后经病理学检查可确诊。

三、治疗

(1)急性炎症时应卧床休息,保持外阴部清洁、干燥。经常更换内裤,避免局部摩擦。

(2)脓肿形成应立即引流并做造口术,局部热敷或坐浴,并给予抗生素消炎治疗。

(3)前庭大腺囊肿现多行造口术,CO_2 激光囊肿造口术效果较好,术中出血少,不须缝合,局部无瘢痕形成并保留腺体功能。对于囊肿反复感染者可行前庭大腺囊肿切除术。

四、护理评估

1.病史评估

评估患者本次发病的诱因,有无合并症状,目前的治疗及用药;评估既往病史、家族史、过敏史、手术史、输血史,有无糖尿病或粪瘘、尿瘘;了解患者有无烟酒嗜好、性格特征等。

2.身体评估

评估患者意识状态、神志与精神状况、生命体征、营养及饮食情况、BMI、排泄型态、睡眠型态、强迫体位、外阴皮肤情况,有无皮疹、破溃等。

3.风险评估

患者入院 2 小时内进行各项风险评估,包括患者压疮危险因素评估、患者跌倒/坠床危险因素评估、日常生活能力评定。

4.心理-社会评估

了解患者的文化程度、工作性质、患者家庭状况以及家属对患者的理解和支持情况。

5.其他评估

评估患者的个人卫生、生活习惯、对疾病认知以及自我保健知识掌握程度。

五、护理措施

1.一般护理

(1)皮肤护理:保持皮肤清洁、床单位平整,内裤柔软洁净、每日更换,污染内裤单独清洗。

(2)饮食:禁酒,忌辛辣食物。

(3)休息与活动:急性期嘱患者卧床休息,活动时减少局部摩擦。

(4)生活护理:如患者因局部肿胀、疼痛、烧灼感而导致行动不便时,协助患者大小便,并将呼叫器置于患者易触及处;脓肿切开引流及造口术后,遵医嘱擦洗或协助患者坐浴;实施预防跌倒、坠床护理措施;及时更换清洁病号服、床单位及中单等。

2.病情观察

(1)皮肤:关注患者主诉,密切观察外阴部局部充血、肿胀或破溃情况(包括脓肿严重程度及消退情况)。

(2)行脓肿切开引流及造口术后,观察引流液的性质、气味及引流量,警惕感染加重。

(3)注意观察有无发热等全身症状。

3.用药护理

(1)遵医嘱给予抗生素及镇痛剂。

(2)脓肿切开引流及造口术后,外阴用 0.5% 碘伏棉球擦洗,每日 2 次。伤口愈合后改用 1:5 000 高锰酸钾坐浴,每次坐浴 15~30 分钟,每日 2 次。

4.坐浴指导

实施坐浴时先将坐浴盆刷洗干净,并做到专人专用。盆内放入清洁的热水约八分满,温度 41~43℃,注意不要过烫,以免烫伤。坐浴前清洁外阴及肛周,坐浴时将伤口完全浸入药液中,每次坐浴 15~30 分钟,中间可以加入热水以维持水温,每日坐浴 1~2 次。

5.心理护理

许多前庭大腺炎的患者普遍觉得羞于启齿,患者在医生为其检查、治疗等过程中易发生复杂的心理反应。倾听患者主诉,耐心解答患者的疑问,消除患者顾虑,使其积极配合治疗。尽快使患者适应陌生的环境,护士应有针对性地实施有效的心理护理。

6.健康教育

(1)饮食:禁烟、酒,避免进食辛辣刺激性食物。应多食新鲜蔬菜和水果,以保持大便通畅;多饮水,防止合并泌尿系感染。

(2)休息与活动:急性期卧床休息;非急性期也要劳逸结合,避免骑自行车等骑跨类运动,以减少局部摩擦。

(3)用药指导:严格遵照医嘱用药,坚持每天坐浴直至痊愈,避免病情反复或产生耐药。

(4)卫生指导:指导患者注意个人卫生,勤换内裤,不穿化纤类及过紧内裤,保持外阴清洁干燥。局部严禁搔抓,勿用刺激性药物或肥皂擦洗。

(5)感染防控:局部严禁搔抓,勿用刺激性药物或肥皂擦洗,指导患者注意经期、孕期、分娩期及产褥期卫生,勤换内裤,保持外阴清洁干燥,预防继发感染。

第七章　生殖内分泌疾病的护理

第一节　功能失调性子宫出血

功能失调性子宫出血(DUB)简称功血,是由于生殖内分泌轴功能紊乱引起的异常子宫出血,可表现为经期出血量过多及持续时间过长,间隔时间时长时短、不可预计或出血量不多但淋漓不尽。其基本的病理生理改变为中枢神经系统下丘脑-垂体-卵巢轴神经内分泌调控异常,或卵巢、子宫内膜或肌层局部调控功能的异常。

按发病机制可分无排卵性功血和有排卵性功血两大类,前者占70%~80%,多见于青春期和绝经过渡期妇女;后者占20%~30%,多见于育龄妇女。

一、病因及发病机制

从内分泌角度分析,异常子宫出血可由以下情况引起。

1.雌激素撤退性出血

对切除卵巢的妇女给予适当剂量及疗程的雌激素后停药,或将雌激素量减少一半以上,即会发生子宫出血。

2.雌激素突破性出血

相当浓度的雌激素长期作用,无孕激素的对抗影响,可造成子宫内膜过度增生。

3.孕激素突破性出血

体内孕激素与雌激素浓度比值过高,不能维持分泌期内膜的完整性而引起出血。

4.其他

子宫内膜局部的出血原因还可以见于局部血管的异常,如动静脉瘘,全身止血、凝血功能异常等。

二、临床表现

1.症状

主要症状是月经完全不规则。

(1)无排卵性功血:常见的症状是子宫不规则出血,表现为月经周期紊乱,出血量多少与持续及间隔时间均不定,经量不足或增多甚至大量出血。大量出血或出血时间长时,可造成继发贫血甚至休克。

（2）排卵性功血

①黄体功能不足者表现为月经周期缩短，月经频发。

②子宫内膜不规则脱落表现为月经周期正常，但经期延长，多达 9～10 日，且出血量多，后几日常常表现为少量淋漓不尽的出血。

（3）其他常见症状

①不规则子宫出血：多发生于青春期和更年期妇女，其出血特点是月经周期紊乱，经期延长，血量增多。

②月经过频：出血时间和出血量可能正常，但月经频发、周期缩短，一般少于 21 天，发生于各年龄段的妇女。

③月经过多：a.经血量多，>80mL，周期正常。b.经期延长，>7 天。

④月经间期出血：两次月经期中间出现子宫出血，流血量少，常不被注意，多发生于月经周期的 12～16 天，持续 1～2 小时至 1～2 天，很少达到月经量。常被认为是月经过频，周期缩短 <21 天。

⑤绝经期后子宫出血：闭经 1 年以后，又发生子宫出血，出血量少，但由于绝经期后子宫恶性肿瘤发病率高，故应到医院检查以排除恶性肿瘤的可能性。

2.临床分型

（1）无排卵性功血：青春期型功血、绝经过渡期功血、生育期无排卵功血。

（2）排卵性功血

①黄体功能不足：卵泡发育不良、LH 排卵高峰分泌不足、LH 排卵峰后低脉冲缺陷。

②子宫内膜不规则脱落。

三、辅助检查

（1）诊断性刮宫：用于止血及明确子宫内膜病理诊断。

（2）排卵和黄体功能监测。

四、治疗

1.无排卵性功血

止血、手术治疗或控制月经周期。

2.有排卵性功血

药物治疗、手术治疗。

五、护理评估

（一）健康史

询问患者的年龄、月经史、婚孕史及既往健康状况，排除全身性疾病和生殖器官器质性病变。了解发病前有无精神创伤、过度劳累、环境改变、服药等因素;本次发病的经过、诊治经历及效果;有无继发感染及贫血的征象。

(二)身体评估

1.临床表现

(1)无排卵性功血:最常见的症状是子宫不规则出血,表现为月经周期紊乱,经期长短不一,经量多少不定。出血量多或时间长者,可继发贫血。出血期间一般无腹痛及其他不适。

(2)排卵性功血:黄体功能不全者,月经周期缩短,经期、经量可无变化,易引起不孕或流产。子宫内膜不规则脱落者,月经周期多正常,但经期淋漓不净可长达十余日,经量明显增加。

2.心理、社会评估

青春期功血患者常因害羞不能及时就诊而延误病情,引发感染或大出血,出血多时,患者常感不适、惊慌。绝经过渡期功血患者因月经不规律来潮,因影响到生活、工作而焦虑,担心疾病严重、怀疑肿瘤的可能而坐立不安。

(三)辅助检查

1.诊断性刮宫

诊断性刮宫简称诊刮.主要适用于已婚患者。通过诊刮达到止血及明确病理诊断的目的。

2.基础体温检查

无排卵性功血者基础体温呈单相型;有排卵性功血者基础体温呈双相型。

3.B超检查

了解子宫内膜的厚度,排除生殖器官器质性病变。

4.子宫腔镜检查

直接观察子宫内膜情况,选择病变区进行活检。

5.子宫颈黏液结晶检查

经前出现羊齿植物叶状结晶者,提示无排卵。

六、护理诊断/合作性问题

1.活动无耐力

与月经过多及经期延长引起的贫血有关。

2.焦虑

与治疗效果不佳或担心疾病性质有关。

3.有感染的危险

与出血多、持续不净及继发贫血有关。

七、护理措施

(一)一般护理

嘱患者卧床休息,保证充足睡眠,避免劳累;加强营养,摄入高蛋白、高维生素、含铁高的食物,如猪肝、蛋黄、红枣、胡萝卜、绿叶蔬菜等;保持外阴清洁,禁止盆浴和性生活。

(二)病情观察

观察并记录患者的生命体征、液体出入量。出血多时,严密观察血压、脉搏,做好配血、输血及输液的抢救准备和配合工作。有发热、子宫体压痛等感染征象者,遵医嘱给予抗生素治疗。

(三)治疗配合

1.无排卵性功血

(1)止血:大出血时,采用性激素止血要求 8 小时内见效,24~48 小时后出血基本停止。96 小时以上仍不止者,应考虑器质性病变。①孕激素:适用于体内有一定雌激素水平的患者,尤其是淋漓不尽的绝经过渡期功血患者。孕激素使持续受雌激素刺激的增生期子宫内膜转为分泌期,达到止血效果,停药后子宫内膜脱落,起到药物性刮宫的作用。常用醋酸甲羟孕酮、甲地孕酮和炔诺酮(妇康片)。②雌激素:大剂量使用雌激素可促使子宫内膜生长,有修复创面止血的作用。常用妊马雌酮、己烯雌酚或苯甲酸雌二醇。③雄激素:主要用于绝经过渡期功血患者。④其他止血药物:肾上腺色腙(安络血)、酚磺乙胺(止血敏)。

(2)调整月经周期:①雌激素、孕激素序贯疗法:模拟自然月经周期中性激素的变化,补充雌激素、孕激素,促使子宫内膜发育和周期性脱落,形成人工周期,适用于青春期功血。于撤药性出血第 5 天开始,每日口服结合雌激素或戊酸雌二醇,连服 21 天,于服雌激素 11 天起加用黄体酮或醋酸甲羟孕酮,连用 10 天,停药后 7 天内可再出现撤药性出血。在下一次出血第 5 天重复用药,连续使用 3 个周期。②雌激素、孕激素联合法:适用于内源性雌激素水平较高的育龄妇女和绝经过渡期功血患者。从撤药性出血第 5 天起口服避孕药,每日 1 片,连服 21 天,连续 3 个周期为一疗程。③后半周期疗法:适用于青春期或活检为增殖期内膜功血患者。自撤药性出血第 16 天起口服甲羟孕酮,每日 10mg,共 10 天。

(3)促排卵:该法用于育龄妇女功血有生育要求者。促排卵药物有克罗米芬(CC)、尿促性腺激素(HMG)等。

2.排卵性功血

(1)黄体功能不全:自排卵后开始每日肌内注射黄体酮,共 10 天,进行黄体功能替代治疗。可使用克罗米芬促进卵泡发育,绒毛膜促性腺激素(HCG)可延长黄体期。

(2)子宫内膜不规则脱落:自预期下次月经前第 10~14 天开始,每日口服甲羟孕酮 10mg,连续 10 天。绒毛膜促性腺激素也可促进黄体功能。

(四)心理护理

主动热情与患者沟通、交谈,鼓励其说出内心的不良感受,及时提供必要的信息,帮助患者克服心理障碍,解除思想负担,摆脱焦虑。

(五)健康教育

讲解用药的治疗原理和注意事项,强调性激素治疗时,必须严格按照医嘱,准时按量给药,不得随意停服、减量或漏服。采用雄激素治疗时每月总量不能超过 300mg,以防女性男性化。服用促排卵药物者,可测量其基础体温,以便监测排卵情况。治疗期间如发生不规则阴道出血,应及时就诊处理。

第二节 闭经

年龄大于 14 岁,第二性征未发育;或者年龄大于 16 岁,第二性征已发育,月经还未来潮者称为原发性闭经。正常月经周期建立后,月经停止 6 个月以上,或按自身原有月经周期停止 3 个周期以上称为继发性闭经。按生殖轴病变和功能失调的部位分为下丘脑性闭经、垂体性闭经、卵巢性闭经、子宫性闭经以及下生殖道发育异常性闭经。WHO 将闭经归纳为 3 种类型:①Ⅰ型无内源性雌激素产生,FSH 水平正常或低下,PRL 水平正常,无下丘脑-垂体器质性病变的证据。②Ⅱ型有内源性雌激素产生、FSH 及 PRL 水平正常。③Ⅲ型 FSH 升高,提示卵巢功能衰竭。

一、诊断标准

1.临床表现

(1)病史:包括月经史、婚育史、服药史、子宫手术史、家族史以及发病的可能起因和伴随症状,如环境变化、精神心理创伤、情感应激、运动性职业或过强运动、营养状况及有无头痛、溢乳等;对原发性闭经患者应了解青春期生长和发育进程。

(2)查体:

①全身检查:包括智力、身高、体重、第二性征发育情况、有无发育畸形,有无甲状腺肿大,有无乳房溢乳,皮肤色泽及毛发分布。对原发性闭经、性征幼稚者还应检查嗅觉有无缺失。

②妇科检查:内、外生殖器发育情况及有无畸形;已婚妇女可通过检查阴道及宫颈黏液了解体内雌激素的水平。

2.辅助检查

有性生活史的妇女出现闭经,必须首先排除妊娠。

(1)评估雌激素水平以确定闭经程度:①孕激素试验:黄体酮 20mg,肌内注射,每日 1 次,共 5 天。停药后 2～7 天有撤药性出血者为阳性,表明体内雌激素达一定水平。停药后无撤退性出血者,可能为内源性雌激素水平低下或子宫病变所致闭经。②雌、孕激素试验:服用雌激素如戊酸雌二醇或 17β-雌二醇 2～4mg/d 或结合雌激素 0.625～1.25mg/d,20～30 天后再加用孕激素。停药后如有撤退性出血者可排除子宫性闭经;停药后无撤退性出血者可确定子宫性闭经。

(2)激素水平测定:停用雌、孕激素类药物至少 2 周后行 FSH、LH、PRL、TSH 等激素水平测定,以协助诊断。肥胖或临床上存在多毛、痤疮等高雄激素血症体征时尚须测定血糖、胰岛素、雄激素(睾酮、硫酸脱氢表雄酮)、孕酮和 17-羟孕酮,以确定是否存在胰岛素免疫、高雄激素血症或先天性 21-羟化酶缺陷等疾病。

(3)染色体检查:高促性腺激素性闭经及性分化异常者应进行染色体检查。

(4)血、尿常规,肝、肾功能,红细胞沉降率,X 线胸片检查。

(5)基础体温测定,了解有无排卵。

(6)阴道脱落细胞成熟指数,测定卵巢激素水平,每日 1~2 次。

(7)子宫及子宫内膜检查:①诊断性刮宫:除外子宫畸形、宫腔粘连、子宫内膜结核,必要时取宫腔液做结核杆菌培养。②子宫输卵管造影:了解子宫大小形态,输卵管是否通畅。③宫腔镜检查排除宫腔粘连等。

(8)超声检查:盆腔内有无占位性病变、子宫大小、子宫内膜厚度、卵巢大小、卵泡数目及有无卵巢肿瘤。

(9)影像学检查:蝶鞍断层、CT 冠状扫描(冠扫)、磁共振等,除外颅内肿瘤及空蝶鞍综合征等;有明显男性化体征者,还应行卵巢和肾上腺超声或 MRI 检查,以排除肿瘤。

二、治疗原则

1.病因治疗

部分患者去除病因后可恢复月经。如神经、精神应激起因的患者应进行有效的心理疏导;低体重或因过度节食、消瘦所致闭经者应调整饮食、加强营养;运动性闭经者应适当减少运动量及训练强度;对于下丘脑(颅咽管肿瘤)、垂体肿瘤(不包括分泌 PRL 的肿瘤)及卵巢肿瘤引起的闭经,应用手术去除肿瘤;含 Y 染色体的高促性腺激素性闭经,其性腺具恶性潜能,应尽快行性腺切除术;因生殖道畸形经血引流障碍而引起的闭经,应手术矫正使经血流出通畅。

2.雌激素和(或)孕激素治疗

对青春期性幼稚及成人低雌激素血症所致的闭经,应采用雌激素治疗。用药原则如下:对青春期性幼稚患者,在身高尚未达到预期高度时,治疗起始应从小剂量开始,如 17β-雌二醇或戊酸雌二醇 0.5mg/d 或结合雌激素 0.3mg/d;在身高达到预期高度后,可增加剂量,如 17β-雌二醇或戊酸雌二醇 1~2mg/d 或结合雌激素 0.625~1.25mg/d,促进性征进一步发育。待子宫发育后,可根据子宫内膜增殖程度定期加用孕激素或采用雌、孕激素序贯周期疗法。成人低雌激素血症闭经者则先采用 17β-雌二醇或戊酸雌二醇 1~2mg/d 或结合雌激 0.625mg/d,以促进和维持全身健康和性征发育。待子宫发育后,同样须根据子宫内膜增殖程度定期加用孕激素或采用雌、孕激素序贯周期疗法。青春期女性的周期疗法建议选用天然或接近天然的孕激素,如地屈孕酮和微粒化黄体酮,有利于生殖轴功能的恢复。有雄激素过多体征的患者,可采用含抗雄激素作用的孕激素配方制剂。对有一定水平的内源性雌激素的闭经患者,则应定期采用孕激素治疗,使子宫内膜定期脱落。

3.针对疾病病理、生理紊乱的内分泌药物治疗

根据闭经的病因及其病理、生理机制,采用有针对性的内分泌药物治疗,以纠正体内紊乱

的激素水平,从而达到治疗目的。如对 CAH 患者应采用糖皮质激素长期治疗;对有明显高雄激素血症体征的 PCOS 患者,可采用雌、孕激素联合的口服避孕药治疗;对合并胰岛素免疫的 PCOS 患者,可选用胰岛素增敏剂治疗;上述治疗可使患者恢复月经,部分患者可恢复排卵。

4.诱发排卵

对于无内源性雌激素产生的低促性腺激素的闭经者,在采用雌激素治疗促进生殖器官发育,待子宫内膜获得对雌、孕激素的反应后,可采用尿促性腺激素(HMG)联合 HCG 治疗,促进卵泡发育及诱发排卵。由于可能导致卵巢过度刺激综合征(OHSS),故使用促性腺激素诱发排卵时必须由有经验的医师,在有 B 超和激素水平监测的条件下用药;对于 FSH 和 PRL 水平正常的闭经患者,由于患者体内有一定水平的内源性雌激素,可首选枸橼酸氯米芬作为诱发排卵药物;对于 FSH 水平升高的闭经患者,由于其卵巢功能衰竭,不建议采用促排卵药物治疗。

5.辅助生育治疗

对于有生育要求,诱发排卵后未成功妊娠,或合并输卵管问题的闭经患者,或男方因素不孕者可采用辅助生殖技术治疗。

三、护理评估

(一)健康史

回顾患者婴幼儿期生长发育过程,有无先天性缺陷或其他疾病。询问家族中有无相同疾病者。详细询问月经史,包括初潮年龄、第二性征发育情况、月经周期、经期、经量、有无痛经,了解闭经前的月经情况。已婚妇女询问其生育史及产后并发症。此外特别注意询问闭经期限及伴随症状,发病前有无引起闭经的诱因如精神因素、环境改变、体重增减、剧烈运动、各种疾病及用药影响等。

(二)身体状况

注意观察患者精神状态、营养、全身发育状况,测量身高、体重、智力情况、躯干和四肢的比例,五官生长特征,检查有无多毛,患者第二性征发育情况,如音调、乳房发育、阴毛及腋毛情况、骨盆是否具有女性体态,并挤双乳观察有无乳汁分泌。妇科检查注意内外生殖器的发育,有无缺陷、畸形和肿瘤,腹股沟区有无肿块。

(三)心理-社会状况

患者担心闭经对自己的健康、性生活和生育能力有影响。病程过长及反复治疗效果不佳时会加重患者和家属的心理压力。患者情绪低落,对治疗和护理丧失信心,反过来又会加重闭经。

四、常见的护理诊断

1.功能障碍性悲哀

与长期闭经及治疗效果不明显有关。

2.焦虑

与担心疾病对健康、性生活、生育的影响有关。

五、护理目标

(1)患者能够接受闭经的事实,客观地评价自己。

(2)患者能够主动诉说病情及担心。

(3)患者能够主动、积极地配合诊治。

六、护理措施

(1)加强心理护理,建立良好的护患关系,鼓励患者表达自己的感情。向患者提供诊疗信息,帮助其澄清一些错误观念,解除患者的心理压力。鼓励患者与同伴、亲人交往,参与力所能及的社会活动,保持心情舒畅,正确对待疾病。

(2)指导合理用药,说明性激素的作用、不良反应、剂量、具体用药方法、时间等问题。

(3)鼓励患者加强锻炼,供给足够的营养,保持标准体重,增强体质。

七、护理评价

(1)患者能否主动配合治疗。

(2)治疗期间,患者能否与病友交流病情和治疗感受。

第三节　痛经

妇女在月经前后或经期出现下腹部疼痛或伴腰骶部疼痛及其他症状,严重者可出现呕吐、面色苍白、手足厥冷等症,影响工作及生活者,称为痛经。痛经为妇科最常见症状,70%的妇女均有痛经,其中10%～20%痛经严重。分为原发性和继发性两种,前者系指盆腔不伴有器质性病变者,常见于初潮后6～12个月或排卵周期初建立时,亦称为"功能性痛经"。后者系指因盆腔器质性病变而致的痛经,如子宫内膜异位症、盆腔炎、宫内异物等。原发性痛经的确切病因尚不清楚,一般认为与精神—神经性、内分泌因素及子宫因素引起子宫过度收缩、子宫缺血、缺氧有关。

一、诊断

(一)临床表现

1.经期下腹痛

原发性痛经大多数发生于年轻的妇女中,因月经初潮2年以内往往无排卵,所以刚来月经时少有痛经。待到排卵型月经建立后才开始有痛经。痛经多在月经来潮前的1～2天开始，持续2～3天，一般在月经的第1～2天最痛。疼痛的部位位于下腹部，多为痉挛性疼痛。轻者仅表现为下腹坠胀不适，重者可伴有呕吐，影响工作和生活。原发性痛经一般在有怀孕经历后缓解。继发性痛经患者的发病年龄较大，子宫肌瘤、盆腔粘连和盆腔静脉淤血引起的痛经症状较轻，而子宫内膜异位症引起的痛经症状往往较重，且呈进行性加重的趋势。

2.性交痛

部分患者除了腹痛还伴有性交痛。

3.其他症状

原发性痛经可有恶心、呕吐、面色苍白等伴随症状；继发性痛经的伴随症状与原发疾病有关，子宫肌瘤可有月经增多、白带增多等症状。如盆腔子宫内膜异位症病灶累及直肠可有便秘等症状。慢性盆腔炎的特点是平时有下腹部隐痛，经期症状加剧，部分患者可伴有低热。

（二）辅助检查

1.盆腔超声检查

原发性痛经患者盆腔B超检查无异常情况发生。继发性痛经患者盆腔B超检查可发现子宫畸形、子宫均匀增大或不规则增大、盆腔包块等病变。

2.宫腔镜

宫腔镜检查可以发现黏膜下子宫肌瘤及双子宫、双角子宫、纵隔子宫等子宫畸形。

3.腹腔镜

腹腔镜检查可明确盆腔有无内膜异位病变、炎症和粘连等情况。

4.CT和MRI

可以了解盆腔包块的大小、部位、边界及质地。

（三）诊断要点

本病以伴随月经周期出现下腹疼痛为特征诊断。

1.病史

了解患者年龄、发病诱因、发病过程、症状出现时间与月经关系、疼痛部位及性质、有无进行性加重、有无组织样物随经血排出等。

2.体格检查

注意发育与营养状况。妇科检查排除生殖器质性病变。

（四）鉴别诊断

根据经期腹痛的特点，妇科检查无阳性体征，临床即可诊断，但必须除外下列疾病。

1.子宫内膜异位症

本病表现为继发性痛经，多发生在人工流产术后或上宫内节育器后，疼痛剧烈，妇科检查可触及子宫直肠陷凹内触痛结节或卵巢囊肿，腹腔镜检查是最有价值的辅助检查方法。

2.子宫腺肌病

本病多发生在30～50岁经产妇，痛经进行性加重，可伴有经量增多及经期延长。妇科检查时子宫均匀增大或有局限性突起,质硬有压痛。B超可见腺肌症或腺肌瘤的典型回声。

3.盆腔炎

本病在非经期也有下腹痛,经期可加重,疼痛呈持续性。妇科检查有附件区增厚或包块,压痛明显。抗生素治疗有效。

4.异位妊娠破裂或流产

本病无痛经史,有停经、少量阴道出血及突发下腹痛等症状。妇科检查可触及一侧附件区的小包块,有压痛,有时伴贫血或内出血体征。尿和血 β-hCG 阳性,B超检查常发现宫腔外妊娠囊和盆腔游离液。

二、治疗

1.心理指导

对原发性痛经者,尤其是青春期少女应解说月经的生理变化、痛经的发病机制,解除紧张心理。针对患者的心理状况给予适当的安慰,并指导一般性的处理方法,如休息、热敷下腹部等。对继发性痛经者应告知先查明疾病再对症处理。

2.前列腺素合成酶抑制药

因原发性痛经的发病机制中前列腺素起着重要的作用,因此抑制前列腺素的合成有明显的镇痛作用,故前列腺素合成酶抑制药常为原发性痛经的首选药物。应予强调的是若在月经前 1 天应用,更能充分发挥药物的作用,且应持续应用 48~72 小时,亦可按以往痛经的规律决定用药时间。

本药仅须在月经期应用,用药期短,方便且不良反应小。常见的不良反应有消化不良、胃灼热感、恶心、呕吐、腹泻、头痛、头晕等。偶有视力障碍及其他少见的不良反应。

3.口服避孕片

雌、孕激素组合成的短效口服避孕片抑制排卵后,子宫内膜薄,降低前列腺素、血管升压素及缩宫素水平,抑制子宫活动,效果显著。适用于需要采取避孕措施的痛经患者。

4.β-肾上腺素受体激动药

β-肾上腺素受体激动剂使平滑肌收缩的频率和幅度下降,缓解疼痛。但有心动过速、血压降低等不良反应。常用药物:特布他林 2.5mg,每天 3 次;苯丙酚胺 10mg,每天 3 次。

5.经皮电刺激神经

对药物无效时,近年国外应用高频率电刺激神经以解痛。经皮电刺激神经可改善缺血,参与神经细胞释放内啡肽。经下肢、髂、骶等处皮下做电刺激,发现虽疼痛缓解,但宫腔压力未变。

6.腹腔镜下子宫神经部分切除术

以往骶前神经节切除术用于治疗对药物等方法治疗无效的难治性痛经。近年来对上述患者采用腹腔镜检查排除器质性疾病的同时行子宫神经部分切除术。

7.中药治疗

中医认为痛经主要由于气血运行不畅所致。可对证施治,选用不同方剂,气滞瘀型用血府逐瘀汤加减,寒湿凝滞型用温经汤加减,气血两虚型用圣愈汤和胶艾四物汤加减,肝肾亏损型用调肝汤加减。

8.扩张宫颈管

对已婚妇女行宫颈管扩张,可扩至6~8号扩张器,使经血畅游。

三、护理评估

(一)健康史

询问患者的年龄、月经史、婚孕史及既往史,疼痛的发生时间、特点、部位及程度,诱发的相关因素、伴随症状等。

(二)身体评估

心理、社会评估:反复发生的痛经常常使患者惧怕月经来潮,甚至会出现烦躁、易怒、忧郁、情绪不稳定等。

四、护理诊断/合作性问题

1.疼痛

与月经期子宫收缩,子宫缺血、缺氧有关。

2.恐惧

与长期痛经造成的精神紧张有关。

五、护理措施

1.一般护理

讲解月经期的保健知识,嘱患者适当休息,注意保暖,月经前期及月经期少吃生冷和辛辣等刺激性强的食物,注意经期卫生。

2.治疗配合

疼痛发作时,热敷下腹部或多食热汤、热饮有助于减轻症状。严重者可服用前列腺素合成酶抑制剂,如吲哚美辛、阿司匹林等对症处理。痛经一般发生在有排卵的月经周期,口服避孕药物抑制排卵也可以缓解痛经症状。

3.心理护理

消除患者对月经的紧张、恐惧心理,解除思想顾虑,放松心情。

4.健康教育

平时多参加体育锻炼,尤其是体质虚弱者,应改善营养状态,注意保暖及充足睡眠。

第八章　正常妊娠的护理

第一节　妊娠期护理健康教育

一、产科门诊

采取多种宣教形式对孕妇进行健康教育,包括展板、电子显示屏、专人宣教、信息化宣教等。

(1)设置咨询岗,随时为当日就诊孕妇解答问题。

(2)专人讲解孕期相关知识,每日 2 次,内容包括血压及体重测量的注意事项、如何数胎动、分娩前准备、建档流程、就诊流程、住院流程、母乳喂养的好处、疾病知识(妊娠期糖尿病、先兆早产、前置胎盘、妊娠期高血压、胎膜早破)等。

(3)健康教育平台为孕妇推送孕期产检就诊、建档流程及相关知识,内容包括正确的胎动监测方法、糖耐量实验检查方法及注意事项等。

二、分娩体验门诊

主要针对孕 36 周以上、无绝对阴道分娩禁忌证的孕妇而设立的健康教育讲堂。

(1)在孕妇等待产检的同时,播放待产及自然分娩视频。

(2)助产士健康宣教内容包括孕晚期保健、如何识别产兆、孕晚期常见异常情况处理、各产程中的注意事项、药物及非药物性镇痛使用、剖宫产与自然分娩的区别等,进行课后答疑。

(3)示范讲解分娩球、助行车及分娩产床的使用方法,并让孕妇进行亲身体验。

三、助产士咨询门诊

(1)咨询对象为任何孕周无绝对阴道分娩禁忌证的孕妇。

(2)专人对孕妇和家属进行一对一咨询,内容包括孕期及分娩期相关知识(内容包括妊娠期问题、分娩入院流程、分娩先兆症状和来医院的时机、分娩的大致过程、分娩镇痛、陪伴分娩、母乳喂养、产后护理、新生儿护理等)及为孕妇和家属答疑。

四、孕妇学校

(1)针对妊娠期、产褥期等孕产妇为健康教育对象,通过不同课程安排,向孕产妇及其家属宣传有关妊娠期、分娩期、产褥期预防疾病发生和护理知识、新生儿护理知识、母乳喂养知识和技能等。

（2）每月提前排好课程，并将课程表张贴在产科门诊、孕妇学院校门口等孕产妇能看到的地方，方便孕产妇根据自己需求听课。

五、产科病房

1.健康教育形式

责任护士适时对住院孕妇进行一对一床旁健康教育，发放宣教折页、宣传册，利用病房宣传栏开展相关健康教育。

2.健康教育内容

（1）入院宣教：包括责任护士自我介绍、环境介绍、母婴安全措施、风险评估、用物准备、探视制度、膳食制度及呼叫器的使用、吸氧的目的、左侧卧位的目的及自测胎动的方法等。

（2）分娩前宣教：包括临产先兆、分娩过程及心理措施等。

（3）围术期宣教：包括备皮、配血及导尿的目的、术前饮食注意事项、术前休息及术后注意事项、心理疏导等。

（4）疾病宣教：包括疾病相关知识、注意事项、特殊用药及相关注意事项等。

（5）母乳喂养知识与技能宣教：包括母乳喂养好处、纯母乳喂养及按需哺乳的重要性、母亲正确抱奶及新生儿含接姿势指导、乳房护理等。

（6）出院宣教：包括如何办理出院手续、生活指导（饮食、休息、活动）、个人卫生（环境、着装、沐浴）、母乳喂养、复诊事宜、出院带药指导及相关疾病注意事项等。

第二节　妊娠期营养和体重的管理

一、妊娠期营养管理

通过孕期营养管理，使孕妇及其家属了解不同时期膳食需要特点及需要量，合理安排孕期饮食，通过合理运动，适宜增重，降低妊娠相关并发症发生及巨大儿的出生率，提升围生保健质量，促进优生优育。妊娠期营养的指导原则如下。

（1）各种营养素的供给应充足。

（2）食物多样化，避免偏食。

（3）食物以清淡为主，不要摄入过多的糖、盐和油。

（4）摄入充足的水分，饮用矿泉水或白开水，对果汁类饮品应控制，减少碳酸饮料饮用，不要饮浓茶及咖啡。

（5）少食多餐，除 3 次主餐外每日加餐 2～3 次。

(6)摄入新鲜水果、蔬菜,应注意水果的量不宜过多,正常孕妇每日摄入不要超过250g。

(7)减少进食快餐及方便食品,以及腌制、腊制、熏制食品等。

(8)每周可进食动物肝脏类食品1～2次。

(9)选择含有优质蛋白的牛奶及奶制品,每日摄入 250～500mL。

二、妊娠期体重管理

妊娠期体重增加包含了胎儿及其附属物,如胎儿、胎盘、羊水、子宫、乳腺;母体血容量、组织间液、脂肪储备等。加强孕期体重管理,制订个体化的增重目标,可以有效减少孕期体重异常(增重过多或增重不足)对母婴健康的危害(表8-1)。

表 8-1　妊娠期体重增长推荐

孕前体重指数(BMI)	总体体重增长范围/kg	孕中晚期的体重增长率平均范围/(kg·周⁻¹)
<18.5	12.5～18	0.51(0.44～0.58)
18.5～24.9	11.5～16	0.42(0.35～0.50)
25.0～29.9	7～11.5	0.28(0.23～0.33)
≥30.0	5～9	0.22(0.17～0.27)

称量体重的方法建议晨起、空腹、排空大小便、穿着大致相同的轻薄衣物,使用同一个体重秤测量。每周称量1次,并做好记录。

三、妊娠期糖尿病营养门诊管理

(一)医学营养治疗

糖尿病治疗中饮食、药物、自我血糖监测、运动、糖尿病教育被称为"五驾马车",同样也适用于妊娠期。因此,妊娠期糖尿病的系统化管理,包括糖尿病的健康教育、医学营养治疗、运动、血糖监测、药物治疗、产后管理等。

(二)营养治疗原则

(1)合理控制总能量,维持体重适宜增长。

(2)适当限制糖类。

(3)保证充足的蛋白质。

(4)合理的脂肪摄入。

(5)膳食纤维摄入要充分。

(6)保证足够的维生素、矿物质。

(7)进行适宜的体力活动。

(8)给予合理的餐次安排。

(9)饮食治疗效果不满意,及时使用胰岛素治疗。

(10)鼓励糖尿病产妇产后母乳喂养,强化生活方式调整。

(三)糖尿病一日门诊管理

1.目标人群

妊娠合并糖尿病,包括孕前糖尿病和妊娠期糖尿病;代谢综合征合并妊娠者。

2.目的

妊娠合并糖尿病孕妇在实践中学习相关知识,掌握更有效的自我管理方法,通过规范治疗、管理以期达到降低母儿并发症的目的。①通过一日门诊的系统宣教与实践、讨论,遵照制订的个体化医学营养治疗计划,控制每日总能量、合理安排餐次,学会食物的选择与合理搭配;②指导孕妇科学合理运动;③规范孕妇自我血糖监测及科学测量体重。

3.护理措施

(1)护士监测并记录孕妇空腹、早餐后 2 小时和午餐后 2 小时血糖,血糖结果异常者及时汇报医师。

(2)进行健康宣教,内容包括《自我血糖监测》和《妊娠期糖尿病的运动疗法》,随时给予相关问题的咨询和解答。

(3)教会孕妇血糖仪操作流程和胰岛素笔使用操作流程。

(4)指导并带领孕妇进行早餐后 2 小时和午餐后 2 小时运动,分别为室外中速徒步走 30 分钟和室内哑铃操孕妇操 30 分钟(根据天气情况灵活安排),运动前询问每位孕妇孕前及孕期运动情况,严格掌握运动禁忌证及终止运动的医学征象,确保安全。

(5)协助营养科核对并发放早餐、早加餐、午餐、午加餐,提醒孕妇记录进餐时间,巡视孕妇进餐情况,听取孕妇进餐感受,结合餐食讲解食物的搭配、种类和量。

(6)协助有胰岛素治疗的孕妇进行餐时胰岛素注射,评价并指导孕妇自我注射胰岛素。

(7)指导孕妇正确记录膳食日志,掌握食物交换份法和血糖控制目标,告知定期复诊,强调产后管理的重要性。

(8)征求孕妇的意见与建议,改进并优化体验流程。

4.一日门诊护理工作流程

见表 8-2。

表 8-2 一日门诊护理工作流程

时间	内容
7:30—8:00	孕妇到达一日门诊,护士监测其空腹血糖
8:00—8:30	医护配合组织孕妇统一至营养食堂进早餐,并记录进餐时间
8:40—9:10	孕妇返回一日门诊,护士进行自我血糖监测的方法宣教
9:20—9:50	护士负责带领孕妇进行餐后运动,户外活动——中速步行 30 分钟,或室内运动哑铃操加孕妇体操 30 分钟
10:00—10:20	护士负责监测孕妇早餐后 2 小时血糖
10:20—10:40	护士负责指导孕妇在一日门诊完成早加餐

时间	内容
10:40—11:00	医师讲授妊娠期糖尿病的系统化管理
11:00—12:10	医师讲授妊娠期糖尿病的医学营养治疗
12:20—12:50	护士负责带领孕妇至营养食堂进午餐
13:00—13:30	护士负责进行妊娠期糖尿病的运动治疗健康教育
13:40—14:10	护士带领孕妇午餐后运动,户外活动——中速步行 30 分钟,或室内运动哑铃操＋孕妇体操30 分钟
14:20—14:40	护士负责监测孕妇午餐后 2 小时血糖
14:40—15:00	护士负责指导孕妇在一日门诊完成午加餐
15:00—15:30	医护配合组织孕妇进行讨论答疑,各餐点评及指导膳食记录

第三节　妊娠生理

妊娠是胚胎和胎儿在母体内发育成长的过程。卵子受精是妊娠的开始,胎儿及其附属物自母体排出(分娩)是妊娠的终止。妊娠是非常复杂又极为协调的生理过程,全程约 40 周。

一、受精及受精卵的植入与发育

1.受精

精子和卵子相结合的过程称为受精。卵子从卵巢排出后,经输卵管伞端进入壶腹部,与从阴道经宫腔达输卵管的精子相遇而结合。通常受精发生在排卵 12 小时内。受精的卵细胞称为受精卵或孕卵。

2.受精卵的输送与发育

受精卵借助输卵管肌肉蠕动和纤毛摆动,向宫腔方向边移动边分裂,约在受精后第 3 日,分裂成实心细胞体,称为桑椹胚,也称早期囊胚。约在受精后第 4 日,进入宫腔,在子宫腔内继续发育成晚期囊胚。

3.植入

晚期囊胚侵入子宫内膜的过程称为孕卵植入,也称着床。约在受精后第 6～7 日开始,第11～12 日结束。植入部位通常在子宫底和子宫体部,多位于子宫后壁。植入的囊胚在子宫内膜中继续生长发育。

4.蜕膜

受精卵植入后,子宫内膜迅速发生蜕膜样改变。此时子宫内膜血液循环更加丰富,腺体分泌更旺盛,内膜进一步增厚,称蜕膜。按蜕膜与囊胚的部位关系,将蜕膜分为三部分。

(1)底蜕膜:底蜕膜是指与囊胚内细胞团端滋养层接触的蜕膜,以后发育成胎盘的母体部分,分娩时胎盘即由此剥离。

(2)包蜕膜:包蜕膜是指覆盖在胚泡表面的蜕膜,随着囊胚发育逐渐凸向宫腔,这部分蜕膜高度伸展,缺乏营养而逐渐退化。在妊娠14～16周内羊膜腔明显增大,包蜕膜与真蜕膜逐渐融合,子宫腔消失,分娩时这两层已经无法分开。

(3)真蜕膜:真蜕膜是指底蜕膜及包蜕膜以外的覆盖子宫腔表面的蜕膜。

5.绒毛膜

受精后12日,可在植入囊胚的滋养层表面看到许多毛状突起称绒毛膜。在胚胎早期,整个绒毛膜表面的绒毛发育均匀,后来与底蜕膜接触的绒毛因血液供应丰富,绒毛高度发展呈树枝样分枝,称为叶状绒毛膜,是构成胎盘的主要部分。

6.羊膜

羊膜附着在绒毛膜板表面,为光滑、无血管、神经及淋巴,具有一定弹性的半透明薄膜。羊膜是胎盘及胎膜的最内层。

二、胎儿附属物的形成与功能

胎儿附属物是指胎儿以外的组织,包括胎盘、胎膜、脐带和羊水。

(一)胎盘

1.胎盘的组成

胎盘由羊膜、叶状绒毛膜和底蜕膜组成。

(1)羊膜:构成胎盘的胎儿部分,在胎盘最内层。羊膜是胚胎时期羊膜腔扩大的囊壁,光滑,无血管、神经和淋巴管,是具有一定弹性的半透明薄膜,具有吸收和分泌羊水的功能。

(2)叶状绒毛膜:构成胎盘的胎儿部分,为胎盘的主要结构。晚期囊胚着床后,滋养层细胞迅速分裂增殖,滋养层表面长出毛状突起,称为绒毛。与底蜕膜接触的绒毛因营养丰富,发育旺盛,并呈树状反复分枝,称为叶状绒毛膜。与包蜕膜接触的绒毛因营养缺乏而萎缩退化变光滑,称为平滑绒毛膜。

(3)底蜕膜:构成胎盘的母体部分。

2.足月胎盘的大体结构

妊娠足月胎盘呈盘状,多为圆形或椭圆形,重450～650g,直径为16～20cm,厚1～3cm,中央厚、边缘薄。胎盘分为胎儿面和母体面。胎儿面表面被覆羊膜,呈灰蓝色,光滑半透明,脐带动脉、静脉从附着处向四周分支,分支呈放射状分布直达胎盘边缘。母体面表面呈暗红色,由18～20个胎盘小叶组成。

3.胎盘的功能

胎盘是母体与胎儿之间进行物质交换的重要器官。胎盘功能极复杂,包括气体交换、营养物质供应、排泄胎儿代谢产物、防御功能和合成功能等。

(1)气体交换:在胎盘中,母儿间的氧气与二氧化碳,以简单扩散的方式进行气体交换,取代了胎儿呼吸系统的功能。

(2)营养物质供应:胎儿生长发育所需的营养,由母体经胎盘供给。葡萄糖、氨基酸、脂肪酸、电解质、维生素等通过简单扩散、易化扩散、主动运输方式通过胎盘,胎盘中含有多种酶,将复杂物质分解为简单物质,也能将简单物质合成后供给胎儿。胎盘代替了胎儿消化系统的功能。

(3)排泄胎儿代谢产物:胎儿代谢产物,如尿素、尿酸、肌酐、肌酸等,经胎盘排入母血,再由母体排出体外。

(4)防御功能:胎盘能阻止母血中某些有害物质进入胎儿血中,但胎盘屏障作用极有限,各种病毒(如风疹病毒和巨细胞病毒等)、分子量小的对胎儿有害的药物均可通过胎盘影响胎儿,导致胎儿畸形,甚至死亡。结核杆菌、弓形虫、衣原体、支原体、梅毒螺旋体可先在胎盘部位形成病灶,破坏绒毛结构后进入胎体感染胚胎及胎儿。母血中免疫抗体如 IgG 能通过胎盘,使胎儿在短时间内获得被动免疫力。

(5)合成功能:胎盘可合成多种激素和酶。激素有蛋白激素和甾体激素,主要的蛋白激素有人绒毛膜促性腺激素、胎盘生乳素,甾体激素有雌激素和孕激素等。合成的酶有宫缩素酶、耐热碱性磷酸酶等。

(二)胎膜

胎膜由平滑绒毛膜和羊膜组成。胎膜上含有多种酶和花生四烯酸(前列腺素前身物质)的磷脂,与甾体激素代谢有关,并对分娩发动有一定作用。

(三)脐带

脐带是连接胎儿与胎盘的条索状组织,一端连接胎儿腹壁脐轮,一端附着于胎盘胎儿面。妊娠足月时脐带长 30～70cm,平均为 55cm,直径 0.8～2.0cm,内有两条脐动脉,一条脐静脉,血管周围有华通胶,保护脐血管。脐带是母体与胎儿之间气体输送、营养物质供应和代谢产物排出的重要通道。若脐带受压使血流受阻时,可致胎儿窘迫,甚至危及胎儿生命。

(四)羊水

充满在羊膜腔内的液体,称为羊水。妊娠早期的羊水主要来自母体血清经胎膜进入羊膜腔的透析液,妊娠中期以后,胎儿尿液成为羊水的主要来源。妊娠 38 周,羊水量约为 1 000mL,此后羊水量逐渐减少,妊娠 40 周约为 800mL。羊水呈弱碱性,妊娠早期羊水为无色澄清液体,妊娠足月羊水略浑浊、不透明,羊水内悬有胎脂、胎儿脱落上皮细胞、毳毛、毛发等,羊水中含大量激素和酶。羊水的功能如下。

(1)保护胎儿:羊水可以避免胎儿受到挤压,防止胎体畸形及胎儿肢体粘连。

(2)保持羊膜腔内恒温。

(3)避免子宫肌壁或胎儿对脐带直接压迫导致胎儿窘迫。

(4)吞咽和排出羊水,维持胎儿体液平衡。

(5)临产宫缩时羊水承受宫缩压力,使压力均匀分布,避免胎儿局部受压。

(6)保护母体:妊娠期,减少胎动所致不适感;临产后,前羊水囊借助楔形水压扩张子宫口(简称宫口)及阴道;破膜后,羊水润滑和冲洗产道,减少感染机会。

三、胎儿发育及生理特点

（一）胎儿发育特征

胎儿发育以 4 周为一个孕龄单位。卵子受精后 8 周末以前称为胚胎,此时期是主要器官分化形成时期。从第 9 周起称为胎儿,此时期是各器官进一步发育逐渐成熟时期。胎儿发育的特征如下。

4 周末:可以辨认出胚盘与体蒂。

8 周末:胚胎初具人形,头的大小约占整个胎体的一半,可以分辨出眼、口、鼻、四肢。心脏已形成,B 超检查可见心脏搏动。

12 周末:胎儿身长约 9cm,体重约 14g,胎儿外生殖器已发育,四肢可活动。

16 周末:胎儿身长约 16cm,体重约 110g,外生殖器可确认性别,头皮已长毛发,胎儿开始有呼吸运动,部分孕妇自觉有胎动。

20 周末:临床可听到胎心,全身有毳毛,出生后有呼吸、心跳、排尿及吞咽活动。

24 周末:身长约 30cm,体重约 700g,各器官均已发育,皮下脂肪开始堆积,但皮肤仍呈皱缩状。

28 周末:身长约 35cm,体重约 1 000g,出生后有呼吸运动,但生活力差,易患特发性呼吸窘迫综合征,若加强护理可以存活。自 20～28 周出生的新生儿,称为有生机儿。

32 周末:身长约 40cm,体重约 1 700g,面部毳毛已脱落,生活力尚可,出生后若注意护理可以存活。

36 周末:身长约 45cm,体重约 2 500g,皮下脂肪发育良好,毳毛明显减少,指(趾)甲已超过指(趾)端,出生后能啼哭及吸吮,生活力良好,出生后基本能存活。

40 周末:身长约 50cm,体重约 3 000g 以上,胎儿已成熟,皮肤粉红色,皮下脂肪丰满,出生后哭声响亮,吸吮力强,能很好存活。

（二）胎儿生理特点

1.循环系统

胎儿的营养供给和代谢产物排出,均须经脐血管、胎盘,由母体完成。

(1)解剖特点:①脐动脉 2 条,生后闭锁,与相连的腹下动脉闭锁为腹下韧带;②脐静脉 1 条,出生后闭锁为肝圆韧带;③卵圆孔多在生后 6 个月完全闭锁;④动脉导管位于肺动脉和主动脉弓之间,出生后闭锁为动脉韧带。

(2)血液循环特点:①来自胎盘的血液进入胎儿体内分为三支:一支与门静脉汇合入肝,一支直接入肝,此两支血液经肝静脉入下腔静脉;另一支经静脉导管直接入下腔静脉。下腔静脉血是混合血。②卵圆孔位于左、右心房之间,下腔静脉入右心房的血液,绝大部分经卵圆孔入左心房。上腔静脉进入右心房的血液,流向右心室,随后进入肺动脉。③肺循环阻力较大,肺动脉血液绝大部分经动脉导管入主动脉,仅 10% 血液经肺静脉入左心房。左心房血液进入左心室,继而进入主动脉达全身后,经腹下动脉再经脐动脉进入胎盘,与母血进行交换。由此可见,胎儿体内无纯动脉血,而是动、静脉混合血。进入心、肝、头部及上肢的血液含氧量较高且营养较丰富;注入肺及身体下半部的血液含氧量及营养较少。

2.血液系统

(1)红细胞及血红蛋白生成:胎儿血液循环约于受精后3周建立。于妊娠10周,肝是红细胞的主要生成器官,以后骨髓、脾逐渐有造血功能。于妊娠32周,红细胞生成素大量产生,故妊娠32周后的早产儿及妊娠足月儿的红细胞均增多,约为 $6.0 \times 10^{12}/L$。胎儿红细胞的生命周期仅为成人120天的2/3(即80天),故须不断生成红细胞。血红蛋白包括原始血红蛋白、胎儿血红蛋白和成人血红蛋白。在妊娠前半期均为胎儿血红蛋白,至妊娠最后4~6周,成人血红蛋白增多,至临产时胎儿血红蛋白仅占25%。

(2)白细胞生成:妊娠8周以后,胎儿血液循环中出现粒细胞。于妊娠12周,胸腺、脾产生淋巴细胞,成为抵御病原体感染及对抗外来抗原的防线。妊娠足月时白细胞计数可高达(15~20) $\times 10^9/L$。

3.呼吸系统

母儿血液在胎盘进行气体交换。胎儿出生前须完成呼吸道、肺循环及呼吸肌的发育。B超检查于妊娠11周可见胎儿胸壁运动,妊娠16周时出现呼吸运动,每分钟30~70次,时慢时快,有时也很平稳,具有使肺泡扩张及生长的作用。若出现胎儿窘迫时,出现大喘息样呼吸运动。

4.消化系统

(1)胃肠道:妊娠11周时小肠有蠕动,至妊娠16周胃肠功能基本建立,胎儿能吞咽羊水,吸收水分、氨基酸、葡萄糖及其他可溶性营养物质。

(2)肝:胎儿肝内缺乏许多酶,不能结合因红细胞破坏产生的大量游离胆红素。少部分游离胆红素在肝内结合,经胆道排入小肠,氧化成胆绿素。胆绿素的降解产物导致胎粪呈墨绿色。

5.泌尿系统

妊娠11~14周时,胎儿肾已有排尿功能,于妊娠14周,胎儿膀胱内已有尿液,从妊娠中期起,羊水的主要来源是胎儿尿液。

6.内分泌系统

胎儿甲状腺于妊娠6周时开始发育,是胎儿最早发育的内分泌腺。妊娠12周时已能合成甲状腺激素。胎儿肾上腺发育良好,其重量与胎儿体重之比明显超过成人,能产生大量甾体激素,其与胎儿肝、胎盘、母体共同完成雌三醇的合成。因此,测定孕妇血、尿中雌三醇值为临床上了解胎儿、胎盘功能最常见的有效方法。

7.生殖系统

(1)男性生殖器官:胎儿睾丸约在妊娠9周时开始分化发育,至妊娠14~18周形成细精管。有睾丸后刺激间质细胞分泌睾酮,促使中肾管发育,支持细胞产生副中肾管抑制物质,副中肾管退化。外生殖器向男性分化发育,睾丸于临产前降至阴囊内。

(2)女性生殖器官:胎儿卵巢在妊娠11~12周开始分化发育,缺乏副中肾管抑制物质,使副中肾管系统发育,形成阴道、子宫、输卵管。外生殖器向女性分化发育。

第九章　异常妊娠的护理

第一节　流产

妊娠于 28 周前终止,胎儿体质量不足 1 000g,称为流产。妊娠不足 12 周发生流产者称为早期流产,发生于 12 周至不足 28 周者称为晚期流产。按流产的发展过程分为先兆流产、不全流产、难免流产和完全流产。胚胎在子宫内死亡超过 2 个月仍未自然排出者称为过期流产。自然流产连续 3 次或 3 次以上者称为习惯性流产。

早期流产的原因多数是遗传因素(如基因异常),其次为母体因素(如孕妇患急性传染病、胎儿感染中毒死亡、黄体功能不足等),此外母儿双方免疫不适应或血型不合亦可引起流产,晚期流产则因宫颈内口松弛、子宫畸形等因素所致。

一、诊断

(一)临床表现

1.先兆流产

妊娠 28 周前出现少量阴道出血和(或)轻微下腹疼痛或腰酸下坠感,无破水及组织排出,妊娠反应持续存在;检查宫口未开,胎膜未破,子宫大小与停经月份符合;妊娠试验阳性;B 超显示有孕囊及胚芽,孕 7 周以上者有胎心波动。如胚胎发育正常,经休息和治疗后出血及腹痛消失,妊娠可以继续;若胚胎发育异常或出血增多、腹痛加重,则可发展为难免流产。

2.难免流产

多由先兆流产发展而来,流产已不可避免。阴道出血量增多(常多于月经量),腹痛加重,呈阵发性下腹坠胀痛,可伴有阴道流水(胎膜破裂)。妇科检查见宫口已扩张,可见胚胎组织或胚囊堵塞于宫颈口,子宫大小与停经月份符合或略小,尿妊娠试验可呈阴性或阳性,B 超宫腔内可见胚囊胚芽,有时可见胎动及胎心搏动。

3.不全流产

妊娠物已经部分排出子宫,尚有部分残留于子宫内,由难免流产发展而来。残留妊娠物影响子宫收缩,有持续性阴道出血,严重者可发生休克。检查时可发现宫颈口扩张,有血液自宫颈口流出,有时可见妊娠物在宫颈口或阴道内出现,部分仍残留在宫腔内,子宫大小一般小于停经月份。

4.完全流产

常发生于妊娠 8 周以前或 12 周以后。经过腹痛及阴道出血后,妊娠产物已完全排出,阴道出血逐渐停止或仅有少量出血,腹痛消失。妇科检查见宫口关闭,子宫略大或已恢复正常大小,妊娠试验阴性或阳性,B 超显示宫腔线清晰,可有少量血液,但无组织残留。

5.过期流产

胚胎或胎儿在宫内已经死亡,但没有自然排出。胚胎或胎儿死亡后子宫不再继续增大,反而缩小。妊娠反应消失,胎动消失。检查时发现宫颈口关闭,子宫小于停经月份,听不到胎心。

6.习惯性流产

每次流产往往发生于相同妊娠月份,流产经过与一般流产相同,早期流产的原因常为黄体功能不全、甲状腺功能低下症、染色体异常等。晚期流产较常见的原因则为宫颈内口松弛、子宫畸形、子宫肌瘤等。

7.孕卵枯萎

也称为空卵,在超声检查时发现有妊娠囊,但是没有胚胎,说明胚胎已经死亡,不再发育。

8.流产感染

流产过程中若出血时间长、有组织残留、非法堕胎或不洁性生活可引起宫腔内感染,严重者感染可扩散到盆腔、腹腔乃至全身,引起盆腔炎、腹膜炎、败血症甚至感染性休克。患者除有一般流产症状外,尚有发热、下腹痛、阴道分泌物味臭或流脓性液体等感染症状及相应体征,可因感染性休克而导致患者死亡。

(二)辅助检查

1.妊娠试验

胚胎或绒毛滋养细胞存活时,妊娠试验阳性,当妊娠物与子宫壁分离已久失活时妊娠试验阴性。

2.激素测定

定期测绒毛膜促性腺激素(hCC)、胎盘催乳素(HPL)、雌二醇(E_2)及孕酮(P)的含量,动态观察其变化情况,如有进行性下降,提示将发生流产。

3.细菌培养

疑有感染时做阴道或宫腔拭子的细菌培养及药物敏感试验,有助于感染的诊断和治疗。

4.B 超检查

显示子宫增大,明确宫腔内有无孕囊、胚胎、胎心搏动及残留组织或积血,以协助诊断。

5.病理检查

对于阴道排出的组织,可以用水冲洗寻找绒毛以确定是否为妊娠流产。对于可疑的病例,要将组织物送病理检查以明确诊断。

(三)诊断要点

(1)生育年龄妇女,既往月经规律,若有月经过期,出现早孕反应,妇科检查子宫增大,尿妊娠试验阳性应诊断为妊娠。

（2）妊娠后阴道出血、下腹坠痛、腰骶酸痛，要考虑流产的可能。流产可以分为许多种不同类型，在诊断时需要根据不同的病史、临床表现及辅助检查来进行判断和区分。

（四）鉴别诊断

须与异位妊娠及葡萄胎、功能失调性子宫出血、盆腔炎及急性阑尾炎等进行鉴别。

1.异位妊娠

特点是有不规则阴道出血，可有腹痛，但常为单侧性；超声检查显示宫腔内无妊娠囊，在宫腔以外部位，特别是输卵管部位可见妊娠囊或液性暗区；hCG 水平较低，倍增时间较长。

2.葡萄胎

特点是有不规则阴道出血，子宫异常增大而软，触摸不到胎体，无胎心和胎动；B 超检查显示宫腔内充满弥漫的光点和小囊样无回声区；hCG 水平高于停经月份。

3.功能失调性子宫出血

特点是有不规则阴道出血，子宫不增大，B 超检查无妊娠囊，hCG 检查阴性。

4.盆腔炎、急性阑尾炎

一般无停经史，尿妊娠试验阴性，hCG 水平正常，B 超检查宫腔内无妊娠囊，血白细胞总数$>10\times10^9/L$。

二、治疗

1.先兆流产

（1）一般治疗：卧床休息，避免性生活。

（2）药物治疗：①口服维生素 E，每次 10mg，每天 3 次；②肌内注射黄体酮，每天 20mg，共 2 周；③肌内注射 hCG，每天 1000U，共 2 周；或隔天肌内注射 hCG 2000U，共 2 周。

（3）其他治疗：经过治疗后进行定期随访，症状加重或胚胎（胎儿）死亡时，及时手术终止妊娠。

2.难免流产

治疗原则是尽早排出妊娠物。

（1）药物治疗：晚期流产时，子宫较大，可静脉滴注缩宫素，具体方法是缩宫素 10U 加入 5% 葡萄糖 500mL 静脉滴注；加强子宫收缩，维持有效的宫缩。

（2）手术治疗：早期流产时行吸宫术或刮宫术。晚期流产当胎儿及胎盘排出后，检查是否完整，必要时行清宫。

3.不全流产

（1）药物治疗：出血时间长，考虑感染可能时应给予抗生素预防感染。

（2）手术治疗：用吸宫术或钳刮术清除宫腔内妊娠残留物，出血量多者输血。

4.完全流产

一般不予特殊处理，必要时给予抗生素预防感染。

5.稽留流产

胚胎死亡时间长,可能会发生机化与子宫壁粘连,也可能会消耗凝血因子,造成凝血功能障碍,导致大量出血,甚至 DIC。因此,在处理前应先进行凝血功能的检查(血常规、出凝血时间、血小板计数、纤维蛋白原、凝血酶原时间、3P 试验、血型检查)并做好输血准备。

(1)一般治疗:凝血功能异常者,先输注血液制品或用药物纠正凝血功能,然后进行引产或手术。

(2)药物治疗:凝血功能正常者,口服己烯雌酚每次 5~10mg,每天 3 次,共 3~5 天,以提高子宫对缩宫素的敏感性。子宫>12 周者,可以用缩宫素、米索前列醇、依沙吖啶引产。具体方法如下:缩宫素 10U 加入 5% 葡萄糖 500mL 静脉滴注;米索前列醇 0.2mg(0.2mg/片)塞于阴道后穹隆,每隔 4 小时 1 次;依沙吖啶 50~100mg 溶于 5mL 注射用水,注射到羊膜腔内。

(3)手术治疗:子宫<12 周者可行刮宫术,>12 周者须行钳刮术。

6.孕卵枯萎

确诊后行吸宫术或刮宫术。

7.习惯性流产

在下次妊娠之前,需要测定夫妇双方的 ABO 和 Rh 血型、染色体核型、免疫不合的有关抗体,以明确病因,对发现的异常情况进行相应的治疗。

(1)如果女方的卵巢功能和甲状腺功能异常,应及时补充黄体酮、甲状腺素。

(2)如果有生殖道畸形、黏膜下肌瘤、宫颈功能不全等,应及时手术纠正。

(3)如果是自身免疫性疾病,可以在确定妊娠以后口服小剂量阿司匹林每天 25mg,或泼尼松 5mg/d,或是皮下注射肝素 5000U/12 小时治疗,持续至分娩前。目前推荐阿司匹林为首选方案,因为其效果肯定且不良反应比较少。

(4)如果是男方精液异常,进行相应的治疗。

三、护理评估

1.病史评估

停经、阴道流血和腹痛是流产孕妇的主要症状。应详细询问产妇停经史、早孕反应情况;还应了解既往有无流产史,在妊娠期间有无全身性疾病、生殖器官疾病、内分泌功能失调及有无接触有害物质等以判断发生流产原因。

2.身心状况评估

(1)症状:评估阴道出血的量与持续时间;评估有无腹痛,腹痛的部位、性质及程度;了解阴道有无排液,阴道排液的色、量、气味,以及有无妊娠产物的排出。

(2)体征:全面评估孕妇的各项生命体征,判断流产类型,注意与贫血及感染相关的征象。孕妇可因失血过多出现休克或因出血时间过长、宫腔内有残留组织而发生感染。

(3)心理社会评估:孕妇因阴道出血而出现焦虑和恐惧心理,同时因担心胎儿的健康,可能会表现出伤心、郁闷、烦躁不安等情绪。尤其多年不孕或习惯性流产的孕妇,为能否继续妊娠而焦虑、悲伤。

四、护理措施

1.一般护理

(1)卧床休息,禁止性生活。

(2)饮食以高热量、高蛋白、高维生素的清淡饮食为宜。多吃新鲜蔬菜、水果,保持大便通畅。

(3)先兆流产者,禁用肥皂水灌肠;行阴道检查操作时应轻柔,以减少刺激。

(4)做好各种生活护理。

2.病情观察

(1)观察阴道排出物情况:观察阴道出血量及性质,观察有无不凝血现象,观察腹痛和子宫收缩情况,检查阴道有无流液或胚胎组织流出,如有胚胎组织,要仔细查看胎囊是否完整,必要时送病理检查。

(2)预防休克:测量体温、脉搏、呼吸、血压。观察意识和尿量,如有休克征象应立即建立静脉通道,做好输液、输血准备。

(3)预防感染:应监测患者的体温、血象,观察阴道流血及阴道分泌物的性质、颜色、气味等,严格执行无菌操作规程。保持会阴清洁,有阴道出血者,行会阴冲洗每日 2 次。必要时遵医嘱使用抗生素。

3.用药护理

(1)用药目的:黄体酮为维持妊娠所必需的孕激素,能够抑制宫缩。

(2)用药方法:对于黄体功能不足的产妇遵医嘱给予黄体酮,10~20mg 每日或隔日肌内注射。

(3)用药注意事项:可有头晕、头痛、恶心、抑郁、乳房胀痛等。

4.心理护理

为患者提供精神上的支持和心理疏导是非常重要的措施。产妇由于失去胎儿,会出现伤心、悲哀等情绪反应。护士应给予同情和理解,帮助产妇及家属接受现实,顺利度过悲伤期,以良好的心态面对下一次妊娠,并建议患者做相关的检查,尽可能查明流产的原因,以便在下次妊娠前或妊娠时及时采取处理措施。

5.健康教育

(1)活动指导:早期流产后须休息 2 周,可做一些轻微活动,避免重体力劳动。

(2)病情观察指导:如出现腹痛剧烈,阴道出血多、时间长或阴道出血带有异味应及时就诊。

(3)饮食卫生指导:嘱产妇进食软、热、易消化、高蛋白质食品,注意补充维生素 B、维生素 E、维生素 C 等;保持外阴清洁,1 个月内禁止盆浴及性生活。

(4)心理支持:护士在给予患者同情和理解的同时,还应做好疾病知识的健康教育,与产妇家属共同讨论此次流产可能的原因,并向他们讲解流产的相关知识,为再次妊娠做好准备。

（5）出院指导

①做好出院手续办理。

②复诊指导：嘱产妇流产 1 个月后来院复查，如有异常情况，随时复诊。

③有习惯性流产史的产妇，在下一次妊娠确诊后应卧床休息，加强营养，补充维生素，定期门诊检查孕激素水平。

第二节 异位妊娠

受精卵在子宫体腔以外着床，称为异位妊娠，习惯上称为宫外孕，是妇产科常见急腹症之一，其发生率近年有上升趋势。异位妊娠分为输卵管妊娠、卵巢妊娠、腹腔妊娠及宫颈妊娠等，其中以输卵管妊娠最为常见，占异位妊娠的 95% 左右，其发生部位：壶腹部占 60%，峡部占 25%，伞部及间质部妊娠少见。

一、病因

1.输卵管因素

（1）慢性输卵管炎为其常见病因。例如，淋菌及沙眼衣原体感染常导致输卵管黏膜炎，流产或分娩后感染往往引起输卵管周围炎，均影响受精卵的运行。结核性输卵管炎多造成不孕，偶尔妊娠，约 1/3 为输卵管妊娠。

（2）输卵管发育不良，如过长、肌层发育差、憩室等，或输卵管功能异常，包括蠕动、纤毛活动、上皮细胞的分泌异常等。

（3）输卵管手术后（包括绝育术后）瘘管或再通；或输卵管成形术、复通术后管腔狭窄。

（4）其他：输卵管周围肿瘤，如子宫肌瘤或卵巢肿瘤压迫，可影响输卵管的通畅。输卵管子宫内膜异位，致使受精卵在该处着床。宫内节育器（IUD）的使用可能导致输卵管炎症或逆蠕动，若 IUD 避孕失败则异位妊娠机会较大。

2.卵子因素

一侧卵巢排卵，受精卵经子宫腔或腹腔向对侧输卵管移行，称为受精卵游走。移行时间过长，受精卵发育增大，通不过相对狭窄的输卵管腔。此外，生殖助孕技术的广泛开展，IVF-ET 多个受精卵移植，着床错落，合并异位妊娠者时有报道。

二、病理

1.输卵管妊娠流产

多见于壶腹部妊娠。发病多在妊娠 8~12 周。输卵管内膜蜕膜反应差，肌层薄，如受精卵种植在黏膜皱襞内，一定时间后，囊胚可突破包膜与管壁分离，引起出血，经伞部流入腹腔，称为输卵管妊娠流产。

2.输卵管妊娠破裂

受精卵着床于输卵管黏膜皱襞间,当囊胚的绒毛侵蚀输卵管肌层及浆膜层,最终穿破浆膜时,形成输卵管妊娠破裂。短期内可发生大量腹腔内出血,使患者陷于急性失血性休克。

3.陈旧性宫外孕

输卵管妊娠流产或破裂,反复内出血停止,胚胎死亡或吸收,盆腔血肿机化变硬与周围组织粘连,称为陈旧性宫外孕。

4.继发腹腔妊娠

输卵管妊娠胚胎排至腹腔,如尚存活,且从周围组织获得血供,则可形成继发腹腔妊娠。若破裂口在阔韧带内,可发展为阔韧带妊娠。

5.子宫的变化

和正常妊娠一样,异位妊娠时子宫也增大变软,子宫内膜出现蜕膜反应。当激素分泌减少或停止时,蜕膜可以分次以碎片状或一次如三角状蜕膜管型自子宫腔内剥落,从阴道排出。子宫内膜亦可呈增生期改变,有时可见 Arias-Stell(A-S)反应。

三、诊断

(一)临床表现

1.症状

(1)停经:大部分患者有 6～8 周停经史,但有 20％～30％的患者无明显停经史。输卵管间质部妊娠停经时间较长,约 3 个月。

(2)腹痛:为 90％的患者就诊时的主要症状,大多突然发作。胚胎在输卵管内逐渐增大,使输卵管膨胀,表现为一侧下腹部隐痛或酸胀感。当输卵管妊娠流产或破裂时,患者突感一侧下腹撕裂样痛,严重时伴头昏、眼花、晕厥。当血液积聚于直肠子宫陷凹时,可引起下坠及排便感。血液刺激胃部引起上腹疼痛,刺激膈肌时,可引起肩胛部放射性疼痛,偶有误诊为上消化道急诊。若腹腔出血不多,疼痛可于数小时后减弱而消失,以后可以反复发作。

(3)阴道出血:系子宫蜕膜剥离所致。常为不规则阴道出血,少量、深褐色,可伴有蜕膜管型或碎片排出。少数出血量较多,类似月经。

(4)晕厥与休克:由于腹腔内急性大量出血而致休克,与阴道出血量不成比例。此时面色苍白,出冷汗,脉微弱而数,血压下降。

2.体征

(1)一般情况:腹腔内出血较多时可致不同程度的贫血。血液吸收时体温可略高,一般不超过 38℃。

(2)腹部检查:腹肌一般不紧张,下腹患侧压痛及反跳痛。内出血多时,腹部隆起,移动性浊音阳性。

(3)盆腔检查:阴道内常有少量血液;子宫颈轻度着色,举痛明显;后穹窿饱满及触痛;子宫稍大而软,内出血多时,子宫有漂浮感;子宫一侧或后方可触及肿块,触痛明显,病程较长时,血块机化,与子宫粘连,质地较硬。

(二)实验室检查

妊娠试验是早期诊断异位妊娠的重要方法之一。可通过尿酶联免疫法测定尿 HCG 和放射免疫法测定血 β-HCG。阳性者须鉴别是宫内妊娠抑或异位妊娠。β-HCG 阴性一般可以排除异位妊娠。

(三)特殊检查

1.超声诊断

B 型超声显像亦是早期诊断异位妊娠的重要方法之一。异位妊娠的声像特点:①子宫腔内空虚,无妊娠环。②子宫旁有稠密的光点及光斑围绕即双环征,若该区查出胚芽及原始心管搏动,可诊断异位妊娠。超声检查若能结合临床表现及 HCG 测定,更有助于诊断。

2.阴道后穹窿穿刺

是常用的重要辅助诊断方法。用 16~18 号长针头经阴道后穹窿穿刺,抽出暗红色不凝血,可诊断腹腔有无内出血。

3.诊断性刮宫

仅适用于阴道流血量较多者,以排除宫内妊娠流产。刮出物病理检查,若未见绒毛有助于诊断异位妊娠。

4.腹腔镜检查

适用于早期异位妊娠,患者血流动力学状况稳定者。有助于提高异位妊娠诊断的准确性及与原因不明的急腹症鉴别。腹腔镜下可见一侧输卵管肿大,表面紫蓝色,腹腔内无出血或少量出血。腹腔内大出血伴休克者禁做腹腔镜检查。

(四)鉴别诊断

输卵管妊娠应与流产、急性输卵管炎、急性阑尾炎、黄体破裂及卵巢囊肿蒂扭转、刮宫后宫颈粘连阻塞、经血倒流鉴别。

四、处理

异位妊娠一经确诊应立即积极采取下述方式治疗。

1.手术治疗

(1)输卵管切除术:异位妊娠内出血多、休克者,在积极纠正休克的同时,迅速开腹切除患侧输卵管,控制出血,抢救生命。其他如要求同时绝育手术者、异位妊娠非手术治疗失败者、并发感染不能控制者,均可施行该手术。

自体输血在缺乏血源的情况下是有效的抢救措施之一。其指征是:妊娠<12 周,胎膜未破,内出血时间<24 小时,血液未受污染,镜下红细胞破坏率<30%。每 100mL 血液加入3.8%枸橼酸钠 10mL 抗凝,经 6~8 层纱布或 20μm 微孔过滤器过滤,即可输回体内。

(2)保守性手术:适用于有生育要求的妇女。伞部妊娠可行输卵管挤压术将妊娠产物挤出;壶腹部妊娠行输卵管切开术,将胚胎取出;峡部妊娠行病变切除及显微外科技术断端吻合术。

上述输卵管切除术及保守性手术,均可经腹腔镜进行手术。

2.非手术治疗

(1)中医治疗:主方为丹参、赤乌、桃仁,活血祛瘀,消瘀止血。根据个体差异,根据中医辨证施治,随证加减。如有严重内出血或保守治疗效果不佳者,应及早手术。

(2)化学药物治疗:主要适用于早期异位妊娠,要求保存生育能力者。其病灶直径<3cm,未破裂或流产,无明显内出血,血β-HCG<3 000U/L。常用甲氨蝶呤(MTX),抑制滋养细胞增生,破坏绒毛,使胚胎组织坏死、脱落、吸收而免于手术。全身用药为 MTX 0.4mg/(kg·d),5天一疗程,间隔5天,根据病情可用1~2疗程。局部用药可采用在B超引导下穿刺异位妊娠囊或在腹腔镜直视下穿刺,将 MTX 10~50mg 注入其中。用药期间应注意病情变化及药物的不良反应;用B超和β-HCG 监测治疗效果,若用药后1~2周,临床症状缓解或消失,β-HCG迅速下降,连续3次阴性为显效。本法简单易行,疗效确切,疗程短,不良反应小,应用前景广阔。

五、护理评估

1.心理评估

患者常因突发的疾病,特别是需要手术治疗而感到紧张和恐惧。患者也担心疾病对婚姻、性生活及生育的影响。

2.身体评估

(1)一般情况:患者痛苦表情,休克患者可出现生命体征改变,如面色苍白、血压下降、脉搏细数、意识不清等。

(2)腹部检查:患者全腹可有压痛。严重者拒按,部分患者有反跳痛;叩诊发现移动性浊音阳性,结合临床休克体征,应怀疑腹腔内出血。听诊可闻及肠鸣音减弱。

(3)妇科检查:可见阴道与宫颈黏膜着色,质地变软,若盆腔有积血或积液,双合诊检查发现阴道后穹窿饱满、有触感,宫颈有举痛;一侧子宫附件可触及有触痛的肿块,肿块的大小、形状、质地和活动性因疾病而异。

六、护理措施

1.一般护理

(1)卧床休息,取半卧位,增加舒适感,尽量减少突然改变体位和增加腹压的动作,如有咳嗽及时处理。观察并记录生命体征。

(2)饮食护理:非手术患者进食清淡易消化的高热量、高蛋白、丰富维生素的流质或半流质饮食,手术治疗的患者术前一日晚20:00禁食,24:00禁水。

(3)对卧床的患者做好生活护理,保持皮肤、床单位清洁干燥。

(4)配血,必要时遵医嘱输血。

(5)防治休克:保证足够液体量,维持正常血压并纠正贫血状态;给予氧气吸入。

(6)遵医嘱给予抗感染治疗。保持会阴部清洁,给予会阴擦(冲)洗。

2.病情观察

(1)非手术治疗者,密切观察一般情况、生命体征,并重视患者的主诉。

(2)观察阴道出血量并记录。

(3)密切观察患者是否有输卵管妊娠破裂的临床表现:

①突感一侧下腹部撕裂样疼痛,疼痛为持续性或阵发性。

②血液积聚在直肠子宫陷凹而出现肛门坠胀感(里急后重)。

③出血多时可流向全腹而引起全腹疼痛,恶心呕吐。

④血液刺激横膈,出现肩胛部放射痛。

⑤部分患者可出现休克,患者面色苍白,四肢厥冷,脉搏快及细弱,血压下降,休克程度取决于内出血速度及出血量,而与阴道流血量不成比例。

(4)怀疑异位妊娠破裂时,立即通知医生并协助患者取平卧位,给予氧气吸入。观察呼吸、血压、脉搏、体温及患者的反应,并详细记录,同时注意保暖。建立静脉通道,迅速扩容。协助医师做好后穹窿穿刺、B型超声、尿妊娠试验等辅助检查,以明确诊断。按手术要求做好术前准备,如备皮、留置导尿、备血等。尽快护送患者入手术室。

3.用药护理

非手术治疗患者须向患者及其家属介绍治疗计划,包括用药的目的及药物用法,不良反应等,帮助患者消除恐惧心理,同时配合医师行相关辅助检查,如血尿常规、肝肾功能、β-HCG、B超等。用于治疗异位妊娠的药物主要是甲氨蝶呤(MTX)。

(1)适应证

①一般情况良好,无活动性腹腔内出血。

②盆腔包块最大直径<3cm。

③血 β-HCG<2 000U/L。

④B型超声未见胚胎原始血管搏动。

⑤肝、肾功能及血红细胞、白细胞、血小板计数正常。

⑥无 MTX 禁忌证。

(2)治疗方案

①单次给药:剂量为 $50mg/m^2$,肌内注射,可不加用四氢叶酸,成功率达 87% 以上。

②分次给药:MTX 0.4mg/kg,肌内注射,每日 1 次,共 5 次。给药期间应测定血 β-HCG 及 B型超声,严密监护。

(3)用药后随访

①单次或分次用药后 2 周内,宜每隔 3 日复查血 β-HCG 及 B型超声。

②血 β-HCG 呈下降趋势并 3 次阴性,症状缓解或消失,包块缩小为有效。

③若用药后第 7 日血 β-HCG 下降 15%～25%、B 型超声检查无变化,可考虑再次用药(方案同前)。此类患者约占 20%。

④血 β-HCG 下降<15%,症状不缓解或反而加重,或有内出血,应考虑手术治疗。

⑤用药后 35 日,血 β-HCG 也可为低值(<15mIU/mL),也有用药后 109 日血 β-HCG 才降至正常者。故用药 2 周后应每周复查血 β-HCG,直至 β-HCG 值达正常范围。

(4)不良反应

①腹痛:用药后最初 3 天出现轻微的下腹坠胀痛,可能和 MTX 使滋养细胞坏死、溶解,与输卵管管壁发生剥离,输卵管妊娠流产物流至腹腔刺激腹膜有关。如腹痛加剧须及时报告医师,并做好术前准备。

②阴道流血:滋养层细胞死亡后,不能支持子宫蜕膜组织的生长而出现阴道流血,特点为阴道流血呈点滴状,量不多,色呈深褐色。只有腹痛而无阴道出血者多为胚胎继续存活,腹痛伴阴道出血或阴道排出蜕膜通常第 4 日出现点滴状阴道流血。

4.心理护理

多数异位妊娠患者对此病无心理准备,担心在治疗过程中胚囊破裂,引起大出血,会危及生命,易出现焦虑、恐惧、紧张不安的心理,所以应耐心向患者解释病情及治疗计划,消除患者和家属的紧张和焦虑情绪,使患者对医护人员、对医院有信任感,积极配合治疗。鼓励家属多陪伴患者,做好隐私护理,增加患者的安全感。

5.健康教育

(1)进食高蛋白、高热量、营养丰富的食物,以增强体质,有利于机体康复,多食蔬菜、水果,以保持大便通畅。

(2)保持外阴清洁,大小便后清洁外阴,防止感染。

(3)禁止性生活、盆浴 1 个月。药物保守治疗的患者需 6 个月后才能受孕,严格避孕。

(4)保持良好的卫生习惯,勤洗浴、勤换衣。性伴侣稳定。

(5)告知患者及家属,异位妊娠复发率为 10%,不孕率为 50%～60%,下次妊娠出现腹痛、阴道出血等情况应随时就医。

(6)给予心理指导,帮助患者和家属度过心理沮丧期。

(7)出院后定期到医院复查,监测 β-HCG。发生盆腔炎后须立即彻底治疗,以免延误病情。

第三节　前置胎盘

前置胎盘是指胎盘全部或部分位于子宫下段,甚至达到或覆盖宫颈内口,其位置低于胎儿先露部。

1.前置胎盘分类

根据胎盘边缘和宫颈内口的位置关系,将前置胎盘分为 4 类。

(1)完全性前置胎盘:胎盘组织完全覆盖宫颈内口。

(2)部分性前置胎盘:胎盘组织部分覆盖宫颈内口。

(3)边缘性前置胎盘:胎盘下缘达宫颈内口,但未覆盖宫颈内口。

(4)低置胎盘胎:盘位于子宫下段,边缘接近但未达宫颈内口。

2.前置胎盘诊断

(1)既往史多次人工流产清宫史、分娩史、引产史、剖宫产史;此次妊娠中、晚期或临产时突然发生无诱因的无痛性反复性阴道流血,出血量多少不一。

(2)根据失血量不同而表现不同,多次出血,呈贫血貌;急性大量出血,可发生休克。失血过多可出现胎儿宫内缺氧,严重者胎死宫内。腹部检查胎先露高浮或胎位异常,如臀位、斜位或横位。于耻骨联合上方可能听到胎盘杂音(胎盘附着在子宫下段前壁时),可能有宫缩,但宫缩间歇期子宫松弛好,无明显频繁的低张宫缩。

(3)阴道检查:一般只做阴道窥诊,仅适用于无规律产前检查以及缺乏孕期超声检查的紧急就诊者。在备血、输液或输血及可立即手术的条件下进行,不应盲目行指诊检查。

(4)超声检查:①B型超声是诊断前置胎盘的基本方法,可显示子宫壁、胎先露部、胎盘和宫颈的位置和关系,进一步明确前置胎盘类型。②B型超声诊断前置胎盘时须注意妊娠周数和胎盘附着部位,对于妊娠中期前壁附着的低置胎盘不宜过早诊断。无出血可在34~36周复查超声,有出血者可以在28~34周依据病情动态检查。③经腹部超声检查对于子宫后壁前置胎盘确诊有一定难度。经会阴超声或经阴道超声准确性高于经腹超声,但需要注意探头位置和方向。④提示胎盘植入征象

胎盘与膀胱或浆膜层之间的正常低回声边界消失;胎盘位置接近膀胱壁;胎盘内接近子宫壁的地方可见到低回声区;彩色多普勒显示在胎盘基底部和子宫肌层之间有持续的血流影像。

(5)磁共振(MRI)检查:适用于剖宫产术后瘢痕处胎盘附着或对于胎盘在子宫后壁附着而超声不能明确诊断的病例。

(6)剖宫产术中见胎盘附着与子宫下段或覆盖宫颈内口。

(7)产后检查胎盘及胎膜:以便核实诊断。阴道分娩者若胎膜破口距胎盘边缘距离<7cm提示部分性前置胎盘。

3.鉴别诊断

(1)胎盘早剥:依据病史、妊娠并发症伴发情况、症状体征、B超进行鉴别。

(2)帆状胎盘前置血管破裂:为产科急症,对胎儿威胁大。通过病史、妊娠并发症伴发情况、症状体征、B超检查鉴别;阴道血涂片见有核红细胞考虑此病可能性大。

(3)胎盘边缘血窦破裂及宫颈病变如息肉、糜烂、宫颈癌等,结合病史通过阴道检查或活检、B型超声检查及分娩后胎盘检查可以明确诊断。

一、治疗原则

1.期待疗法

(1)处理原则是抑制宫缩、止血、纠正贫血预防感染及促进胎儿生长。

(2)适用于妊娠 36 周以前或胎儿体重估计＜2300g,阴道出血不多,患者一般情况好,胎儿存活者。

(3)有出血应住院观察,B 型超声明确诊断,禁止阴道指诊、肛诊。

(4)绝对卧床休息,左侧卧位,适当镇静。

(5)严密注意出血,必要时配血备用,注意补血药应用纠正贫血。

(6)观察宫缩,有宫缩给予宫缩抑制剂。

(7)反复出血需要监测感染指标;预防感染用广谱抗生素。

(8)监测胎儿生长情况,注意孕妇营养和进食。

(9)估计在 34 周前分娩者,给予促胎肺成熟;反复出血者,在 32 周后促胎肺成熟;紧急时羊膜腔内注射。

(10)若在观察期间发生大量阴道流血或反复流血,终止妊娠。

2.终止妊娠

(1)大量出血、出血不止,甚至休克,有孕妇生命危险时,不论孕周如何,迅速选择剖宫产。

(2)无症状的完全性前置胎盘妊娠达 37 周后终止妊娠。

(3)部分性或边缘性前置胎盘可在妊娠达 38 周终止妊娠。

3.终止妊娠方式

(1)剖宫产是处理前置胎盘的主要手段。

(2)完全性前置胎盘必须以剖宫产结束分娩。

(3)部分性或初产妇边缘性前置胎盘,近年倾向行剖宫产。

(4)前置胎盘伴发严重出血以剖宫产结束分娩。

(5)低置胎盘或前壁附着的边缘性前置胎盘,胎头已衔接,无头盆不称和胎位异常,估计短时内分娩者,可尝试阴道分娩;需要备血,开放静脉,严密观察。做好随时剖宫产可能的准备。

4.剖宫产术前、术中注意事项

(1)术前应积极纠正休克,输液、输血,补充血容量;备血。

(2)腹部切口依据手术操作者和病情个案化处理。剖宫产瘢痕处妊娠尤其怀疑或诊断胎盘植入者可以腹部纵切口。

(3)子宫切口应根据胎盘附着位置确定,原则上应避开胎盘做下段横切口;或依据具体情况选择子宫下段纵切口或体部切口;胎儿/新生儿存活可能性小者,子宫切口选择有必要考虑再次妊娠问题,避免宫体部切口为宜。

(4)胎儿娩出后及时应用缩宫素,持续静脉点滴缩宫素。

(5)有效止血:酌情选择局部缝扎、局部楔形切除、压迫、填塞、B-lynch 缝合术;子宫动脉结扎术(上行支、下行支);髂内动脉结扎术。

(6)子宫动脉、髂内动脉介入治疗;有条件医院,对于术前诊断剖宫产瘢痕处胎盘附着尤其怀疑或诊断胎盘植入者,在术前行髂内动脉介入置管。

(7)注意出血量评估和凝血功能检查。

(8)各种止血方法无效,或胎盘植入止血困难者,子宫切除术。

5.产后处理

(1)应用子宫收缩剂预防产后出血。

(2)抗生素预防感染。

6.孕妇转诊

(1)无条件救治大出血的医院、对于前置胎盘的胎盘植入病例,建议在终止妊娠前转诊到有条件的 3 级医院。

(2)分娩中和术中发生大出血,建议在险情出现前及时启动院外援助系统。

(3)紧急情况转院时处理若阴道大量流血,而当地无条件处理,应在静脉输液或输血,并在消毒下进行阴道填塞,暂时压迫止血,迅速护送转院。

二、护理评估

(一)健康史

详细询问孕产史,了解有无人工流产、剖宫产、流产后或产褥期感染等造成子宫内膜炎症或损伤的病史。

(二)身体状况

1.症状

前置胎盘的主要症状是妊娠晚期或临产时,发生无诱因、无痛性、反复阴道流血。阴道流血发生时间的早晚、反复发作的次数、出血量的多少,往往与前置胎盘的类型有关。完全性前置胎盘初次出血时间较早,多在 28 周左右,出血量较多,频繁发作;边缘性前置胎盘的初次出血时间较晚,往往在 37~40 周甚至临产时,出血量较少;部分性前置胎盘的初次出血时间及出血量介于以上两者之间。

部分性和边缘性前置胎盘患者破膜后,如果先露能迅速下降,直接压迫胎盘,可使出血停止。

2.体征

由于反复多次阴道流血,孕妇可出现贫血,贫血程度与阴道出血量成正比。大量出血可导致失血性休克。腹部检查子宫大小与妊娠周数相符,由于胎盘占据子宫下段,先露大多高浮,并有胎位异常,臀位多见;有时可在耻骨联合上方闻及胎盘杂音。临产后宫缩呈节律性,间歇期可完全松弛。

(三)心理评估

评估孕产妇及家属的心理反应、恐惧程度等。

三、常见的护理诊断

1.组织灌注量改变

与前置胎盘所致的失血有关。

2.有感染的危险

与贫血、产妇免疫力下降、胎盘剥离面接近宫颈外口、细菌易于侵入有关。

3.恐惧

与无痛性大出血所致休克、母儿生命受到威胁有关。

4.潜在并发症

胎儿窘迫。

四、护理目标

(1)孕妇出血得到有效控制,生命体征稳定在正常范围。

(2)孕妇早产、胎儿窘迫、产后出血被及时预防和处理。

(3)孕妇无感染发生或感染被及时发现和控制,体温、血象正常。

(4)孕妇焦虑减轻,积极配合治疗和护理。

五、护理措施

(一)监测病情,制止出血

严密观察阴道出血的量、颜色和持续时间,保留会阴垫收集血液,准确估计出血量。定时测血压、脉搏、呼吸,观察面色、精神状态,注意尿量,如发生异常及时报告医生并配合处理。大量阴道出血者,应在补充血容量、纠正休克的同时迅速做好剖宫产手术准备。

(二)预防并发症

1.防止早产

期待疗法的孕妇,嘱绝对卧床休息,禁止阴道检查及肛查,腹部检查动作须轻柔,避免各种刺激,以减少出血机会;遵医嘱给予镇静、止血药物及宫缩抑制剂;若反复出血须提前终止妊娠,应用地塞米松促胎肺成熟。

2.及时发现和纠正胎儿窘迫

定时听胎心,注意观察胎动,有条件者行胎心电子监护,确定胎儿在宫内的安危;嘱孕妇取左侧卧位休息,定时给予间断吸氧,每日3次,每次1小时,提高胎儿的血氧供应;胎儿窘迫经处理不见好转者及时做好剖宫产术准备。

3.预防产后出血

胎儿娩出后立即遵医嘱给予缩宫素或麦角新碱加强宫缩,严密观察宫缩及阴道流血情况。

(三)预防感染

做好外阴护理,保持外阴清洁干燥。定时测体温、查血象、观察恶露的性状和气味,发现感染征象及时报告医生。遵医嘱应用抗生素预防感染。

(四)缓解焦虑

多陪伴患者,引导患者说出焦虑的心理感受,观察患者情绪变化,及时给予帮助和指导。

耐心解答患者的疑问,鼓励其积极配合治疗和护理。

(五)健康指导

教会孕妇自我监测胎动变化,有异常及时报告。摄入富含铁、蛋白质、维生素的饮食,以纠正贫血,增强免疫力。注意外阴清洁,防止产后感染。做好计划生育,避免多产、多次刮宫导致子宫内膜损伤或子宫内膜炎。加强产前检查,对妊娠期出血,不论量多少均应及时就诊,做到及时诊断及时处理。

六、护理评价

(1)孕妇出血是否得到有效控制,生命体征是否正常。

(2)孕妇早产、胎儿窘迫、产后出血是否得到及时发现和处理。

(3)孕妇感染是否得到及时发现和控制,体温、血象是否正常。

(4)孕妇焦虑是否减轻,能否主动配合治疗和护理。

第四节 胎盘早剥

正常位置的胎盘,在妊娠20周以后至胎儿娩出之前的任何时期,从子宫壁部分或全部分离称胎盘早剥。是一种严重妊娠并发症,发病急、危害大,可引起母体低血容量休克、肾衰、DIC、产后出血。若对其诊断及处理延误,均可造成母儿死亡。

一、诊断标准

主要根据病史、临床症状及体征,以及伴发的相关妊娠并发症。轻型胎盘早剥临床症状与体征不典型,须仔细观察分析。重型胎盘早剥常具有典型症状与体征,临床诊断多无困难。B超检查主要在与前置胎盘的鉴别上更有意义。后壁胎盘附着排除诊断时应谨慎。

1.临床分型

(1)隐性型:胎盘剥离后形成胎盘后血肿,无阴道出血。

(2)显性型:胎盘剥离后出血沿胎膜下行经子宫颈口向外流出。

(3)混合型:既有胎盘后血肿,又有外出血。

2.临床表现

胎盘早剥的严重程度与剥离面的大小及剥离部位有关。

(1)显性剥离或外出血型:胎盘剥离面小,出血停止、血液凝固,临床多无症状。如继续出血,血液直接冲开胎盘边缘,并沿着胎膜与子宫壁之间自宫颈流出。

(2)隐性剥离或内出血型:血液在胎盘后形成血肿使剥离面逐渐扩大。当血肿不断增大,胎盘边缘仍然附着在子宫壁上,或胎膜与子宫壁未分离,或胎头固定于骨盆入口,均使胎盘后的血液不能外流而积聚在胎盘与子宫壁之间,此时子宫容积增大,宫底升高。

（3）混合型：胎盘后的血肿达到一定程度时血液冲破了胎盘边缘，经宫颈管流出时表现混合性出血。

（4）子宫胎盘卒中：当血液冲破羊膜渗入羊水中，致血性羊水。在隐性出血时，血肿积聚在胎盘及子宫壁之间，由于胎盘后血肿的压力加大，使血液渗入子宫肌层，引起肌纤维的分离、断裂、变性，当血液浸及子宫肌层至浆膜层时，子宫表面呈紫蓝色的瘀斑，在胎盘附着处更明显，此种情况称子宫胎盘卒中。

3.体征

临床表现与体征主要与胎盘剥离面积的大小及出血的严重程度有关。

（1）轻型：以外出血为主。胎盘剥离面<1/3胎盘面积，多在胎盘边缘部位。主要症状为阴道流血，量较多，色暗红，可有轻微腹痛或无腹痛，无明显贫血征，如在分娩期则产程进展较快。腹部检查：子宫软，压痛不明显或局部有轻压痛，宫缩有间歇，子宫大小与孕周相符，胎位清楚，胎心正常或异常。在轻度胎盘早剥中，产后检查胎盘可见35％胎盘母面有血块压迹。

（2）重型：内出血为主。胎盘剥离面>1/3胎盘面积。多伴有严重的妊娠期高血压疾病、慢性高血压等。主要症状为突然发生的持续性腹痛和（或）腰酸、腰痛，疼痛的程度与胎盘后积血的多少有关，积血越多，疼痛越重。严重时可出现恶心、呕吐、面色苍白、出汗、脉细数及血压下降等休克症状，皮肤可见出血点及牙龈出血。可无或少量阴道出血，或有血性羊水流出。贫血程度与失血量不成比例。腹部检查：子宫张力大，宫缩间歇子宫松弛不完全，重者硬如板状，压痛明显，胎位触不清。若胎盘附着在子宫后壁，压痛可不明显。随胎盘后血肿的增大，宫底随之升高，检查子宫大于孕周。因胎盘剥离面积大，胎儿宫内缺氧严重，致胎儿死亡。

4.辅助检查

对可疑胎盘早剥患者，B超可协助诊断。若胎盘后出现血肿，B超图像显示胎盘与子宫壁间出现液性暗区，界限不太清楚。若血肿较大时显示胎盘胎儿面向羊膜腔凸出。如血液流出未形成血肿时B超则无特异图像，后壁胎盘B超往往显示不清楚，故不能完全依赖B超检查。

5.实验室检查

血、尿常规及凝血功能，主要了解贫血程度及凝血功能有无障碍。重型患者应做DIC筛选试验，包括血小板计数、凝血酶原时间、纤维蛋白原测定和血浆鱼精蛋白副凝试验（3P试验），以及纤溶确诊试验（Fi试验即FDP免疫试验）、凝血酶时间及优球蛋白溶解时间等。还应做相关疾病的病因检查，如肝功能、肾功能、LDH等。注意动态监测。

二、治疗原则

1.住院治疗

胎盘早剥者立即收住院，包括有疑似胎盘早剥者。

（1）严密监测生命体征。

（2）监测子宫体、子宫底变化，包括高度、宫缩、压痛情况。

（3）监测胎儿安危。

(4)B超监测：注意动态监测，重型和紧急情况不必等待和依赖B超检查。

(5)完成和完善实验室检查指标。

(6)依据病史、症状和体征及辅助检查项目尽早做出判断和诊断。

2.纠正休克

(1)立即开放静脉，建立有效静脉通道，补液。

(2)配血，输新鲜血，补充血容量。

(3)根据临床表现和实验室指标补充有关凝血因子。

3.终止妊娠

胎盘早剥一旦诊断，为抢救母亲及胎儿生命，应尽快终止妊娠，减少并发症发生。

4.分娩方式

(1)阴道分娩：适合轻型胎盘早剥而患者一般情况好，或经产妇宫口已开大、估计短时间内迅速结束分娩时。应先行人工破膜以减少子宫内张力，防止胎盘继续剥离及子宫胎盘卒中发生。需要严密监测病情进展或胎心率变化，胎儿状况不良，立即结束阴道试产急行剖宫产。

(2)剖宫产：轻型早剥、初产妇胎儿可存活，但不具备短期内阴道分娩的条件；重型早剥胎儿存活，立即行剖宫产术终止妊娠，避免胎儿缺氧和死亡；重型早剥胎儿死亡，但患者状况不良或紧急亦需要考虑行剖宫产。

5.阴道分娩注意要点

(1)继续严密监测各项临床指标。

(2)严密监测产程进展。

(3)严密监测胎儿安危。

(4)母胎任一方出现危险和病情加重立即停止阴道试产急行剖宫产。

(5)胎儿娩肩后立即给予缩宫剂，并注意持续静脉维持。

(6)胎盘娩出后注意子宫收缩情况，包括缩宫剂和按摩子宫。

(7)注意阴道出血的性状变化，及早发现DIC。

(8)抗生素预防感染。

6.剖宫产注意要点

(1)防止术中出血：胎儿娩出后，立即给予宫缩剂并注意持续静脉维持。

(2)胎盘娩出后，注意结合子宫按摩，促进子宫收缩。

(3)术中和术后都须注意实验室指标动态监测，包括血小板、纤维蛋白原等。

(4)存在子宫胎盘卒中时，更要注意应用缩宫剂、子宫按摩、热盐水纱垫湿敷子宫等措施。子宫胎盘卒中，不是子宫切除指征。可选择的治疗方法还包括局部缝合、捆绑术及子宫动脉结扎等，可选择药物有各种宫缩剂（如缩宫素、米索前列醇、卡前列甲酯等）和凝血活性因子，仍无好转，最后考虑子宫切除术。

(5)抗生素预防感染。

7.凝血功能障碍治疗

胎盘早剥持续时间越长,发生凝血功能障碍的概率越高,所以及时终止妊娠是减少DIC的重要手段。

(1)输新鲜血:及时、足量输入新鲜血液是补充血容量及凝血因子的有效措施。库存血若超过4小时,血小板功能即受破坏,效果差。为纠正血小板减少,有条件可输血小板浓缩液。

(2)输纤维蛋白原:若血纤维蛋白原低,同时伴有活动出血,且血不凝,经输入新鲜血等效果不佳时,可输纤维蛋白原4g,将纤维蛋白原溶于注射用水100mL中静脉滴注。通常给予4～6g纤维蛋白原即可收到较好效果。每4g纤维蛋白原可提高血纤维蛋白原1g/L。

(3)输新鲜血浆:新鲜冰冻血浆疗效仅次于新鲜血,尽管缺少红细胞但含有多种凝血因子,一般1L新鲜冰冻血浆中含纤维蛋白原3g,且可将V、Ⅷ因子提高到最低有效水平。因此,在无法及时得到新鲜血时,可选用新鲜冰冻血浆作应急措施。

(4)肝素:肝素有较强的抗凝作用,适用于DIC高凝阶段及不能直接去除病因者。胎盘早剥患者DIC的处理主要是终止妊娠以中断凝血活酶继续进入血内。对于处于凝血障碍的活动性出血阶段,应用肝素可加重出血,故一般不主张应用肝素治疗。

(5)抗纤溶剂:6-氨基己酸等能抑制纤溶系统的活动,若仍有进行性血管内凝血时,用此类药物可加重血管内凝血,故不宜使用。若病因已去除,DIC处于纤溶亢进阶段,出血不止时则可应用,如6-氨基己酸4～6g、止血环酸0.25～0.5g或对羧基苄胺0.1～0.2g溶于5%葡萄糖液100mL内静脉滴注。

8.预防急性肾衰

(1)在治疗中,注意留置导尿管,监测尿量。

(2)血容量不足时尿量少于30mL/h,须及时补充血容量。

(3)当可疑肾功能衰竭时每小时尿量则少于17mL或表现为无尿,此时应静脉注射呋塞米(速尿)40mg,尿量仍不增加可重复使用,一般在1～2日内症状可好转。

(4)若短期内尿量不增多,血尿素氮、肌酐、血钾增高,CO_2结合力下降,提示肾功能已严重衰竭,如出现尿毒症应及时抢救孕妇的生命,进行血液透析。

三、护理评估

1.病史评估

详细了解病史、症状、体征,收集与胎盘早剥相关的诱发因素,了解本次妊娠经过,尤其是阴道出血、腹痛情况。护士须结合有无妊娠期高血压疾病、原发性高血压病史、胎盘早剥史、慢性肾炎史、仰卧位低血压综合征史及外伤史等进行综合评估。

2.身心状况评估

(1)评估孕妇出血时间、量、性质,是否有腹痛,评估胎心、胎动变化。

(2)胎盘早剥孕妇体内出血较多时,常表现为急性贫血和休克症状,仅有少量阴道出血或无出血,应重点评估生命体征和一般情况。

(3)评估孕妇心理状况:因阴道出血量多,腹痛加剧,孕妇及家属担心胎儿安危,常出现焦虑、紧张、烦躁等情绪。

3.了解辅助检查情况

通过 B 型超声和胎心监测了解胎儿宫内情况,B 型超声可显示胎盘早剥的典型声像图,并可与前置胎盘相鉴别。如果实验室检查出现血小板降低,血浆凝血酶原时间延长,血浆纤维蛋白原减少则提示 DIC。

四、护理措施

1.妊娠期

(1)病情观察

①纠正休克:a.入院后立即吸氧,卧床休息,左侧卧位。b.开放 2 条静脉通道,输液、输血。c.留置尿管,密切观察并记录尿量,出现少尿时及时通知医生。d.严密观察血压、脉搏、呼吸,做好重病记录。

②观察阴道出血量、腹痛情况及伴随症状,重点注意宫底高度、子宫压痛、子宫壁的紧张度及在宫缩间歇期松弛与否。

③监测胎儿宫内情况:持续胎心监护以判断胎儿宫内情况。对于有外伤史的产妇,疑有胎盘早剥时,应至少行 4 小时的胎心监护,以早期发现胎盘早剥。

(2)专科指导:加强产前检查,积极预防与治疗妊娠期高血压疾病。对合并高血压病、慢性肾炎等高危妊娠者应加强管理,加强围生期健康知识宣教,使孕妇认识到高危妊娠的危害性。妊娠晚期避免仰卧及腹部外伤。积极配合医护人员进行治疗和护理是预防胎盘早剥的关键。

(3)并发症的护理观察

①胎儿宫内死亡:如胎盘早剥面积大、出血多,胎儿可因缺血、缺氧而死亡。应严密监测胎心率、胎动变化。

②弥散性血管内凝血(DIC):胎盘早剥是妊娠期发生凝血功能障碍最常见的原因。凝血功能障碍表现为皮下、黏膜或注射部位出血,阴道出血不凝或凝血块较软,有时有尿血、咯血及呕血等现象。一旦发生 DIC,病死率较高,应积极预防。

(4)心理护理:胎盘早剥患者多数起病急、发展快,对母婴危害大,产妇往往精神紧张,担心胎儿状况。首先要耐心解释病情,设法缓解产妇紧张焦虑的情绪,让其安心配合治疗和护理;其次一旦确诊胎盘早剥,医务人员抢救时须沉着镇定,与家属做好沟通,增强其战胜疾病的信心。

2.分娩期

(1)一般护理

①一经确诊为胎盘早剥,应及时终止妊娠。根据宫口开大情况,配合医生做好阴道分娩或立刻手术的准备。

②阴道试产者、剖宫产者的护理。

（2）病情观察

①监测记录生命体征、胎心、胎动情况。

②观察产程进展、宫缩、阴道出血量及伴随症状。

③重点观察宫底高度的变化情况、子宫压痛程度、子宫壁的紧张度及在宫缩间歇期是否松弛等。

④积极准备新生儿抢救器材，密切观察凝血功能，以防 DIC 发生。及时足量输入新鲜血，纠正血容量和补充凝血因子。

⑤发现异常情况及时通知医生，行剖宫产术。

（3）并发症护理观察

①产后出血：由于凝血功能障碍及子宫收缩乏力，胎盘早剥患者常发生产后出血。临床表现为胎盘娩出后阴道大量出血，血液常不凝固，检查时发现宫底不清，子宫轮廓不明显，产妇出现脸色苍白、表情淡漠、出冷汗、脉率增加、血压下降等出血性休克症状。分娩后应及时给予缩宫素，并配合按摩子宫，必要时遵医嘱做切除子宫的准备。

②羊水栓塞：胎盘早期剥离时，剥离面的子宫血窦开放，若胎盘后的出血穿破羊膜，血液进入羊水，则羊水也可反流入开放的子宫血管进入母体循环，形成栓子，造成肺栓塞，从而引起肺动脉高压、呼吸循环衰竭、DIC、多脏器损伤等一系列羊水栓塞症状，多在胎儿娩出前发生。如果抢救不及时，可能危及患者的生命。

③急性肾衰竭：大量出血使肾脏灌注严重受损，导致肾皮质或肾小管严重坏死，出现急性肾衰竭。胎盘早剥多伴发妊娠期高血压疾病、慢性高血压、慢性肾脏疾病等，其肾血管痉挛也影响肾血流量。临床表现为：a.少尿（<400mL/24 小时）或无尿（<100mL/24 小时），多数产妇少尿期每天尿量为 50～100mL。b.高血钾（>7mmol/L），高血钾是少尿期引起产妇死亡原因之一。c.氮质血症：由于少尿，肾脏不能将尿素氮及肌酐排出，致使血中尿素氮及肌酐等升高。d.代谢性酸中毒：由于酸性代谢产物在体内蓄积并消耗碱储备，血 pH 值下降，导致细胞内酶活性抑制和改变，中间代谢产物增多而出现代谢性酸中毒。

（4）心理护理：提供心理支持，维护自尊。产时护士一定要在心理上给予安慰，在生活上给予照顾，指导产妇积极配合医生。

3.产褥期

（1）一般护理：阴道分娩者、剖宫产者的护理。

（2）病情观察

①产后子宫收缩乏力及凝血功能障碍均可发生产后出血。严密观察产妇生命体征及阴道出血情况。产后未发生出血者，仍应加强生命体征观察，预防晚期产后出血。

②注意伤口有无感染征象，遵医嘱使用抗生素。

③正确记录出入量，发现少尿、无尿等，及时通知医生。

（3）用药护理：根据医嘱给予纤维蛋白原、肝素或抗纤溶等药物治疗，严密观察尿量。

（4）专科指导

①指导母乳喂养及新生儿抚触。

②早产儿护理指导：教会产妇喂养和护理早产儿的方法。如果母婴分离，教会产妇乳房护理及保持泌乳的方法。

（5）并发症护理观察：若患者尿量<30mL/h，提示血容量不足，应及时补充血容量。若血容量已补足而尿量<17mL/h，可给予呋塞米20～40mg静脉推注，必要时可重复用药。若短期内尿量不增，且血清尿素氮、肌酐、血钾进行性升高，并且二氧化碳结合力下降，提示发生急性肾衰竭。

（6）心理护理：如胎盘早剥终止妊娠时产妇孕周不足月，早产不可避免时，要及时向产妇及家属解释病情，帮助产妇以良好的心态承担起早产儿母亲的角色。对于重度胎盘早剥，做子宫次全切除手术的产妇，要稳定产妇情绪，帮助产妇正确对待，接受现实，尽快解决产妇的心理障碍，使其顺利度过悲伤期。

（7）健康教育

①饮食指导：产妇应进食富含蛋白质、维生素、微量元素的食物及新鲜蔬菜和水果，特别是含铁丰富的食物，如瘦肉、猪肝、大枣等，有利于纠正贫血，避免生冷、辛辣食物。

②卫生指导：勤换会阴垫，保持外阴清洁，防止感染。42天内禁止盆浴及性生活。

③用药指导：根据医嘱，定期定量服药，纠正贫血，增强免疫力。

④乳房护理指导：根据胎儿及产妇身体状况指导母乳喂养，保持乳汁通畅。如为死产者及时给予退乳措施。

⑤出院指导：a.做好出院手续办理、新生儿免疫接种、出生证明办理及产后复查随访相关事项的告知。b.嘱产妇42天后来医院复查，如有阴道出血增多、腹部切口红肿等异常情况，随时复诊。c.对有再次妊娠计划者做好预防教育，妊娠期高血压疾病孕妇或合并慢性高血压、肾病的孕妇，应增加产前检查次数，积极配合医生进行治疗。

第十章　正常分娩的护理

第一节　影响分娩的因素

妊娠满 28 周以后,胎儿及其附属物由母体排出的过程称为分娩。妊娠满 28 周至不满 37 周间的分娩称为早产。妊娠满 37 周至不满 42 周间的分娩称为足月产;妊娠满 42 周以后的分娩称过期产。影响分娩的因素包括产力、产道、胎儿及产妇的精神心理因素,这 4 项因素均正常且相互适应,胎儿才能顺利经阴道自然娩出,即正常分娩。

一、产力

产力是指将胎儿及其附属物从子宫内逼出的力量,包括子宫收缩力(主力)及腹肌、膈肌、肛提肌的收缩力(辅力)。

1.子宫收缩力

子宫收缩力简称宫缩,是临产后的主要力量,贯穿于整个产程。正常宫缩具有以下特点。

(1)节律性:子宫有节律性、阵发性、不随意收缩的特点。每次收缩由弱到强(进行期),达高峰维持一定时间(极期)后又逐渐减弱(退行期),最后消失进入间歇期,子宫肌肉完全松弛,间歇期后又开始出现下一次宫缩,如此反复交替,直至分娩结束,故临床上也称为阵缩。

在产程初期时,宫缩持续时间约 30 秒,间歇时间约 5～6 分钟。随着产程进展,子宫收缩力逐渐增强,宫缩持续时间逐渐延长,间歇时间逐渐缩短,在宫口开全后,宫缩达最全,收缩时间可达 1 分钟或更长,间歇时间可缩短至 1～2 分钟。

(2)对称性和极性:正常宫缩从两侧子宫角部同时发起,先向宫底部集中,再向子宫下段扩散,称为子宫收缩的对称性。极性是指宫缩由子宫上部向下传递,以子宫底部最强,子宫下段最弱。

(3)缩复作用:宫缩时子宫肌纤维缩短变宽,间歇时肌纤维松弛,但不能完全恢复到原来的长度,经反复收缩,肌纤维越来越短,称为缩复作用。缩复作用可使宫腔上部容积越来越小,迫使胎先露不断下降、宫颈管逐渐缩短直至消失。

2.腹肌、膈肌、肛提肌的收缩力

腹肌、膈肌、肛提肌的收缩力运用于第二、三产程,是胎儿娩出的重要辅力。宫口开全后,宫缩推动胎先露下降至阴道,压迫盆底软组织及直肠,引起反射性排便感,产妇主动屏气用力,使腹肌和膈肌有力地收缩,腹压增高,协助胎儿、胎盘娩出。肛提肌的收缩有助于胎先露内旋转和仰伸的完成。

二、产道

产道是胎儿娩出的通道,分为骨产道与软产道。

1.骨产道

骨产道即真骨盆,是胎儿娩出的通道。

2.软产道

软产道是由子宫下段、子宫颈、阴道、盆底软组织所构成的一弯曲通道。

(1)子宫下段的形成:子宫下段是由子宫峡部形成。妊娠 12 周后子宫峡部逐渐扩张成为宫腔的一部分,妊娠末期逐渐拉长形成子宫下段。尤其在临产后规律宫缩使子宫下段进一步拉长达 7~10cm。由于子宫肌纤维的缩复作用,使子宫上段越来越厚,下段被动扩张越来越薄,在上下段交界处形成一明显环状隆起,称生理性缩复环。此环在产妇的腹壁上并不显见。

(2)子宫颈的变化:临产前宫颈管长约 2cm,临产后由子宫收缩牵拉宫颈内口的肌纤维、宫内压的升高、前羊膜囊的锲状支撑、胎先露下降,使宫颈管逐渐变短最后消失而展平。随着分娩的进展,宫颈外口逐渐扩张,直至宫口开全(10cm),方能通过足月胎儿头。初产妇子宫颈管消失后宫颈口扩张;经产妇子宫颈管消失与宫颈口扩张同时进行。

(3)阴道、盆底与会阴的变化:子宫颈口开全后胎先露已下降至阴道,阴道黏膜皱襞展平被迫扩张,胎先露继续下降压迫盆底软组织,软产道被胎先露扩张形成一个向前弯曲的长筒,前壁短,后壁长。盆底肌在胎先露压迫下向下及两侧扩展。会阴体变薄变长,以利于胎儿通过,但极易破裂,分娩时应注意保护。当肛提肌高度扩张并向两侧伸展时,肛门亦随之明显扩张。

三、胎儿

(一)胎儿大小

胎儿是决定分娩难易的重要因素之一,胎头是胎体的最大部分,也是通过产道最困难的部分。

1.胎头颅骨

胎头颅骨由顶骨、额骨、颞骨各 2 块和枕骨 1 块构成。颅骨间的空隙称为颅缝。两顶骨间为矢状缝;枕骨与顶骨间为人字缝。两颅缝交界的空隙较大处为囟门。两额骨与两顶骨的空隙为前囟门,呈菱形;两顶骨与枕骨间的空隙为后囟门,呈三角形。胎头有一定的可塑性,分娩时颅骨可稍微变形或重叠,使头颅的体积缩小,有利于分娩。

2.胎头径线

双顶径为两顶骨隆突间的距离,B 超检查可测定此值,判断胎儿大小,妊娠足月时平均为9.3cm;枕下前囟径为前囟门中心至枕骨隆突下方的距离,平均为 9.5cm;枕额径为鼻根至枕骨隆突间的距离,平均为 11.3cm;枕颏径为颏骨下方至后囟门顶部的距离,平均为 13.3cm。

（二）胎方位

纵产式时胎儿容易通过产道。枕先露时，在分娩中颅骨重叠，周径变小，利于胎头娩出；臀先露时，胎臀软且小，不能使阴道充分扩张，而后出胎头无机会变形，使后出胎头困难；肩先露为横产式，妊娠足月活胎不能通过产道，对母婴威胁极大。

（三）胎儿畸形

胎儿畸形如脑积水、联体儿等，使胎头或胎体过大，通过产道时会发生困难。

四、精神心理因素

分娩对于产妇是一种持久而强烈的应激源，可以引起生理上及精神心理上的应激反应。当产妇获得分娩的负面信息时，可在临产后出现紧张、焦虑、不安的情绪。这些情绪会使机体产生一系列变化，引致子宫缺氧、收缩乏力、子宫口扩张缓慢、胎先露下降受阻、产程延长、产妇体力消耗过多，同时也促使产妇交感神经兴奋，血压升高，使胎儿缺氧，导致胎儿窘迫。

第二节　枕先露的分娩机制

分娩机制是指胎先露通过产道时，为适应骨盆各平面的形态和大小，被动地进行一系列适应性转动，以其最小径线通过产道的全过程。因临床上枕先露占 95.55%～97.55%，又以枕左前位为最常见，故以枕左前位为例说明分娩机制。

1.衔接

胎头双顶径进入骨盆入口平面，胎头颅骨最低点接近或达到坐骨棘水平，称为衔接。胎头取半俯屈状态以枕额径进入骨盆入口，胎头矢状缝落在骨盆入口右斜径上，胎头枕骨在骨盆左前方。经产妇多在分娩开始后胎头衔接，初产妇多数在预产期前 2～3 周内胎头衔接。若初产妇分娩已经开始而胎头仍未衔接，应警惕有无头盆不称。

2.下降

胎头沿骨盆轴前进的动作，称为下降。下降动作呈间歇性，宫缩时胎头下降，宫缩间歇时胎头稍有回缩。下降贯穿于分娩的全过程，临床上常以胎先露下降程度，作为产程进展的判断标准之一。

3.俯屈

俯屈是指胎头以半俯屈状态到达骨盆底遇到肛提肌的阻力，由于杠杆作用使下颏部贴向胸壁，使胎头由衔接时枕额径（11.3cm）变为枕下前囟径（9.5cm），以最小的径线适应产道有利于继续下降。

4.内旋转

内旋转是指胎头绕骨盆轴旋转，使矢状缝与中骨盆及骨盆出口前后径相一致。胎头下降过程中枕部遇肛提肌阻力而被推向骨盆腔稍宽大的前方，即枕部在骨盆腔内向前转45°，以适应中骨盆及出口前后径大于横径的解剖特点,常于第一产程末完成此动作。此时胎头转动而胎肩并未转动,呈头肩扭转状态。

5.仰伸

仰伸是指当胎头继续下降达阴道口时,宫缩和腹压迫使胎头下降,而肛提肌收缩将胎头向前推,二力合作迫使胎头向下向前。当枕骨抵达耻骨联合下方时,并以此为支点,胎头逐渐仰伸,顶、额、眼、鼻、口、颏相继娩出。此时双肩径沿骨盆左斜径入盆。

6.复位及外旋转

复位是指胎头娩出后,枕部顺时针旋转45°以恢复胎头与胎肩正常关系。此时双肩径沿骨盆左斜径下降抵达中骨盆,为适应骨盆腔形态,使双肩径与骨盆出口前后径一致,胎头枕部随之在外再顺时针转45°,以保持头肩的垂直关系,称外旋转。

7.胎肩及胎身娩出

外旋转动作完成后,前肩(胎儿右肩)于耻骨弓下先娩出,后肩(胎儿左肩)从会阴前缘娩出,继之胎身及四肢取侧弯娩出。

第三节　临产诊断与产程分期

一、先兆临产

1.假临产

临产前1~2周常有不规则的子宫收缩,称为"假临产"。其特点是宫缩持续时间短且不恒定,间歇时间长而不规则,强度不增强,不伴随宫颈管消失和宫口扩张,常在夜间出现,白天消失,给予镇静剂可以抑制宫缩。

2.胎儿下降感

由于胎先露下降入盆,使子宫底下降,初孕妇有胎儿下降感,感觉上腹部较前舒适,进食增多,呼吸轻快。

3.见红

分娩发动前24~48小时内,因子宫颈内口附近的胎膜与该处的子宫壁分离,毛细血管破裂有少量出血,与子宫颈黏液相混经阴道排出,称为见红,见红是分娩即将开始比较可靠的征象。

二、临产诊断

临产开始的标志是有规律且逐渐增强的子宫收缩,持续30秒或以上,间歇5~6分钟,同时伴进行性宫颈管消失、宫口扩张和胎先露下降。

三、产程分期

分娩全过程是从规律宫缩开始至胎儿及其附属物全部娩出为止,称为总产程。初产妇约12~18 小时,经产妇约 6~9 小时。临床上分为三个产程。

1.第一产程(宫颈扩张期)

从规律宫缩开始至宫颈口开全。初产妇约 11~12 小时,经产妇约 6~8 小时。

2.第二产程(胎儿娩出期)

从宫颈口开全至胎儿娩出。初产妇约 1~2 小时,经产妇约几分钟或 1 小时内。

3.第三产程(胎盘娩出期)

从胎儿娩出至胎盘娩出。初产妇和经产妇均约需 5~15 分钟,不超过 30 分钟。

第四节　分娩期的护理

一、第一产程的护理

(一)第一产程临床经过

1.规律性宫缩

分娩刚开始时,子宫收缩力较弱,持续时间约 30 秒,间歇时间约 5~6 分钟。随着产程进展,子宫收缩力逐渐增强,宫缩持续时间逐渐延长,间歇时间逐渐缩短,在宫口接近开全或开全后,宫缩持续时间可达 1 分钟或以上,间歇时间缩短至 1~2 分钟,且强度不断增强。

2.子宫颈口扩张

不断增强的宫缩迫使子宫颈口扩张与胎先露下降。宫颈口扩张有一定规律,以初产妇最明显,宫口扩张的规律是先慢后快,可分为潜伏期和活跃期。

(1)潜伏期:从规律性宫缩开始至宫口扩张 3cm,初产妇约需 8 小时,最大时限不超过 16小时。此期特点为宫口扩张慢,胎先露下降不明显。

(2)活跃期:从宫口扩张 3cm 至宫口开全,初产妇约需 4 小时,最大时限不超过 8 小时。此期特点为宫口扩张迅速,胎先露下降明显。

3.胎先露下降

伴随宫缩和宫颈口扩张,胎先露逐渐下降。临床上常以坐骨棘为胎先露下降的判断标志。胎头颅骨最低点平坐骨棘时,用"0"表示;在坐骨棘上 1cm 时,用"－1"表示;在坐骨棘下 1cm时,用"＋1"表示。

4.破膜

随着产程进展,宫颈口逐渐扩张,胎先露不断下降,胎头与母体骨盆衔接后将羊水分隔为前后两部分,位于胎头前方的羊水被称为"前羊水",位于胎先露上方的羊水被称为"后羊水"。前羊水量不多,约 100mL,有助于扩张宫口。当前羊水囊内压力增加到一定程度时胎膜自然破裂,破膜多发生在宫口近开全时。

5.疼痛

分娩期的宫缩会给每个产妇带来不同程度的疼痛,主要为宫缩时对子宫下段及宫口扩张、牵扯所致。尤其在进入活跃期后,宫缩增强,分娩痛会更加明显,疼痛部位主要集中在下腹部及腰骶部,疼痛性质可分为胀痛、钝痛、锐痛、刺痛等。因产妇个体敏感性和耐受性的差异,可以有不同的表现,如呻吟、哭泣、尖叫等。

(二)第一产程临床护理

1.护理评估

(1)健康史:根据产前检查了解产妇一般情况,包括年龄、身高、体重、预产期、营养状况、婚育史等,对既往有不良孕产史者要着重了解原因。重点了解本次妊娠情况,有无阴道流血或流水、妊娠高血压疾病等。记录规律宫缩开始的时间,了解宫缩的强度与频率、骨盆大小、胎先露、胎方位及胎心音等。

(2)身体状况:观察生命体征,了解产妇心肺有无异常、皮肤有无水肿;了解宫缩持续时间、间歇时间及强度与频率;了解宫口扩张及胎先露下降情况;了解是否破膜,并描述羊水颜色及性状;了解胎心率变化。正确评估孕妇对疼痛的耐受性,有利于无痛分娩技术的实施。

(3)心理-社会状况:入院使产妇生活环境暂时改变,产妇会感到陌生、不适应;医护人员的服务态度和质量、分娩能否顺利、新生儿的性别及健康状况、家庭经济状况等,都易使孕妇产生焦虑、紧张情绪;加之不能按时进食和充分休息,以及精力和体力过度消耗,这些都会影响宫缩和产程进展。注意评估产妇面临问题时的态度及应对方式,家庭和社会的支持程度,产妇紧张和焦虑的程度,能否听从医护人员解释、指导、安排及配合分娩护理。

(4)辅助检查:用胎儿监护仪了解胎心率的变化与宫缩和胎动的关系,可判断胎儿在宫内安危状态。

2.护理诊断

(1)急性疼痛:与子宫收缩、宫口扩张有关。

(2)焦虑:与缺乏分娩相关的知识有关。

(3)潜在并发症:产力异常、胎儿窘迫。

3.护理目标

(1)产妇疼痛程度减轻。

(2)产妇能描述正常分娩过程,并能主动配合分娩。

(3)产力异常、胎儿窘迫未发生,或被及时发现并有效处理。

4.护理措施

(1)减轻疼痛,促进舒适:协助产妇办理入院手续,提供良好的环境,待产室内保持安静、无噪声,减少不良刺激。向产妇及家属耐心讲解分娩的生理经过,增强产妇对自然分娩的信心;加强与产妇沟通,建立良好的护患关系,及时向产妇告知分娩过程中的相关信息,促使产妇在分娩过程中密切配合,顺利完成分娩。护理人员及产妇家属要守护在产妇身边,指导产妇在宫缩时深呼吸,并将双手掌置于腹部由上向下推按,可缓解疼痛。若产妇腰骶部疼痛时,可用拳头按压腰骶部以减轻疼痛。在宫缩间歇期指导产妇放松休息,若无异常情况可在待产室内活动,聆听音乐或谈话,转移注意力,减轻产妇疼痛的感觉。

(2)分娩知识宣教与生活护理。

①清洁卫生:协助产妇沐浴、更衣,保持外阴清洁、干燥。

②补充能量:鼓励产妇在宫缩间歇期少食多餐,进高热量、易消化、清淡饮食,注意补充足够水分,保持水、电解质平衡。

③活动与休息:临产后胎膜未破、宫缩不强者,鼓励产妇在室内适当活动,以促进宫缩,利于宫口扩张和胎先露下降。提供良好的休息环境,劝导产妇在宫缩间歇期睡眠或休息,取左侧卧位有利于胎心率恢复和保存体力。

④排尿与排便:鼓励产妇 2～4 小时排尿 1 次,并及时排出粪便,以免影响宫缩及胎头下降。

(3)观察产程进展,预防并发症。

①观察宫缩:护理人员将一手掌置于产妇腹壁宫底处,感觉宫缩时宫体隆起变硬,间歇时宫体松弛变软的状况及时间,定时连续观察并记录宫缩持续时间、强度、间歇时间。也可用胎儿监护仪描记宫缩曲线。

②听胎心:用胎心听筒于宫缩间歇期在产妇腹壁听取胎心音。潜伏期每隔 1～2 小时听胎心 1 次,活跃期每隔 15～30 分钟听胎心 1 次,每次听 1 分钟并记录。正常情况下子宫收缩时胎心率变慢,宫缩后胎心率迅速恢复。若宫缩后胎心率不能恢复或胎心率<120 次/min 或>160 次/min,均提示胎儿宫内窘迫,应给予及时处理。有条件可用胎儿监护仪监测胎心。

③观察宫口扩张与胎先露下降:临产后必须在严格消毒下行阴道检查,次数不宜过多。

④记录破膜时间:一旦破膜,应立即听胎心音,观察羊水的性状、颜色和量,并记录破膜时间。若为头先露,羊水呈黄绿色混有胎粪,提示胎儿窘迫,应给予及时处理。破膜超过 12 小时未结束分娩者,应遵医嘱给予抗生素预防感染。

⑤体温、血压、脉搏、呼吸:每隔 4～6 小时测量 1 次并记录。异常者遵医嘱增加测量次数。体温 37.5℃以上、脉搏超过 100 次/min、血压升高等应及时报告医生给予相应处理。

(4)健康指导:指导产妇保持轻松愉快的心情,积极配合医护人员的处理与护理,做好新生儿出生的准备。

5.护理评价

(1)产妇分娩疼痛是否减轻。

(2)产妇能否描述正常分娩过程,能否主动参与和配合分娩与护理。

(3)产力异常和胎儿窘迫是否发生,是否被及时发现。

二、第二产程的护理

(一)护理评估

1.健康史

阅读产前检查记录,重点详细了解第一产程的记录和产程图,以及处理和效果。

2.身体评估

(1)子宫收缩增强:宫口开全后,宫缩较前增强,每次持续1分钟或以上,间歇期仅1~2分钟。当胎头降至骨盆出口压迫骨盆底组织时,产妇有排便感,会不自主地向下屏气用力。

(2)胎儿娩出:宫缩时会阴部膨隆,会阴体变薄,肛门松弛。宫缩使胎先露不断下降,宫缩时阴唇分开,胎头露出阴道口,宫缩间歇时胎头回缩,此现象称为胎头拨露。随着产程的进展,胎头露出部分逐渐增多,当胎头的双顶径越过骨盆出口平面,于宫缩间歇时也不再回缩,此现象称为胎头着冠。此后会阴部极度扩张,胎头枕骨从耻骨联合露出后开始仰伸、复位、外旋转,胎肩、胎体和四肢也随之娩出,后羊水随之涌出。

(3)心理、社会状况:经历了艰苦的第一产程,体力消耗极大,但获知胎儿即将诞生,产妇的精神大振,信心倍增,很愿意得到护士的指导和帮助,配合护士的指导做屏气动作,部分产妇急切了解胎儿的健康情况、性别是否符合自己和家属的期望时而表现为有些不安,期待家属陪护等。

3.辅助检查

电子监测胎儿胎心率的动态变化。

(二)护理诊断/合作性问题

1.焦虑

它与缺乏分娩知识、经验有关。

2.舒适度改变

它与子宫收缩、胎先露压迫直肠及肛门有关。

3.潜在并发症

胎儿窘迫;产道损伤。

(三)护理措施

1.心理护理

医务人员陪伴在身边,解释频频出现的排便感的原因、正常分娩第二产程的时限、子宫收缩时向下屏气用力的重要性。对产妇的良好配合给予表扬鼓励,以产妇期盼胎儿尽快娩出的心理来振作其精神。有条件的可以实施家庭式分娩、导乐分娩。

2.观察产程进展

(1)密切监测胎心音:此期宫缩频而强,须密切监测胎儿有无急性缺氧,应勤听胎心音,一般每5~10分钟听胎心音1次,对异常者应立即检查处理,选择合适的方式尽快结束分娩。

（2）指导产妇屏气：宫口开全后，指导产妇正确运用腹压，方法是让产妇两手紧握产床把手，双足蹬在产床上，宫缩时先深吸气屏住气，然后再如解大便一样向下用力屏气以增加腹压。宫缩间歇时则全身肌肉放松，安静休息，宫缩再现时，再做屏气动作。

3.接产准备

初产妇宫口开全，经产妇宫口扩张 4cm 且宫缩规律有力时，应将产妇送至分娩室做好接产准备。

（1）产妇准备：让产妇仰卧于产床上，两腿屈曲分开，暴露外阴部，臀下放便盆或塑料布，用消毒棉球蘸肥皂水擦洗外阴部，顺序是大阴唇、小阴唇、阴阜、大腿内上 1/3、会阴及肛门周围，然后用无菌干棉球盖住阴道口，用温开水洗掉肥皂水，最后用聚维酮碘液进行消毒，顺序同前。取下阴道口棉球及臀下便盆或塑料布，铺消毒单于臀下。接生者准备接生。

（2）物品准备

①打开产包，按需要添加物品，如药物、新生儿吸痰管等。

②新生儿处理台先预热，备齐新生儿衣物，备好急救用物。

（3）医护人员准备：接生者穿洗手衣，按无菌技术操作常规戴帽子、口罩，洗手，戴手套、穿手术衣；助手配合接生者按无菌操作常规洗手、戴手套及穿手术衣后，打开产包，铺好消毒巾，准备接产。

（4）接产配合

①协助完成接生：向产妇讲解配合接产的重要性，指导产妇配合接生者完成接产。在胎头着冠前，产妇配合宫缩屏气，当胎头着冠时，若此时宫缩强，应指导产妇哈气，在宫缩间歇时稍向下屏气，使胎头缓慢娩出，指导娩出胎肩与胎身。

②接产步骤：接产者站于产妇右侧，当胎头拨露使阴唇后联合紧张时开始保护会阴。方法：接产者右肘部支撑在产床上，大拇指与其他四指分开，利用手掌大鱼际肌垫以纱布顶住会阴部，左手则轻压胎头枕部使其保持俯屈缓慢下降。宫缩间歇时，保护会阴的右手稍放松，以免压迫过久引起会阴水肿。当胎头枕骨在耻骨弓下露出时是胎头即将娩出、会阴易发生破裂的关键时刻，此时产妇常有不自主地过分运用腹压，故应控制胎头娩出速度，右手保护会阴、左手协助胎头仰伸，让胎头缓慢在宫缩间歇时娩出。胎头娩出后，左手从胎儿鼻根向下挤压出口鼻内的黏液和羊水，再协助胎头复位和外旋转，左手向下轻压胎颈，前肩娩出，再向上托胎颈，后肩娩出，两肩娩出后，保护会阴的手方可松开，双手助胎身取侧位娩出。

三、第三产程的护理

（一）第三产程临床经过

1.子宫收缩

胎儿娩出后，产妇感到轻松，宫底降至脐平，宫缩暂停几分钟后重新出现。

2.胎盘剥离与娩出

胎儿娩出后，由于子宫的缩复作用，宫腔容积明显缩小，胎盘不能相应缩小与子宫壁发生错位而剥离,剥离面出血形成胎盘后血肿。随血肿增大,胎盘剥离面亦不断扩大,直至胎盘完全与子宫壁分离而娩出。

(1)胎盘剥离征象:子宫变硬由球形变为狭长形,宫底升高达脐上,阴道少量出血;阴道口外露的脐带自行下降延长;接产者用左手掌尺侧缘轻压产妇耻骨联合上方,将宫体向上推,而外露的脐带不再回缩。

(2)胎盘剥离及娩出方式:胎盘剥离及娩出方式有两种。

①胎儿面娩出式:胎盘首先中央剥离形成胎盘后血肿,而后向周边剥离。其特点是先见胎儿面娩出,后见少量阴道流血,临床多见,约占 3/4。

②母体面娩出式:胎盘从边缘开始剥离,血液沿剥离面流出,而后向中心剥离。其特点是先见较多量阴道流血,后见胎盘母体面娩出,临床少见,约占 1/4。

(三)第三产程临床护理

1.护理评估

(1)健康史:了解产妇第一、二产程的临床经过。

(2)身体状况。

①母亲身体状况:胎儿娩出后,评估宫缩、有无胎盘剥离征象、阴道流血量、颜色;胎盘娩出后,评估胎盘胎膜是否完整、有无胎盘小叶缺损或胎膜残留、胎盘边缘有无断裂血管,判断是否有副胎盘。评估会阴伤口情况,有无切口延长裂深。分娩结束后,产妇留在产床上观察 2 小时,重点评估子宫收缩情况、阴道流血量与性状、血压等。

②新生儿身体状况。

a.Apgar 评分:以心率、呼吸、肌张力、喉反射、皮肤颜色 5 项体征为依据评分,可判断新生儿有无窒息及窒息的程度。

b.一般情况:评估身长、体重,体表有无畸形。

(3)心理-社会状况:评估产妇及家属对新生儿性别、健康、外貌是否满意,能否接受新生儿,有无进入父母角色。

(4)辅助检查:根据产妇及新生儿情况选择必要的检查。

2.护理诊断及合作性问题

(1)潜在并发症:新生儿窒息,与呼吸道阻塞有关;产后出血,与子宫收缩乏力有关。

(2)有父母角色冲突的危险:与新生儿性别不理想、产后疲劳、会阴伤口疼痛有关。

3.护理目标

(1)新生儿无窒息、产妇子宫收缩良好,没有发生产后出血、休克。

(2)产妇及家属接受新生儿,有亲子间互动。

4.护理措施

(1)正确处理第三产程,预防并发症。

①正确处理新生儿,预防新生儿窒息。

a.清理呼吸道:清理呼吸道是处理新生儿的首要任务。在新生儿第一声啼哭之前,立即用吸痰管或洗耳球轻轻吸出新生儿口鼻腔黏液及羊水,保持呼吸道通畅。

b.Apgar评分:新生儿出生后1分钟内,进行评分并注意保暖。满分10分,8~10分为正常;4~7分为轻度窒息,经清理呼吸道即可恢复;0~3分为重度窒息,须紧急抢救,抢救过程中5分钟时再次评分,可了解新生儿的预后。

c.处理脐带:临床采用二次断脐法,结扎脐带的物品有气门芯、粗棉线、脐带夹、血管钳等。

双重棉线结扎法:新生儿娩出后,用两把血管钳在距脐轮10~15cm处夹住脐带,于两钳之间剪断脐带。先用75%乙醇棉签消毒脐带根部及脐轮周围,再用无菌粗棉线在距脐轮0.5cm处结扎第1道,再在结扎线上0.5cm处结扎第2道。注意要扎紧,防止脐出血,又要避免用力过度勒断脐带。在第二道结扎线上0.5cm处再次剪断脐带,用无菌纱布包裹脐带断端挤出残余血。再用2.5%碘酒或20%高锰酸钾过饱和溶液消毒脐带断面,用无菌纱布覆盖好,再用脐绷带包扎。

气门芯法:消毒脐带根部后用一血管钳套上气门芯,距脐轮0.5cm处钳夹脐带,在血管钳上方0.5cm处剪去脐带,牵拉气门芯上短线,套于止血钳下的脐带断端上,松开止血钳消毒包扎。

d.一般护理:擦干新生儿身上的羊水和血迹,检查新生儿体表有无畸形,在新生儿左手腕系上标有母亲姓名、新生儿性别、体重、出生时间的手腕带。在新生儿记录单上摁上新生儿足印和母亲拇指印,并将新生儿穿好衣服包裹于襁褓保暖,其外系上标有母亲姓名、床号、住院号、新生儿性别、体重、出生时间的小标牌。用抗生素眼药水滴眼以防结膜炎,并注意新生儿保暖。

②正确助娩胎盘,预防产后出血。

a.助娩胎盘:接产者熟练掌握胎盘剥离征象,切忌在胎盘未完全剥离前牵拉脐带或按揉子宫;当确认胎盘已完全剥离时,应立即协助胎盘娩出。方法:右手牵拉脐带,左手在产妇腹壁握持宫底并轻轻按揉,嘱产妇屏气用力加腹压,当胎盘娩出至阴道口时,接产者双手捧住胎盘,朝一个方向旋转并缓慢向外牵拉,协助胎盘胎膜完整娩出。若在胎膜娩出过程中发现胎膜有部分撕裂,可用血管钳夹住断裂上端的胎膜,继续牵拉,直至胎膜完全娩出。胎盘胎膜娩出后,左手继续按揉宫底以刺激子宫收缩、减少出血,右手用弯盘接住阴道流血以统计出血量。

b.检查胎盘胎膜:先将胎盘铺平,检查胎膜是否完整,然后将胎膜撕开检查胎盘母体面有无小叶缺损,并测量其大小与厚度;再检查胎盘边缘有无断裂血管,以便及时发现副胎盘。最后将脐带提起,测量其长度。

c.检查软产道:胎盘娩出后,应仔细检查会阴、小阴唇内侧、尿道口周围、阴道及宫颈有无裂伤、会阴切口有无延长裂深并立即缝合。

d.预防产后出血:当胎儿双肩娩出后立即给予产妇肌内注射缩宫素10U,可加强宫缩促进胎盘剥离,减少子宫出血。

e.产后2小时观察及护理:第三产程结束以后,产妇继续留在产床上观察护理2小时,重点观测血压、子宫收缩情况、宫底高度、阴道流血量及膀胱充盈程度。

(2)提供舒适,促进亲子互动:移去产妇臀下污染敷料,重新消毒外阴并换上消毒会阴垫。为产妇擦汗更衣,注意保暖,并及时喂给产妇温热红糖水或清淡、易消化流质饮食,嘱咐产妇闭目休息。如新生儿无异常,产后 30 分钟可将新生儿抱给产妇进行第 1 次哺乳。帮助产妇擦洗乳头,协助新生儿皮肤接触和乳头早吸吮,帮助产妇进入母亲角色,促进亲子互动。

(3)健康指导:指导留在产房内观察 2 小时的产妇闭目养神,配合医护人员完成护理内容,并做好新生儿第 1 次哺乳的心理准备。

5.护理评价

(1)有无新生儿发生窒息,产后出血量是否超过 500mL,外周组织灌注是否正常。

(2)产妇及家属是否接受新生儿,母子间是否有目光交流、皮肤接触以及早吸吮。

四、分娩后 2 小时内护理

分娩后 2 小时又称第四产程,即产后观察。

(一)评估和观察要点

1.评估要点

①评估产妇分娩过程及处理;②评估产妇子宫收缩及阴道出血量,有无尿频或肛门坠胀等自觉症状;③评估产妇、新生儿生命体征及一般情况;④评估新生儿吸吮情况。

2.观察要点

①观察产妇有无面色苍白、出冷汗、头晕、心悸、烦躁不安等情况,并及时询问产妇的感受;②观察产妇子宫收缩、阴道出血量、膀胱充盈程度及会阴切口情况;③观察新生儿皮肤颜色、哭声、呼吸、吸吮力等。

(二)护理措施

(1)胎盘娩出后立即测量血压、脉搏、呼吸,正常情况 30 分钟监测 1 次,异常时应严密监测并立即报告医师。妊娠期高血压疾病产妇,除严密监测生命体征外,还须观察其意识和尿量,完成出入量记录。

(2)每 15 分钟观察 1 次子宫收缩及阴道出血情况。对可能发生产后出血的高危产妇,如过度疲劳、多次宫腔操作史、凝血功能障碍、巨大儿或急产者,保持静脉管路通畅,充分做好输血和急救准备。

(3)观察伤口有无渗血、水肿等情况,并及时询问产妇自觉症状。嘱产妇尽量健侧卧位,减少恶露污染伤口的机会,保持伤口清洁。如产妇诉会阴及肛门部出现疼痛、坠胀不适感且逐渐加重时,要警惕阴道血肿的发生,及时行肛查或阴道检查。

(4)鼓励产妇尽早自行排尿,对于排尿困难的产妇,可给予湿热敷、滴水声诱导等方法诱导排尿,必要时通知医师并行导尿术。

(5)新生儿出生后尽早进行母婴肌肤接触,协助新生儿早吸吮。

(6)产妇分娩后应协助更换衣服及床单,垫好会阴垫,使其卧位舒适,并注意保暖。可让产妇进流质或清淡半流质饮食,以利于产妇恢复体力,在做好生活护理的同时还要注意产妇的心理护理。

(7)加强新生儿保暖,观察面色,呼吸、心率、吸吮反射及脐带有无渗血等,及时发现异常情况。

(三)健康教育

1.产后指导

告知产妇产褥期饮食、休息与活动注意事项。产妇掌握自己观察子宫收缩和阴道出血方法,如发现子宫收缩欠佳或阴道出血量大于平时月经量及时告知医师或护士。

2.伤口护理指导

告知伤口情况指导产妇正确卧位,保持会阴部清洁干燥,勤洗外阴和换卫生巾,勤换内衣裤,避免感染,并促进伤口愈合。

3.安全指导

教会产妇如何观察新生儿及护理安全注意事项。

4.其他

指导母乳喂养技巧,宣传母乳喂养好处,鼓励产妇树立信心,争取母乳喂养成功。

第五节　镇痛分娩的护理

一、分娩镇痛常用方法

分娩疼痛是大部分妇女一生中所遇的最剧烈的疼痛,约有80%的初产妇认为分娩时的宫缩痛难以忍受,剧烈的疼痛可使产妇情绪紧张、焦虑烦躁、进食减少以及胎儿的一系列反应,并因担心剧烈疼痛而导致的剖宫产率上升。

我国根据WHO的爱母分娩行动推行产时服务新模式,在临床上采用导乐陪伴分娩和非药物性镇痛,能有效缓解分娩疼痛,降低了剖宫产率和产后出血的发生率,促进和支持了自然分娩。

1.导乐陪伴分娩

导乐陪伴分娩是指由一个有生育经验的妇女"导乐",亦可由助产士或护士充当导乐。在产前、产时及产后给孕产妇持续的生理上的支持帮助及精神上的安慰鼓励,来陪伴支持孕产妇,使其顺利完成分娩过程。"导乐"工作宜在妊娠晚期开始,通过产前访视接触孕产妇及家属建立感情;了解孕产妇对分娩的要求和计划;指导产妇学习放松技巧,介绍产程中可采用的各种体位。产程中始终陪伴在产妇身边,提供有效的方法和建议,帮助产妇减轻分娩的阵痛,全身心的关爱、积极的帮助、不断的鼓励,使产妇充满信心,积极主动配合完成分娩过程。

导乐陪伴是以产妇为中心"一对一"的服务模式,满足了产妇在分娩过程中独立与依赖的需求,充实了对产妇感情支持和身体帮助的内容。也有不少医院推行丈夫陪伴分娩,既增加了产妇的安全感,又增加了丈夫的责任感,有利于提高产时服务质量,促进母婴安全,又有利于巩固夫妻感情,促进家庭化分娩成功,是一项新型的产时服务技术。

2.非药物性镇痛

(1)家庭化的分娩环境:家庭化的分娩环境是指营造家庭化产房,提供产球等设施,协助产妇采取舒适体位,减轻产妇的紧张心理。

(2)转移注意力:产房内播放产妇喜爱的音乐或图片,转移产妇注意力,从而降低对宫缩的感受力,增加对疼痛的耐受力。因为大脑高度注意某一刺激时可以抑制对其他刺激的反应。

(3)控制呼吸:控制呼吸是指在分娩过程中,根据宫缩的强度、频率和持续时间主动地调整呼吸频率和节律的方法。它可以缓解由于分娩所产生的压力,增强产妇的自我控制意识,控制呼吸的技巧一般与转移注意力的技巧联合使用。第二产程中,当胎先露达到盆底压迫肛提肌时产妇会不自主地屏气向下用力,并主动增加腹压。如宫口已开全,产妇应尽量屏气6~8秒后,深吸一口气再屏气,如此重复,每阵宫缩约4~5次。如胎头已着冠,为保护会阴避免撕裂,则可使用喘-吹式呼吸方式。

(4)放松术:放松术是消除肌肉和精神紧张、缓解疲劳,使身心恢复平静的一种方法。放松技巧应在专业人员的指导下进行训练。

①有意识地放松:通过有意识地对身体某一部分或某几部分肌肉进行收缩-放松训练,最终达到可以有意识地放松紧张部位肌肉的目的。包括渐进式和选择式放松训练。

②触摸放松:当产妇某一部位肌肉(如颈部、前臂)紧张时,护士或其他工作人员触摸产妇的紧张部位,并指导其放松,可帮助产妇达到放松肌肉的目的。

③意念放松:产妇通过想象某一美好的事物,驱除头脑中的一切杂念以达到一种身心平静的状态。

(5)采取自由体位:第一产程时鼓励产妇多走动,在别人帮助下,采取直立位、半蹲位或跪位等可以缓解疼痛,但不主张采取平卧位。第二产程亦可采取半卧、半蹲、直立或跪位等不同体位分娩。

(6)热敷:用湿毛巾热敷腰背部有减轻疼痛作用。

(7)热水浴:在未进入活跃期之前可进行热水浴,水的浮力可减轻孕妇关节所承受的压力,使孕妇放松,减轻分娩疼痛。水温比体温稍高即可,但应有人陪伴,胎膜已破则不宜水浴。

3.药物性镇痛

还有一部分产妇,在采用非药物性镇痛方法后仍不能缓解分娩过程中的剧烈疼痛,也可遵医嘱使用硬膜外自控镇痛泵技术(PCEA)、蛛网膜下隙与硬膜外间隙联合阻滞技术(CSE)、一氧化二氮(N_2O)(笑气)吸入、麻醉药物镇痛等方法。

分娩时的剧烈疼痛可以导致体内一系列神经内分泌反应,使产妇发生血管收缩、胎盘血流减少、酸中毒等,对产妇及胎儿产生相应影响,因此良好的分娩镇痛可以预防因胎盘血流减少而导致胎儿宫内窘迫,具有重要的意义。

二、护理要点

1.镇痛分娩前准备

(1)产妇及家属知情选择,助产士核查是否签署《镇痛分娩知情同意书》。

(2)严格掌握适应证、禁忌证。

2.镇痛术配合

(1)建立静脉通道,监测生命征、血氧饱和度。

(2)宫口开大 3~4cm,遵医嘱进行人工破膜。羊水清亮、无脐带脱垂、胎心正常,帮助产妇排尿、协助摆好体位。

(3)镇痛操作前进行胎心监测,指标须在正常范围内。

3.产程观察及监护

(1)严密监测血压、脉搏、呼吸并记录。

(2)严密观察宫缩情况及胎心变化,每 30~60 分钟检查 1 次宫口扩张情况。

(3)第二产程指导产妇正确使用腹压,产后缩宫素 20U 肌内注射。

(4)分娩后在产房观察 2 小时,注意产妇面色、血压,阴道出血,子宫收缩及膀胱充盈情况;若无异常,送母婴同室,并与病区护理人员做好交接工作。

4.健康教育

(1)指导产妇取侧卧麻醉体位,腹痛时做深呼吸,勿随意摆动身体。

(2)指导产妇如有全身瘙痒、呼吸困难、腰背部不适等,及时告知助产士。

第十一章 异常分娩的护理

第一节 产力异常

产力异常主要是指子宫收缩力异常,包括子宫收缩的节律性、对称性、极性或频率强度发生改变,可分为子宫收缩乏力和子宫收缩过强两类,每类又分为协调性和不协调性两种,以协调性子宫收缩乏力最为常见。

一、子宫收缩乏力

(一)概述

1.病因

(1)产道与胎儿因素:头盆不称或胎方位异常使胎先露下降受阻,不能紧贴子宫下段及子宫颈内口反射性地引起有效子宫收缩,是导致继发性子宫收缩乏力的最常见原因。

(2)精神因素:多见于初产妇,尤其是高龄初产妇,恐惧分娩,精神过度紧张,干扰了中枢神经系统的正常功能。

(3)子宫因素:子宫发育不良、畸形、子宫肌瘤等可使子宫收缩失去正常特征;子宫壁过度膨胀,如双胎、巨大儿、羊水过多等,可使子宫肌纤维过度伸展;经产妇或子宫的急、慢性炎症可使子宫肌纤维变性,这些均能影响子宫收缩力。

(4)药物影响:临产后不恰当地使用大剂量镇静剂、镇痛剂及麻醉剂(如吗啡、哌替啶等)。

(5)内分泌失调:体内激素分泌紊乱、电解质失衡等影响子宫正常收缩。

(6)其他因素:营养不良、贫血等慢性疾病导致体质虚弱;临产后过度的体力消耗,进食与睡眠不足;膀胱直肠充盈;前置胎盘影响胎先露下降;过早使用腹压等均可导致宫缩乏力。

2.治疗要点

(1)有明显头盆不称者应行剖宫产术。

(2)对协调性子宫收缩乏力者,应改善产妇全身状况,加强宫缩,若产程仍无进展或出现胎儿窘迫,应行剖宫产术或阴道助产术。

(3)不协调性子宫收缩乏力者,调整子宫收缩,恢复宫缩的节律性和极性。

(二)护理评估

1.健康史

认真阅读产前检查记录,如产妇身高、骨盆测量值、胎儿大小,了解有无妊娠合并症,有无使用镇静药或止痛药的情况。重点评估临产时间、宫缩频率、宫缩强度及胎心率、胎动情况。

2.身体状况

(1)协调性子宫收缩乏力(低张性子宫收缩乏力)：子宫收缩具有正常的节律性、对称性和极性，但收缩力弱，持续时间短而间歇期长。即使宫缩最强时，子宫体隆起也不明显，用手压子宫底部肌壁仍有凹陷。依据其在产程中出现时期不同分为：①原发性子宫收缩乏力：自分娩开始宫缩就微弱无力，致子宫口扩张及胎先露下降缓慢，产程延长。②继发性子宫收缩乏力：临产早期子宫收缩正常，但至活跃期或第二产程时宫缩减弱，多见于中骨盆及出口平面狭窄致持续性枕横位或枕后位等头盆不称时。

(2)不协调性子宫收缩乏力(高张性子宫收缩乏力)：子宫收缩失去正常的节律性、对称性和极性。宫缩的兴奋点来自子宫下段的一处或多处，宫缩时子宫底部不强，而是子宫下段强，宫缩间歇期子宫肌不能完全松弛，这种宫缩属于无效宫缩。产妇自觉下腹部持续性疼痛、拒按，紧张、烦躁。产科检查时下腹部有明显压痛，宫缩间歇期不明显，胎方位触不清，胎心率不规则，产程进展异常。

(3)产程曲线异常：产程曲线是产程监护和识别难产的重要手段，产程进展的标志是子宫口扩张和胎先露下降。宫缩乏力导致产程曲线异常有以下八种类别：①潜伏期延长：从临产规律宫缩开始至子宫口扩张 3cm 称为潜伏期，初产妇潜伏期正常约需 8 小时，最大时限 16 小时，超过 16 小时称为潜伏期延长。②活跃期延长：从子宫口扩张 3cm 开始至子宫口开全称为活跃期，初产妇活跃期正常约需 4 小时，最大时限 8 小时，若超过 8 小时称为活跃期延长。③活跃期停滞：进入活跃期后，子宫口不再扩张达 2 小时以上，称为活跃期停滞。④第二产程延长：第二产程初产妇超过 2 小时、经产妇超过 1 小时尚未分娩，称为第二产程延长。⑤第二产程停滞：第二产程达 1h 胎先露下降无进展，称为第二产程停滞。⑥胎先露下降延缓：活跃期晚期及第二产程，胎先露下降速度初产妇小于 1.0cm/h，经产妇小于 2.0cm/h，称为胎先露下降延缓。⑦胎先露下降停滞：活跃期晚期胎先露停留在原处不下降 1 小时以上，称为胎先露下降停滞。⑧滞产：总产程超过 24 小时。以上八种产程进展异常，可单独存在，也可以合并存在。

3.对母儿的影响

(1)对产妇的影响：①体力衰竭：由于产程延长，产妇休息不好，进食少，体力消耗大，可致肠胀气、尿潴留等，严重时可引起脱水、酸中毒等，使产妇体力衰竭，加重宫缩乏力。②生殖道瘘：由于第二产程延长，膀胱和(或)尿道较长时间被压迫于胎先露与耻骨联合之间，可导致局部组织缺血、水肿和坏死，形成生殖道瘘。③产褥感染：产程延长使肛查或阴道检查次数增加，均使感染机会增加。④产后出血：宫缩乏力，影响胎盘剥离面的血窦关闭，引起产后出血。

(2)对围生儿的影响：产程延长，宫缩不协调可致胎儿-胎盘循环障碍，胎儿供氧不足，导致胎儿窘迫，甚至胎死宫内；由于产程异常，增加了手术产机会，新生儿产伤可能增加。

4.心理、社会状态

由于产程延长，产妇及家属表现出过度焦虑、恐惧的情绪，担心母儿安危，对经阴道分娩失去信心，请求医护人员帮助，尽快结束分娩。

5.辅助检查

(1)监测宫缩:用胎儿电子监护仪监测宫缩的节律性、强度和频率,了解胎心率改变与宫缩的关系。

(2)实验室检查:可出现尿酮体阳性、电解质紊乱、二氧化碳结合力降低等。

(三)护理诊断/合作性问题

1.疲劳

它与宫缩乏力、产程延长、产妇体力过度消耗有关。

2.焦虑

它与担心孕妇自身及胎儿安全有关。

3.潜在并发症

产后出血,胎儿窘迫。

(四)护理措施

1.减轻疲劳,纠正异常宫缩

(1)改善全身情况:①保证休息,消除紧张,保存体力:过度疲劳或烦躁不安者遵医嘱给予镇静剂,如地西泮 10mg 缓慢静脉注射或哌替啶 100mg 肌内注射。②补充营养:鼓励产妇多进食易消化高热量食物,对入量不足者需补充液体,不能进食者每日液体摄入量不少于2500mL,遵医嘱给予 10%葡萄糖溶液 500mL,内加维生素 C 2g 静脉滴注。

(2)纠正异常宫缩:严密监测,及时发现异常宫缩,确定其类型并给予纠正。

①协调性子宫收缩乏力:a.虚加强宫缩,排空充盈的膀胱和直肠。b.刺激乳头。c.针刺合谷、三阴交、关元等穴位,用强刺激手法留针 30 分钟。d.人工破膜:子宫口扩张 3cm 或以上、无头盆不称及胎头已衔接者,可行人工破膜,使胎先露紧贴子宫下段及子宫颈内口,反射性加强子宫收缩。e.静脉滴注缩宫素:必须专人监护,严密观察宫缩、胎心率及血压。先用 5%葡萄糖溶液 500mL 静脉滴注,调节滴速为 8~10 滴/分,然后加入缩宫素 2.5~5U 摇匀,根据宫缩调整滴速,滴速通常不超过 40 滴/分,以宫缩维持在间隔 2~4 分钟,持续 40~60 秒为宜。

②不协调性子宫收缩乏力:遵医嘱给予镇静剂,如哌替啶 100mg,产妇经充分休息后可恢复为协调性子宫收缩,在宫缩未恢复协调之前,严禁使用缩宫素。

2.做好手术准备

严密观察宫缩及胎心率变化,若经上述处理后宫缩未能恢复正常或伴胎儿窘迫,应协助医生做好阴道助产或剖宫产术前准备。

3.提供心理支持,减少焦虑与恐惧

护士必须重视评估产妇的心理状态,及时给予解释和支持,防止精神紧张。应多关心、安慰产妇,鼓励产妇及家属表达出他们的担心和不适,及时提供目前产程进展和护理计划等信息,使产妇和家属理解并能主动配合医护工作,安全度过分娩期。新生儿如出现意外,须协助产妇及家属顺利度过哀伤期,并为产妇提供出院后的避孕指导。

4.健康教育

加强产前教育,让孕妇及家属了解分娩过程,认识到过多镇静剂的使用会影响子宫收缩。临产后,指导产妇休息、饮食、排尿及排便。产后注意观察宫缩、阴道流血情况。加强营养,保持外阴部清洁,注意恶露的量、颜色及气味,指导母乳喂养。

二、子宫收缩过强

(一)病因

(1)协调性子宫收缩过强多见于经产妇,由于其软产道阻力小,易发生急产。

(2)不协调性子宫收缩过强主要由以下两个方面引起:①催产素应用不当,如剂量过大、误注子宫收缩剂或待产妇个体对催产素过于敏感,发生强直性子宫收缩。②待产妇的精神过度紧张、产程延长、极度疲劳、胎膜早破及粗暴地、多次宫腔内操作等,均可引起子宫壁某部肌肉呈痉挛性不协调宫缩过强。

(二)护理评估

1.健康史

了解既往有无急产史,本次妊娠骨盆测量值、胎儿大小与头盆关系等;临产后是否有粗暴的产科检查及不适当地使用宫缩剂。评估临产时间、宫缩的频率、强度及胎心、胎动情况。

2.身体状况

(1)协调性子宫收缩过强:子宫收缩的节律性、对称性和极性均正常,仅子宫收缩力过强、过频。若产道无阻力,宫口迅速开全,分娩在短时间内结束,总产程不足 3 小时,称急产。经产妇多见,产妇往往有痛苦面容,大声叫喊。过强、过频的宫缩常易导致产道损伤、胎儿缺氧、胎死宫内或新生儿外伤。

(2)不协调性子宫收缩过强:不协调性子宫收缩有以下两种表现:

①强直性子宫收缩。子宫肌层出现强直性痉挛性收缩,宫缩间歇期短或无间歇。产妇烦躁不安,持续性腹痛,拒按。胎位触不清,胎心听不清。有时可出现病理缩复环、血尿等先兆性子宫破裂征象。

②子宫痉挛性狭窄环。子宫壁局部肌肉呈痉挛性不协调性收缩形成的环状狭窄,持续不放松,称为子宫痉挛性狭窄环。狭窄环可发生在宫颈、宫体的任何部分,多在子宫上下段交界处,也可在胎体某一狭窄部,以胎颈、胎腰处常见。产妇出现持续性腹痛,烦躁不安,宫颈扩张缓慢,胎先露部下降停滞,胎心时快时慢。阴道检查时,在宫腔内触及较硬而无弹性的狭窄环,此环与病理缩复环不同,特点是不随宫缩上升。

(3)对母儿的影响

①对产妇的影响:宫缩过强过频,产程过快,可导致初产妇宫颈、阴道以及会阴撕裂伤。接产时来不及消毒可导致产褥感染。胎儿娩出后子宫肌纤维缩复不良,易发生胎盘滞留或产后出血。

②对胎儿及新生儿的影响:宫缩过强、过频会影响子宫胎盘的血液循环,胎儿在宫内缺氧,

易发生胎儿窘迫、新生儿窒息甚至死亡。胎儿娩出过快,胎头在产道内受到的压力突然解除,可导致新生儿颅内出血。接产时来不及消毒,新生儿易发生感染。若坠地可导致骨折、外伤。

3.心理-社会状况

由于过强的宫缩,产妇疼痛难忍,常表现为精神过度紧张、情绪急躁、与医护人员不合作,担心自身和胎儿安全情况。

(三)常见的护理诊断

1.疼痛

它与过强、过频的子宫收缩有关。

2.焦虑

它与产妇担心自身和胎儿安危,害怕手术有关。

3.有受伤的危险(母儿双方)

它与手术产、急产有关。

4.潜在的并发症

子宫破裂。

(四)护理目标

(1)产妇疼痛减轻。

(2)产妇焦虑减轻。

(3)产妇和新生儿无受伤情况。

(4)产妇没有发生子宫破裂或护士通过观察能及时发现先兆性子宫破裂征象,并配合医生进行处理,使病情得以控制。

(五)护理措施

1.缓解疼痛

鼓励深呼吸,进行腰骶部按摩、腹部画线式按摩减轻疼痛,必要时给予镇静止痛药物。

2.减轻焦虑

鼓励陪伴分娩,助产人员应保持亲切、关怀、平静处理的态度,鼓励产妇及家属表达他们内心的想法及其感受,解释有关异常分娩的原因及对母儿的影响,告知产程进展及其治疗护理程序,以减轻产妇及家属的焦虑,减少异常分娩的发生。

3.治疗配合

(1)遵医嘱使用宫缩抑制剂,必要时协助医师施行手术。

(2)及时做好接生和抢救新生儿的准备。

(3)分娩时可行会阴侧切术,以防会阴撕裂。

4.健康指导

嘱产妇观察宫体复旧、会阴伤口、阴道出血等情况,进行产褥期健康教育及出院指导。如新生儿发生意外,协助产妇及家属平稳度过悲伤期,为产妇提供出院后的避孕和今后的生育指导。

(六)护理评价

(1)产妇疼痛是否减轻。

(2)产妇焦虑是否减轻。

(3)产妇和新生儿是否受伤。

(4)产妇是否发生子宫破裂。

第二节 产道异常

一、分类

(一)骨产道异常的分类

1.骨盆入口平面狭窄

骨盆入口平面狭窄分 3 级，I 级，临界性狭窄，骶耻外径为 18cm，入口前后径为 10cm，绝大多数可以自然分娩；II 级，相对性狭窄，骶耻外径为 16.5～17.5cm，入口前后径为 8.5～9.5cm，须经试产后才能决定是否可以经阴道分娩；III 级，绝对性狭窄，骶耻外径≤16cm，入口前后径≤8.0cm，必须以剖宫产结束分娩。在临床实践中常遇到的是前两级。

骨盆入口平面狭窄可造成胎头衔接受阻。一般情况下，初产妇在妊娠末期，即预产期前 1～2 周或临产前胎头已衔接，即胎头双顶径进入骨盆入口平面，颅骨最低点达坐骨棘水平。若入口狭窄时，即使已经临产但胎头仍未入盆，经检查，胎头跨耻征为阳性。

临产后，由于胎头不能入盆，胎位异常、胎膜早破和脐带脱垂的发生率是正常骨盆的 3～6倍。因此，常引发继发性的宫缩乏力，潜伏期及活跃期早期延长，产程延长或停滞。严重狭窄时，常发生梗阻性难产。

2.中骨盆及骨盆出口平面狭窄

分为 3 级，I 级，临界性狭窄，坐骨棘间径为 10cm，坐骨结节间径为 7.5cm；II 级，相对性狭窄，坐骨棘间径为 8.5～9.5cm，坐骨结节间径为 6.0～7.0cm；III 级，绝对性狭窄，坐骨棘间径≤8.0cm，坐骨结节间径≤5.5cm。中骨盆及骨盆出口平面狭窄常常同时存在于以下情况：漏斗型骨盆和横径狭窄骨盆。

临产后，胎头能正常衔接。潜伏期及活跃期早期进展顺利，当胎头下降至中骨盆时，由于内旋转受阻，胎头双顶径被阻于中骨盆狭窄部位之上，常出现持续性枕横位或枕后位。同时出现继发性宫缩乏力，活跃期后期及第二产程延长甚至第二产程停滞。狭窄严重时可致子宫破裂，危及母儿生命。

3.骨盆三个平面狭窄

骨盆三个平面狭窄指骨盆上口、中骨盆及骨盆下口平面均狭窄，每个平面径线均小于正常值 2cm 或更多，称为均小骨盆。常见于身材矮小，体形匀称的女性。胎儿小、产力好、胎位正常者可借助胎头极度俯屈和变形,经阴道分娩。中等大小以上的胎儿经阴道分娩则有困难。

4.畸形骨盆

骨盆失去正常形态称为畸形骨盆,如骨软化症骨盆和偏斜骨盆,较少见。

(二)软产道异常的分类

软产道包括子宫下段、宫颈、阴道及外阴。软产道异常所致的难产较少见,容易被忽视,应于妊娠早期做妇科检查,了解软产道有无异常。

1.外阴异常

外阴异常包括会阴坚韧、外阴水肿、外阴瘢痕。

(1)会阴坚韧多见于初产妇,尤其是 35 岁以上高龄初产妇更多见。由于组织坚韧,缺乏弹性,会阴伸展性差,使阴道口狭小,在第二产程常出现胎先露部下降受阻,且可于胎头娩出时造成会阴严重裂伤。

(2)重度妊高征、重症贫血、心脏病及慢性肾炎孕妇,有全身水肿的同时,可有重度外阴水肿,分娩时妨碍胎先露部下降,造成组织损伤、感染和愈合不良等情况。

(3)外伤或炎症后遗症瘢痕挛缩,可使外阴及阴道口狭小,影响胎先露部下降。

2.阴道异常

阴道异常包括阴道横隔、阴道纵隔、阴道狭窄、阴道囊肿和肿瘤。当隔膜较薄而完全时,可因先露扩张和压迫性自行断裂,隔膜过厚可影响胎儿娩出。阴道瘢痕性狭窄位置低者,可因妊娠后组织变软,不影响分娩。若瘢痕广泛、部位高者可影响先露下降。此外,分娩时阴道肿瘤阻碍胎先露下降,容易发生阴道裂伤、肿瘤破裂及感染。

3.宫颈异常

宫颈异常包括宫颈外口黏合、宫颈水肿、宫颈坚韧、宫颈瘢痕、宫颈癌等,这些症状均可影响胎头下降,发生产程延长、产妇体力衰竭等,导致难产。

二、护理评估

(一)健康史

询问有无引起骨盆异常的疾病,如佝偻病、结核病、骨软化症及外伤史。若为经产妇,应了解有无难产和新生儿产伤等异常分娩史。

(二)身体状况

1.一般检查

测量身高,若身高在 145cm 以下者,警惕均小骨盆;观察孕妇有无跛足、脊柱及髋关节畸形、米氏菱形窝不对称、尖腹或悬垂腹等。

2.腹部检查

(1)观察腹型,测量宫高、腹围,预测胎儿大小,明确胎方位。

(2)跨耻征检查:估计头盆是否相称。产妇排空膀胱后仰卧,两腿伸直,检查者将手放在耻骨联合上方,向骨盆腔方向推压浮动的胎头。如胎头低于耻骨联合平面,为跨耻征阴性,表示头盆相称;若胎头与耻骨联合在同一平面,为跨耻征可疑阳性,表示头盆可能不称;若胎头高于耻骨联合平面,为跨耻征阳性,表示头盆明显不称。初产妇预产期前 2 周或经产妇临产后胎头尚未入盆时做此项检查有一定的临床意义。

3.骨盆测量

(1)入口平面狭窄:其常见于扁平骨盆,骶耻外径小于 18cm,入口前后径小于 10cm,对角径小于11.5cm;影响胎头入盆或衔接。

(2)中骨盆平面和出口平面狭窄:其常见于漏斗骨盆,坐骨棘间径小于 10cm,坐骨结节间径小于 8cm,耻骨弓角度小于 90°,出口横径和后矢状径之和小于 15cm;主要影响胎头俯屈、内旋转,易发生持续性枕横位或枕后位。

(3)三个平面均狭窄:骨盆外形属于女型骨盆,但各平面径线均小于正常值 2cm 或以上,称为均小骨盆,见于身材矮小、体形匀称的妇女。

(4)畸形骨盆:骨盆失去对称性,如骨软化症骨盆和偏斜骨盆,较少见。

4.妇科检查

妇科检查主要了解软产道有无异常。

(1)外阴异常:外阴坚韧、水肿、瘢痕。

(2)阴道异常:阴道横隔、纵隔,瘢痕性狭窄、囊肿或肿瘤。

(3)子宫颈异常:子宫颈外口粘连,子宫颈坚韧、水肿;子宫颈瘢痕、子宫颈癌、子宫颈肌瘤等。

5.对母儿的影响

骨盆狭窄,影响胎先露的衔接、内旋转,引起胎方位异常、子宫收缩乏力或过强,导致产程延长、停滞或子宫破裂;膀胱等局部软组织因受压过久易形成生殖道瘘;易发生胎膜早破、脐带脱垂导致胎儿窘迫;因胎头受压过久或手术助产,使新生儿颅内出血、产伤及感染的概率增加。

6.心理、社会状态

产前检查确诊为产道明显异常,被告知须行剖宫产术者,产妇多表现为对手术的恐惧和紧张,必须经试产才能确定分娩方式者,孕妇及家属常因不能预知分娩结果而焦虑不安。

(三)辅助检查

利用 B 超检查测量胎儿各径线,判断胎儿能否通过骨产道。

三、护理诊断/合作性问题

1.有母儿受伤的危险

它与分娩困难造成软产道损伤和新生儿产伤有关。

2.焦虑

它与不了解产程进展或担心分娩的结果有关。

3.感染

它与胎膜早破、产程延长、手术操作有关。

4.潜在并发症

胎儿窘迫,新生儿窒息,子宫破裂。

四、护理措施

(一)防止受伤,促进母儿健康

1.临产后

严密观察宫缩、子宫口扩张和胎先露下降情况,发现产程进展缓慢或宫缩过强,及时报告医生并协助处理。对明显头盆不称、不能经阴道分娩者,遵医嘱做好剖宫产术的准备与护理。避免发生新生儿产伤和颅内出血。对手术产儿应加强监护。

2.骨盆入口平面狭窄

有轻度头盆不称者,足月胎儿体重小于 3 000g,胎心率及产力均正常,应在严密监护下试产。胎膜未破者可在子宫口扩张 3cm 时行人工破膜。若破膜后宫缩较强,产程进展顺利,多数能经阴道分娩。试产过程中若出现宫缩乏力,可用缩宫素静脉滴注加强宫缩。试产 2~4 小时,胎头仍迟迟不能入盆,子宫口扩张缓慢,或伴有胎儿窘迫征象,应及时行剖宫产术结束分娩。若胎膜已破,为了减少感染,应适当缩短试产时间。明显头盆不称者,做好剖宫产术前准备。

3.中骨盆平面和出口平面狭窄

遵医嘱做好阴道手术助产或剖宫产术前准备。

4.均小骨盆

若胎方位正常、头盆相称、宫缩好,可以协助试产。

5.软产道异常

评估对分娩的影响程度,协助医生采取会阴切开、局部湿热敷等相应处理措施。产后检查软产道,发现损伤及时处理。产程中出现的子宫颈水肿可局部处理:①抬高产妇臀部,减轻胎头对子宫颈的压力;②在子宫颈水肿明显处或 3 点、9 点处注射 0.5% 利多卡因 5~10mL;③静脉注射地西泮 10mg,子宫口接近开全时,用手将水肿的子宫颈前唇上推,使其越过胎头。如经上述处理无效,可行剖宫产术。

(二)病情观察

严密观察宫缩、胎心率、羊水及产程进展情况,发现胎儿窘迫征象,及时给予吸氧,嘱患者取左侧卧位,通知医生并配合处理。预防胎膜早破、脐带脱垂及子宫破裂等并发症的发生。

(三)心理护理

提供心理支持、信息支持,向产妇及家属讲明产道异常对母儿的影响,及时告知他们产程进展状况,建立医患之间的信任,缓解和消除其焦虑心理,使其能自愿接受各项检查及处理。

(四)健康教育

向产妇进行产褥期健康教育及出院指导。指导产妇喂养及护理手术产儿的知识,并告知产后检查的必要性和时间。

参考文献

[1]刘春峰.儿科诊疗手册[M].3版.北京:科学出版社,2020.

[2]罗小平,刘铜林.儿科疾病诊疗指南[M].3版.北京:科学出版社,2020.

[3]魏克伦,尚云晓,魏兵.小儿呼吸系统常见病诊治手册[M].北京:科学出版社.2020.

[4]鲍一笑.小儿呼吸系统疾病学[M].北京:人民卫生出版社,2020.

[5]吴小川.儿科临床思维[M].3版.北京:科学出版社,2019.

[6]曹玲.儿童呼吸治疗[M].北京:人民卫生出版社,2019.

[7]王卫平,孙锟,常立文.儿科学[M].9版.北京:人民卫生出版社,2018.

[8]宋涛.儿科急症诊疗精要[M].北京:化学工业出版社,2017.

[9]魏克伦.小儿呼吸系统常见病诊治手册[M].北京:科学出版社,2017.

[10]桂永浩.实用小儿心脏病学[M].6版.北京:科学出版社,2019.

[11]黄绍良.实用小儿血液病学[M].北京:人民卫生出版社,2016.

[12]王芬,于蕾,陈芬.妇产科护理[M].武汉:华中科技大学出版社,2019.

[13]蒋莉,蔡晓红.妇产科护理学[M].北京:中国医药科技出版社,2019.

[14]姜梅.妇产科疾病护理常规[M].北京:科学出版社,2019.

[15]初钰华.妇产科护理[M].北京:中国中医药出版社,2018.

[16]安力彬,陆虹.妇产科护理学[M].6版.北京:人民卫生出版社,2017.

[17]王傲芳,沈清.妇产科护理[M].武汉:华中科技大学出版社,2017.

[18]刘军,汪京萍.妇产科护理工作指南[M].北京:人民卫生出版社,2016.

[19]邓开玉,林新容.妇产科护理学[M].2版.北京:北京大学医学出版社,2015.

[20]谭文绮,于蕾,姚月荣.妇产科护理技术[M].2版.武汉:华中科技大学出版社,2015.

[21]金庆跃,程瑞峰.妇产科护理[M].2版.上海:同济大学出版社,2015.